MASAJE QIGONG CHINO

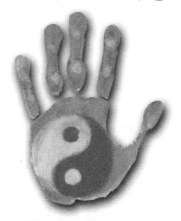

Masaje General

ADVERTENCIA

El autor y los editores de esta obra bajo ninguna circunstancia serán responsables de las lesiones que puedan ocurrir al lector durante la lectura o la práctica del material contenido en ella.

Las actividades, físicas o de otro tipo, descritas en este libro pueden ser demasiado difíciles o peligrosas para algunas personas, por lo que se aconseja al lector que consulte a un médico antes de iniciar su práctica.

Título original: CHINESE QIGONG MASSAGE; GENERAL MASSAGE
Traducido del inglés por Celestial Connection
Diseño de portada: Editorial Sirio, S.A.

© de la edición original
   1992, Yang, Jwing-Ming
   YMAA Publication Center

© de la presente edición

EDITORIAL SIRIO, S.A.	Nirvana Libros S.A. de C.V.	Ed. Sirio Argentina
C/ Panaderos, 9	Av. Centenario, 607	C/ Castillo, 540
29005-Málaga	Col. Lomas de Tarango	1414-Buenos Aires
España	01620-Del Alvaro Obregón	(Argentina)
	México D.F.	

www.editorialsirio.com
E-Mail: sirio@editorialsirio.com

I.S.B.N.: 84-7808-410-X
Depósito Legal: B-9.377-2004

Impreso en los talleres gráficos de Romanya/Valls
Verdaguer 1, 08786-Capellades (Barcelona)

Printed in Spain

MASAJE QIGONG CHINO

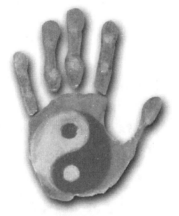

Masaje General

DR. YANG, JWING-MING

editorial Sirio, s.a.

*Dedicado a mi esposa, Mei-Ling Yang,
y a mis hijos, James C. Yang, Kathy K. Yang y Nicholas C. Yang*

Agradecimientos

Gracias a Reza Farman-Farmaian por la fotografía, a Wen-Ching Wu por los dibujos, a Michael Wiederhold por la composición, y a Douglas Goodman por los dibujos y el diseño de la cubierta. Gracias también a John Chris Belskis por su colaboración general, a David Ripianzi, a James O'Leary, a Jeffrey Pratt, a Jenifer Menefee y a otros muchos miembros de la YMAA por corregir el manuscrito y aportar numerosas ideas y valiosos comentarios. Gracias especiales a Alan Dougall por la edición y a Mr. Jianye Jiang por su bella caligrafía. Una vez más presentamos nuestro aprecio más profundo al Dr. Thomas G. Gutheil, por su continua ayuda y apoyo.

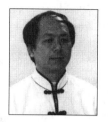

Acerca del autor

El Dr. Yang Jwing-Ming nació el 11 de agosto de 1946, en Xinzhu Xian, Taiwán, República de China. Empezó su entrenamiento en Wushu (Gongfu o Kung Fu) a la edad de 15 años con el Maestro Cheng Gin-Gsao, según el estilo Shaolín de la Grulla Blanca. El Maestro Cheng aprendió el principio Taizuquan, de niño, con su padre. A los 15 años de edad, empezó a estudiar la Grulla Blanca con el Maestro Jin Shao-Feng y siguió con él durante 25 años hasta la muerte del Maestro.

En trece años de estudio (1961-1974) con el Maestro Cheng, el Dr. Yang se convirtió en un experto en el estilo de la Grulla Blanca de las artes marciales chinas, tanto con las manos vacías como con diversas armas (sable, palo, lanza, tridente, dos barras cortas y otras muchas armas). Con el mismo maestro estudió también Kin Na (o Chin Na) de la Grulla Blanca, masajes Tui Na y Dian Xue y tratamientos con hierbas.

Masaje Qigong Chino

A la edad de 16 años, el Dr. Yang comenzó el estudio de Taijiquan (estilo Yang) con el Maestro Kao Tao. Después de aprender con el Maestro Tao, el Dr. Yang siguió estudiando e investigando el Taijiquan con varios maestros y practicantes con experiencia, como el Maestro Li Mao-Ching y el Sr. Wilson Chen, en Taipei.

El Maestro Li aprendió Taijiquan con el famoso Maestro Han Ching-Tan, y el Sr. Chen, con el Maestro Chang Xiang-San. El Dr. Yang domina el Taiji con manos limpias, empujando con las manos, la secuencia de dos hombres luchando, la espada Taiji, el sable Taiei y el Qigong Taiji.

Cuando el Dr. Yang tenía 18 años entró en el colegio Tamkang, de Taipei Xian, para estudiar física. En dicho colegio empezó el estudio del tradicional Puño largo Shaolín (Changquan o Chang Chuan) con el Maestro Li Mao-Ching, en el Club Guoshu del Tamkane (1964-1968) y llegó a ser ayudante del Maestro Li. En 1971 se graduó en física en la universidad nacional de Taiwán y pasó a prestar servicio en la Fuerza Aérea China, de 1971 a 1972. En el servicio militar, el Dr. Yang enseñó física en la Academia de Jóvenes de la Fuerza Aérea China, al mismo tiempo que Wushu. Después de licenciarse con honores en 1972, volvió de nuevo al colegio Tamkang para enseñar física y reanudar los estudios con el Maestro Li Mao-Ching. Con el Maestro Li, el Dr. Yang aprendió el estilo Wushu del norte, que comprende tanto las técnicas de manos vacías (especialmente el movimiento de los pies) como el uso de numerosas armas.

En 1974, el Dr. Yang fue a Estados Unidos para estudiar Ingeniería Mecánica en la Universidad Purdue. A petición de algunos estudiantes, empezó a enseñar Kung Fu, lo que dio origen, en la primavera de 1975, al Club de Investigación de Kung Fu Chino de la Universidad Purdue. Durante su estancia en Purdue, dio también cursos de Taijiquan, acreditados por el colegio. En mayo de 1978, recibió el grado de doctor en Física, en la especialidad de Ingeniería Mecánica, por la Universidad Purdue.

En 1980, el Dr. Yang se trasladó a Houston para trabajar en la compañía Texas Instruments. Allí fundó la Academia Yang de Kung Fu Shaolin, de la que, cuando él se trasladó a Boston en 1982, se hizo cargo su alumno, el Sr. Jeffery Bolt. El 1 de octubre de 1982, fundó en Boston la Academia Yang de Artes Marciales (YMAA).

En enero de 1984 abandonó su carrera de ingeniero para dedicar más tiempo a la investigación, a la escritura y a la enseñanza. En marzo de 1986 adquirió una propiedad en la zona de Boston conocida como Jamaica Plain, para utilizarla como sede central de la nueva organización, la Asociación Yang de Artes Marciales. La Organización siguió expandiéndose y el 1 de julio de 1989 la YMAA se convirtió en una rama de la Asociación Yang de Artes Orientales, Inc. (YOAA, Inc.).

En resumen, el Dr. Yang lleva dedicándose al Wushu chino desde 1961. Durante este tiempo, dedicó trece años al aprendizaje de la Grulla Blanca de Shaolín (Bai He), el Puño largo de Shaolín (Changquan) y el Taijiquan. Cuenta con más de 30 años de

ACERCA DEL AUTOR

experiencia en la enseñanza: siete años en Taiwán, cinco años en la Universidad Purdue, dos años en Houston (Texas) y, desde 1982, en Boston (Massachusetts).

Además ha sido invitado en numerosas ocasiones a ofrecer seminarios en todas las partes del mundo, a fin de compartir sus conocimientos de las artes marciales y del Qigong. Entre los países en los que ha impartido sus enseñanzas se encuentran Canadá, Méjico, Francia, Italia, Polonia, Inglaterra, Irlanda, Portugal, Suiza, Alemania, Hungría, España, Holanda, Bélgica, Lituania, Chile, Venezuela, Argentina, Bermudas, Barbados, Sudáfrica y Arabia Saudita.

El Dr. Yang ha escrito más de treinta volúmenes sobre artes marciales y Qigong, entre los que se cuentan los siguientes:

1. *Shaolin Chin Na*; Unique Publications, Inc., 1980.
2. *Shaolin Long Fist Kung Fu*; Unique Publications, Inc., 1981.
3. *Yang Style Tai Chi Chuan*; Unique Publications, Inc., 1981.
4. *Introduction to Ancient Chinese Weapons*; Unique Publications, Inc., 1985.
5. *Qigong - Salud y Artes Marciales*; publicado en español por Editorial Sirio.
6. *Northern Shaolin Sword*; Yang's Martial Arts Association (YMAA), 1985.
7. *Advanced Yang Style Tal Qi Chuan, Vol. 1, Tai Qi Theory And Tai Qi Jing*; Yang's Martial Arts Association (YMAA), 1986.
8. *Advanced Yang Style Taijiquan, Vol. 2, Martial Applications*; Yang's Martial Arts Association (YMAA), 1986.
9. *Analysis of Shaolin Chin Na*; Yang's Martial Arts Association (YMAA), 1987.
10. *The Eight Pieces of Brocade*; Yang's Martial Arts Association (YMAA), 1988.
11. *The Root of Chinese Qigong. The Secrets of Qigong Training*; YMAA Publication Center, 1989. Publicado en español por Editorial Sirio, S.A. bajo el título *La Raíz del Qigong chino*.
12. *Qigong – The Secret of Youth*. YMAA Publication Center. Publicado en español por Editorial Sirio.
13. *Hsing Yi Chuan — Theory and Applications*; YMAA Publication Center, 1990. Publicado en español por Editorial Sirio.
14. *The Essence of Tal Qi Qigong — Health and Martial Arts;* YMAA Publication Center, 1990. Publicado en español por Editorial Sirio.
15. *Qigong for Arthritis*; YMAA Publication Center, 1991. Publicado en español por Editorial Sirio.

Masaje Qigong Chino

El Dr. Yang ha producido también, entre otras, las cintas de vídeo siguientes:

1. *Yang Style Tai Qi Chuan and Its Applications*; Yang's Martial Arts Association (YMAA), 1984.
2. *Shaolin Long Fist Kung Fu — Lien Bu Chuan and Its Applications*; Yang's Martial Arts Association (YMAA), 1985.
3. *Shaolin Long Fist Kung Fu — Gung Li Chuan and Its Applications*; Yang's Martial Arts Association (YMAA), 1986.
4. *Shaolin Chin Na*; Yang's Martial Arts Association (YMAA), 1987.
5. *Wai Dan Qigong, Vol. 1 — The Eight Pieces of Brocade*; Yang's Martial Arts Association (YMAA), 1987.
6. *Qigong for Taijiquan*; YMAA Publication Center, 1990.
7. *Qigong for Arthritis*; YMAA Publication Center, 1991.

Prólogo

Dr. Wu Chengde

Instituto de Artes Marciales y Medicina China de Houston

La medicina tradicional china se desarrolló basándose en las experiencias acumuladas durante miles de años de lucha contra la enfermedad y ha ayudado a más de mil millones de chinos tanto a conservar la salud como a evitar la enfermedad. El masaje Qigong tiene una larga historia y ha sido una parte importante del sistema médico chino. El masaje Qigong Chino, lo mismo que otras prácticas de la medicina china, está considerado como un método importante y eficaz para tratar y prevenir la enfermedad. Durante miles de años ha desempeñado un papel importante en la medicina china.

La teoría del masaje Qigong, al igual que otras prácticas de la medicina china, se ha erigido sobre los cimientos del concepto del «Qi». Concede una especial importancia a la suavidad de la circulación del Qi, a su nivel adecuado, a las características de su circulación y también al modo de usarlo para evitar la enfermedad. En realidad, si se compara con otras formas de la medicina china, el masaje Qigong tiene sus propios efectos y beneficios únicos.

Según esto, es muy frecuente su utilización junto con la herboristería china y la acupuntura, para facilitar un tratamiento que es mucho más eficaz de lo que podría ser cualquiera de estas formas aisladas.

Las ventajas del Qigong son que no requiere ni gran espacio ni equipo y es fácil de aprender y de practicar. El masaje Qigong se puede aplicar en cualquier lugar y en cualquier momento.

En las últimas décadas me he dedicado al estudio, investigación y tratamientos relacionados con las artes marciales y con la medicina tradicional china. Además de ocupar puestos de trabajo como profesor del Instituto de Medicina China de Shanghai y como médico jefe del Hospital Longhua, fui nombrado Encargado de Educación de la Categoría de Lesiones de Huesos de la Asociación de Medicina Tradicional de China, Administrador de la Sociedad de Estudios Médicos Chinos de Shanghai, Subdirector de la Sociedad de Estudios de la Categoría de Lesiones, miembro y Administrador de Investigación de la Sociedad de Estudios Médicos de Recuperación de Shanghai, miembro de la Sociedad Médica Atlética China de Shanghai, miembro de la Asociación China de Estudios de Wushu y también consejero del Instituto Río Yangtze de Investigación del Tratamiento Médico Wugong. He tenido, por tanto, innumerables oportunidades de trabajar con otros muchos expertos de la medicina.

En 1989, antes de ser invitado a Houston y trasladar mi residencia allí, me interesé mucho en investigar la situación de la medicina china en Estados Unidos. Como la medicina china se ha erigido sobre la base de la relación del Qi con los cuerpos físico y mental del hombre durante varios milenios de estudio e investigación, sus experiencias y sus logros son en muchos puntos completamente distintos de los obtenidos por la medicina occidental.

En los últimos dos años, me ha sorprendido mucho ver que casi todos los estadounidenses alaban la cocina china diciendo: «la comida china sabe bien». Sin embargo, son muy pocos los que saben algo de la medicina china y sus logros. En Estados Unidos la medicina china está todavía en su infancia. Esto se debe, sobre todo, a que la ciencia actual sigue sin poder comprender ni aceptar el concepto del «Qi», estudiándolo con objetividad. Dadas estas condiciones, los investigadores del Qigong, cuando publican artículos o libros, se ven obligados a mantener un punto de vista centrado e imparcial en sus análisis. Sólo así se puede evitar la confusión y hacer que se anime a participar el hombre de la calle.

Cuando llegué a Estados Unidos, tuve la gran suerte de conocer al Dr. Yang Jwing-Ming y enterarme de que era un profundo conocedor de las artes marciales chinas y del Qigong. Sus publicaciones son numerosas y profundas. Su sueño es incrementar el intercambio cultural entre Oriente y Occidente. Por tanto, cree que está obligado a introducir en Occidente la cultura china, especialmente el Wushu y el Qigong médico.

En las obras del Dr. Yang, escritas con toda sinceridad, el lector descubrirá claras explicaciones basadas en su formación científica. Su táctica de utilizar el método científico para explicar la experiencia tradicional es acertada y objetiva. Por tanto, me alegra mucho escribir el prólogo de este libro «Masaje Qigong Chino». Esto satisface en parte mi deseo de colaborar en el desarrollo de la cultura china en la sociedad occidental.

吴诚德

Dr. Wu Chengde
Septiembre de 1991

Prólogo
Dr. Yang Jwing Ming

Aunque la medicina moderna nos ha proporcionado una vida más sana y ha aumentado considerablemente el promedio de vida, sigue habiendo muchos problemas que no sabe afrontar. Muchas veces la medicina moderna cura un síntoma sólo para crear otro nuevo. Muchos tratamientos parecen no tener más finalidad que aliviar algunos síntomas, en lugar de identificar y tratar la raíz del problema.

Aunque la medicina actual ha alcanzado un nivel más alto que nunca, si la comparamos con la medicina que tendremos en otro siglo o en otro milenio, está claro que no ha salido de su infancia.

Si la consideramos objetivamente, veremos que la medicina occidental tiene todavía muchos problemas. El primero es que la investigación de los últimos cincuenta años se ha centrado en la curación, olvidándose prácticamente de la prevención. Esto quiere decir que toda la atención de la clase médica se ha centrado en tratar los problemas una vez que estos se han manifestado. Se ha dedicado a educar a la gente sólo cuando se llega a una situación de gravedad. El conocimiento médico o el sentido común médico del hombre de la calle sigue todavía al nivel de enseñanza primaria.

Otro problema de la medicina occidental es que se fija exclusivamente en el problema físico e ignora la energía interior (bioelectricidad o Qi). Son pocos los médicos occidentales que comprenden que el Qi se encuentra en la raíz de todas las enfermedades y es el origen del fallo de cualquier órgano físico o célula. Quien quiera evitar la enfermedad, habrá de tener en cuenta, en primer lugar, el Qi que circula por el cuerpo. Si hay una anomalía persistente en el suministro o circulación de Qi, se deteriora el cuerpo físico y aparecen los síntomas. Si queremos curar la raíz de una enfermedad, hemos de resolver antes los problemas del Qi. Si regulamos el suministro y la circulación del Qi y hacemos que vuelva a su estado normal, podemos reparar el daño físico y recuperar la salud.

A la vista de esto podría parecer que lo mejor que puede hacer la futura investigación médica es averiguar el papel que el Qi juega en nuestra salud.

Dado que la medicina occidental no conoce el Qi, ha sido incapaz de tratar las enfermedades mentales que están relacionadas con los desequilibrios de energía del cerebro. Tampoco está en absoluto preparada para tratar la parte espiritual del cuerpo humano. Según el Qigong y la ciencia médica china, el espíritu humano está íntimamente relacionado con la mente y con el Qi que circula por el cerebro.

En menos de un siglo, la ciencia ha hecho grandes avances en la medicina física; pero se ha olvidado casi por completo de investigar nuestra energía interna. Por ello la medicina moderna sólo ha conseguido éxitos parciales.

La ciencia ha descubierto últimamente que la hormona del crecimiento puede reducir el proceso de envejecimiento. Durante muchos siglos, una parte importante de la práctica del Qigong chino ha estado aprendiendo a utilizar la mente para dirigir el Qi a la glándula pituitaria, en el cerebro, para reactivar y mantener la producción de la hormona del crecimiento. Aunque no se sabía con precisión lo que ocurría en el cuerpo, se comprobó que nutrir de Qi el cerebro era eficaz para aumentar la duración de la vida.

Yo creo que si Oriente y Occidente pudiesen trabajar intercambiando sinceramente sus conocimientos, la humanidad podría tener un futuro radiante y sano. Durante los próximos cincuenta años, hemos de estudiar los aspectos mental y espiritual de la medicina que están relacionados con el Qi. Nuestro conocimiento de la medicina no será completo mientras no conozcamos este aspecto invisible de nuestros seres. Las distintas instituciones que se dedican a la investigación médica deberían empezar dedicando dinero y esfuerzo a este proyecto. Quienes lo hagan serán considerados como los pioneros de la medicina del futuro.

Prefacio

El pueblo chino ha creído siempre que para tener armonía, deben estar en equilibrio dos fuerzas universales. Estas dos fuerzas universales son denominadas Yin (negativa) y Yang (positiva). Cuando intervienen juntas estas fuerzas Yin y Yang, se produce Qi (energía) y se genera la vida. Esta relación íntima entre la vida y el Yin y el Yang es el camino o «Dao» (o Tao). La teoría del Yin y el Yang ha dado origen a gran parte de la cultura china y ha tenido una influencia muy grande en la medicina china y en el Qigong.

Se cree que, para tener una vida larga, sana y feliz, el Yin y el Yang del cuerpo deben estar en equilibrio. Según la tradición, el cuerpo de Qi (cuerpo energético interno) está considerado como cuerpo Yin y, en cambio, el cuerpo físico es Yang. Mientras que el cuerpo físico es visible, el cuerpo Yin no puede verse, sino sólo sentirse. La energía Yin es el origen de la vida y hace posible el crecimiento del Yang. Por tanto, cuando se debilita o aumenta la energía Yin de forma repentina, sus consecuencias se manifiestan en el cuerpo Yang (físico). Si se mantiene el desequilibrio, se producen en el cuerpo daños físicos o incluso fallos de funcionamiento.

Por ello, quienes practican la medicina china y el Qigong han dedicado siempre una parte importante de sus ejercicios y de su investigación a mantener el equilibrio del Yin y el Yang. Además de desarrollar ejercicios físicos para mantener la salud del cuerpo físico, se han preocupado de asegurar un suministro abundante de Qi y de hacer que se mantenga circulando con fluidez.

En los últimos quince años, los médicos occidentales han ido aceptando cada vez más la teoría del Qi. Ahora se cree que el Qi es lo que se ha llegado a llamar «bioelectricidad». Es la energía (Yin) que mantiene la máquina (Yang) del cuerpo en buen estado de funcionamiento.

El masaje es un ejercicio muy sencillo de Qigong que puede hacer que aumente la circulación del Qi y de la sangre por todo el cuerpo. Su estudio y su práctica están muy extendidos en la medicina y en las artes marciales de China. Como el masaje puede regular y ajustar la circulación del Qi por el cuerpo, se utiliza no sólo para mantener un buen estado de salud y evitar la enfermedad, sino también para curar lesiones y muchas enfermedades.

El masaje chino se puede clasificar en cuatro categorías: masaje de relajación para la salud (Pu Tong An Mo), masaje Tui Na (empuje-agarre) para tratar heridas y algunas enfermedades, masaje Dian Xue (presión de cavidades) para las enfermedades y masaje curativo de Qi (Wai Qi Liao Fa). Analizaremos estas categorías en dos volúmenes. En el primer volumen, revisaremos la teoría básica del Qigong y estudiaremos la historia del masaje en China. Además, presentaremos la teoría y las técnicas de masaje en general y algunas técnicas de automasaje. En el segundo volumen, veremos por separado los otros tres tipos de masaje.

Si no conoce la teoría y la filosofía del Qigong chino le recomiendo que lea antes el libro *La raíz del Chi Kung chino* (Editorial Sirio, S.A.) Dicha obra le proporcionará un claro conocimiento de las prácticas generales del Qigong.

Estos dos volúmenes están escritos como referencia y no pretenden ser ninguna autoridad en masaje. No dude en compararlos con lo que haya aprendido de otras fuentes sobre el masaje chino o de cualquier otro tipo.

Mi conocimiento de las técnicas y la teoría, principalmente en el campo del masaje de relajación, Tui Na, y algo de Dian Xue, se lo debo a mi maestro de artes marciales de la Grulla Blanca. Mi conocimiento de los aspectos más profundos del masaje Dian Xue, que se utiliza para curar enfermedades, es limitado. La mayoría de la información sobre este tema que figura en este libro está tomada de varias publicaciones chinas. Espero que los más eruditos en este campo compartan a su vez sus conocimientos y su experiencia.

Finalmente, siguiendo la costumbre internacional, hemos utilizado el sistema Pin Yin para transcribir la fonética china. Creemos que con esto se facilita el trabajo de los lectores que consulten otros libros chinos. Sin embargo, para evitar errores, hemos mantenido la ortografía de nombres aceptados por el uso común, como Colegio Tamkang y Taipei. Además, tampoco se ha cambiado la ortografía que han elegido algunas personas para escribir sus nombres, como el mío, Yang Jwing-Ming, o Wen Ching Wu, etc.

PRIMERA PARTE

Introducción

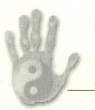

CAPÍTULO 1

Conceptos generales

1-1 INTRODUCCIÓN

Aunque la salud ha sido siempre una de las principales preocupaciones de la humanidad, la mayoría de la gente no está muy interesada en aprender a mantenerse sana. Da la impresión de que no valoramos realmente nuestra salud hasta que la perdemos. Pero lo cierto es que la mejor forma de estar sanos es evitar que se produzca la enfermedad. El cuerpo se parece a una máquina en que es más barato hacer un mantenimiento preventivo que esperar que algo vaya mal y repararlo después. Es más, en muchos casos es imposible conseguir que el cuerpo recupere el estado que tenía antes de la enfermedad. Además, cuando se está enfermo, el cuerpo tiende a degenerar con más rapidez que cuando sigue el proceso normal de envejecimiento.

Quizás se haya dado cuenta de que muchas enfermedades no aparecen de la noche a la mañana. En realidad, muchas de ellas se deben a nuestras malas costumbres y a la forma en que abusamos de nuestros cuerpos. Algunas veces, la mala salud empeora aún más, porque ignoramos lo que ocurre en nuestro propio cuerpo. Muchas personas piensan que su salud es problema de su médico y no de ellos. En realidad, si decide prestar atención a su propio estado, es posible que sus problemas de salud se reduzcan a la mitad.

Desde tiempos muy antiguos, la medicina china y el Qigong se han preocupado mucho por mantener la salud y evitar la enfermedad. Según la medicina china, el cuerpo humano tiene dos componentes: el cuerpo de Qi (cuerpo energético interior o cuerpo Yin) y el cuerpo físico (cuerpo manifestado o cuerpo Yang). La medicina china considera que el cuerpo de Qi es la base del cuerpo Yang y la raíz de la salud y la longevidad. Esto significa que la energía Yin es el origen de la vida y hace que sea posible el crecimiento del Yang.

Cuando la energía Yin se debilita o aumenta de repente, el cambio se manifiesta en el cuerpo Yang (físico). Si se mantiene el desequilibrio, se producen daños o incluso un fallo de funcionamiento en el cuerpo.

Por ejemplo, si no se encuentra bien y acude a un médico occidental, este lo reconocerá y es posible que lo vea por rayos X. Si no encuentra ningún defecto ni daño en el cuerpo físico, tal vez le diga que está muy bien de salud y que lo que siente es producto de su mente. Sin embargo, si va a un médico tradicional chino, lo primero que le hará es medir los niveles de Qi de los doce canales primarios, los cuales están relacionados con los órganos internos. Si el médico descubre algo anormal en la circulación del Qi, utilizará la acupuntura, las hierbas, el masaje o cualquier otro método para ajustarlo. Con esto evitará que se produzcan daños físicos. Este concepto es muy distinto del que tienen los médicos occidentales que, en realidad, esperan a que se produzcan estos daños físicos visibles, antes de pensar que uno está enfermo.

Otro aspecto en el que difieren la medicina tradicional china y la occidental es que la medicina china trata todo el cuerpo como un conjunto, en lugar de limitarse a la parte enferma. Por ejemplo, si hay un problema de hígado, el médico occidental lo trata únicamente como un problema de hígado. Sin embargo, en la medicina china el tratamiento es muy diferente, ya que el médico investigará cómo ha surgido este problema de hígado. ¿Cuál es la causa de que haya en el hígado una circulación anormal de Qi? ¿Se debe a que el Qi de los riñones es demasiado Yang o a que el Qi del corazón es demasiado Yin? Si queremos saber cuál es la raíz del problema que padece un órgano, hemos de conocer la relación que tiene con todos los demás. Según la medicina china, todos los órganos internos están relacionados y conectados por medio del Qi y en su funcionamiento influyen unos en otros. Por tanto, para tratar un problema, el

CAP. 1 - CONCEPTOS GENERALES

médico tiene que descubrir el origen de la enfermedad y no limitarse a tratar los síntomas. Si no se elimina la causa de la enfermedad, es posible que ésta vuelva.

Por eso, la medicina china y el Qigong se preocupan de mantener en los órganos el equilibrio Yin/Yang y asegurar y mejorar la circulación de Qi por el cuerpo. Durante milenios, el masaje Qigong ha demostrado que es uno de los medios más seguros y eficaces para ello y, por consiguiente, para mantener la salud y evitar la enfermedad.

El masaje es un instinto natural humano. Cuando nos duele alguna parte del cuerpo, lo primero que hacemos, siguiendo una reacción natural, es frotarla con la mano para reducir el dolor. Al principio la gente tal vez no se fijaba mucho en por qué desaparecía el dolor, sólo reconocían que el masaje lo reducía, también ayudaba a relajar al paciente, a aumentar la energía y la vitalidad e incluso a curar muchos tipos de enfermedades.

Ningún país puede atribuirse el invento del arte del masaje. Casi todas las culturas del mundo han desarrollado o adoptado técnicas de masaje en algún momento de su historia. Aunque las técnicas pueden variar en algo y el alcance de la teoría difiere considerablemente, la finalidad de un tratamiento de masaje sigue siendo la misma: aumentar en el cuerpo la circulación de los líquidos vitales y de la energía y mejorar la salud.

Los chinos han practicado e investigado el masaje durante más de cuatro mil años y han desarrollado una teoría global y consecuente del tratamiento por masaje que está perfectamente integrada en los campos, más amplios, de la teoría de la medicina china y del Qigong. Han intentado dar respuesta a preguntas como: ¿De qué modo puede beneficiar el masaje? ¿Qué relación tiene el Qi (energía interna) con el masaje? ¿Cuál es el mejor tratamiento en cada caso concreto?

Con los años, han aparecido muchas escuelas de masaje diferentes y se han desarrollado innumerables técnicas basadas en su experiencia con los tratamientos. Sin embargo, lo que menos importa son las diferencias que haya entre las técnicas de cada escuela, ya que la teoría y el enfoque siguen siendo los mismos. Por tanto, es importantísimo comprender el **porqué**, el **qué** y el **cómo**. Si usted se limita a aprender las técnicas de masaje sin conocer la teoría básica y los principios, su conocimiento quedará restringido a las ramas y las flores y su desarrollo será limitado.

Para comprender el masaje chino, la primera pregunta que tiene que hacerse es: ¿En qué se diferencia el masaje chino del occidental? El masaje chino se llama generalmente masaje Qigong, porque se basa en la influencia que tiene sobre el sistema energético (Qi), así como sobre los sistemas circulatorios de la sangre y la linfa. Recuerde que la medicina china mantiene que los desequilibrios o bloqueos que se producen en la circulación del Qi son la raíz de las enfermedades del cuerpo. Por tanto, para aplicar con eficacia el masaje y ayudar al paciente a recuperarse de una enfermedad, el médico tiene que estudiar el Qi, conocer el sistema de circulación del Qi, entrenar su propio Qi y aprender a utilizarlo cuando da masaje, a fin de ayudar al paciente a recuperar el equilibrio del Qi. El masaje está clasificado en China como uno de los principales campos del Qigong y requiere un largo período de estudio concentrado. El masaje Qigong chino se desarrolló para curar y no para relajarse y pasar el rato. Si quiere aprender la teoría básica del Qigong, puede empezar con el libro *La raíz del Chi Kung chino*, (publicado en español por Editorial Sirio S.A.).

La segunda pregunta que puede hacerse es: ¿En qué se diferencia el masaje chino del masaje Shiatsu japonés? Si analiza la cultura japonesa, verá que gran parte de ella tiene su origen en China. Esto ocurre de un modo especial en la medicina y la religión. El estudio del Qi y algunas prácticas de la medicina china, como la acupuntura, han tenido influencias muy importantes en la cultura japonesa y el Shiatsu es uno de sus resultados. Cuando haya terminado de leer este libro, se dará cuenta de que el masaje Shiatsu japonés es en realidad parte de la presión de las cavidades china o masaje de acupresión, que se analiza en el segundo volumen. Naturalmente, como se han desarrollado por separado durante varios siglos, hay técnicas y teorías de tratamiento que difieren en algo. Tal vez valga la pena comparar los dos estilos para que pueda elegir las mejores técnicas para sus ejercicios.

El masaje Qigong ha demostrado su eficacia para tratar heridas y enfermedades, aunque, en muchos casos, no logra resultados con la misma rapidez que la medicina occidental. Sin embargo, tiene algunas ventajas:

1.- No tiene efectos secundarios.
2.- Puede corregir los problemas en su raíz y de un modo natural.
3.- A diferencia de la medicina occidental, no utiliza productos químicos que con frecuencia crean adicción.
4.- El masaje aumenta el conocimiento y la comprensión de los cuerpos (tanto el físico como el de energía). La clave de la prevención de la enfermedad radica en conocerse mejor a sí mismo.

Sin embargo, hay que tener en cuenta que la medicina occidental tiene muchos puntos fuertes, de los que podemos sacar beneficio. Lo mejor es coordinar el sistema oriental con el occidental y, lógicamente, para esto es preciso conocer los dos.

A estas alturas de la historia de la humanidad, tenemos la mayor oportunidad jamás conocida para comunicarnos con los demás con libertad y franqueza. Si seguimos aferrados exclusivamente al conocimiento desarrollado por nuestra propia cultura e ignoramos todo lo que se ha elaborado en culturas diferentes, nuestra mente se quedará anclada en un pasado remoto.

CAP. 1 - CONCEPTOS GENERALES

Seguidamente vamos a repasar los conceptos de Qi y Qigong. En el capítulo tercero resumiremos las diferentes categorías del masaje Qigong chino. En el cuarto repasaremos la historia del masaje Qigong chino y, en el último, veremos cómo debe usarse este libro.

1-2 EL QI, EL QIGONG Y EL HOMBRE

Antes de estudiar la relación que tiene el Qi con el cuerpo humano hemos de definir el Qi y el Qigong. Empezaremos por analizar el concepto general de Qi, tanto desde el punto de vista tradicional como desde el de la ciencia moderna, y después utilizaremos los conceptos modernos para explicar el Qigong. Si quiere investigar con más detalle estos temas, puede ver el libro *La raíz del Chi Kung chino*, ya mencionado.

UNA DEFINICIÓN GENERAL DEL QI

El Qi es la energía o la fuerza natural que llena el universo. Tradicionalmente los chinos han creído que hay tres fuerzas importantes en el universo. Estas Tres Fuerzas (San Cai) son el Cielo (Tian), la Tierra (Di) y el hombre (Ren). El Cielo (o universo) tiene Qi Celeste (Tian Qi), que es el más importante de los tres y está compuesto por las fuerzas que envían los cuerpos celestes a la tierra, como la luz del sol, la luz de la luna, la atracción de la luna y la energía de las estrellas. En la antigüedad, los chinos creían que el tiempo meteorológico, el clima y los desastres naturales estaban regidos por el Qi Celeste y todavía siguen llamando al tiempo Tian Qi (Qi Celeste). Todo campo de energía procura mantenerse en equilibrio, por lo que, cuando el Qi Celeste pierde el equilibrio, intenta recuperarlo. Entonces es cuando sopla el viento, cae la lluvia y se producen hasta tornados y huracanes para que el Qi Celeste logre un nuevo equilibrio.

Por debajo del Qi Celeste está el Qi Terrestre, el cual está bajo la influencia y control del Qi Celeste. Por ejemplo, una lluvia torrencial puede hacer que un río se desborde o cambie su recorrido. Sin la lluvia, se morirían las plantas. Los chinos creen que el Qi Terrestre está formado por líneas y esquemas de energía, lo mismo que el campo magnético de la tierra y el calor que encierra en su interior. Estas energías tienen que estar también en equilibrio para que no se produzcan desastres como los terremotos. Cuando el Qi de la tierra está equilibrado crecen las plantas y se desarrollan los animales. Finalmente, dentro del Qi Terrestre, cada persona, animal y planta posee independientemente su propio campo de Qi, que está siempre buscando el equilibrio. Si algo pierde individualmente su equilibrio de Qi, enferma, muere y se descompone. Todas las cosas naturales, incluida la humanidad y el Qi humano, crecen dentro del Qi Celeste y del Qi Terrestre y están bajo la influencia de sus ciclos naturales. Durante toda la historia del Qigong, ha habido gran interés por el Qi Humano y su relación con el Qi Celeste y el Qi Terrestre.

En China, el Qi se define como cualquier tipo de energía capaz de demostrar fuerza y poder. Esta energía puede ser la electricidad, el magnetismo, el calor o la luz. En China, la fuerza eléctrica se llama «Dian Qi» (Qi eléctrico) y el calor se llama «Re Qi» (Qi de calor). Cuando una persona está viva, la energía de su cuerpo se llama «Ren Qi» (Qi humano).

El Qi se utiliza también de forma generalizada para expresar el estado de energía de algo, especialmente de los seres vivos. Como hemos dicho antes, el tiempo meteorológico se llama «Tian Qi» (Qi Celeste), porque indica el estado de energía del cielo. Cuando una cosa está viva tiene «Huo Qi» (Qi vital) y, cuando está muerta, tiene «Si Qi» (Qi muerto) o «Gui Qi» (Qi fantasma). Cuando una persona es honesta y tiene fortaleza espiritual para hacer el bien, se dice que tiene «Zheng Qi» (Qi normal o Qi correcto). El estado espiritual o moral de un ejército se llama «Qi Shi» (estado de energía).

Como podemos ver, la palabra Qi tiene una definición más amplia y generalizada de lo que piensa la mayoría de la gente. No se refiere solamente a la energía que circula por el cuerpo humano. Es más, la palabra «Qi» puede representar cualquier energía en sí misma y se puede usar para expresar el modo o estado de la energía. Es muy importante comprender esto cuando se está practicando Qigong, a fin de no canalizar la mente en un concepto estrecho del Qi, que limitaría el conocimiento futuro y el desarrollo de la persona.

Una definición más restringida del Qi

Conociendo ya la definición general del Qi, vamos a ver cómo se define en los círculos actuales del Qigong. Como hemos dicho antes, entre las Tres Fuerzas, de la que más se han preocupado los chinos ha sido del Qi que está relacionado con la salud y la longevidad. Por tanto, después de cuatro mil años dando importancia especial al Qi humano, cuando la gente menciona el Qi suele referirse al Qi que circula por el cuerpo.

Si nos fijamos en los documentos de medicina china y de Qigong escritos hace unos dos mil años, la palabra «Qi» se escribía «炁». Este signo está formado por dos palabras: «旡», arriba, que significa «nada» y «灬», debajo, que significa «fuego».

CAP. 1 - CONCEPTOS GENERALES

Esto quiere decir que la palabra Qi se escribía en la antigüedad como «no fuego». Si nos remontamos a la historia de la medicina china y del Qigong, no es difícil comprender esta expresión. En la antigüedad, lo que iban buscando con su práctica los médicos chinos y los practicantes de Qigong era en realidad el equilibrio Yin/Yang del Qi que circulaba por el cuerpo. Cuando se alcanzaba esta meta «no había fuego» en los órganos internos. Este concepto es muy sencillo. Según la medicina china, cada uno de nuestros órganos internos necesita recibir una cantidad concreta de Qi para funcionar correctamente. Si dicho órgano recibe una cantidad incorrecta de Qi (generalmente demasiado Yang) empieza a funcionar mal y, con el tiempo, se produce una perturbación física. Por consiguiente, la meta del médico o practicante de Qigong era alcanzar un estado de «no fuego» que, con el tiempo, se convirtió en la palabra Qi.

Sin embargo, en publicaciones más recientes, el Qi del «no fuego» se ha sustituido por la palabra «氣», que está a su vez construida con otras dos: «气» y «米», que significan «aire» y «arroz». Esto demuestra que practicantes posteriores se dieron cuenta de que el Qi que circula por nuestro cuerpo está producido principalmente por la inhalación del aire y el consumo de alimentos (arroz). El aire se llama también Kong Qi, que significa literalmente «energía del espacio».

Durante mucho tiempo, la gente estuvo confundida sin saber exactamente qué tipo de energía circulaba por nuestro cuerpo. Muchos creían que era el calor, otros pensaban que era la electricidad y otros muchos aceptaban que era una mezcla de calor, electricidad y luz.

Esta confusión se mantuvo hasta hace unos quince años, cuando empezó a aparecer cada vez más claro el concepto de Qi. Si pensamos atentamente en lo que conocemos gracias a la ciencia, podremos ver que (con la posible excepción de la gravedad) en este universo en realidad sólo existe un tipo de energía, que es la energía electromagnética. Esto quiere decir que la luz (ondas electromagnéticas) y el calor (ondas infrarrojas) son también parte de la energía electromagnética. Todo esto deja bien claro que el Qi que circula por nuestros cuerpos es en realidad «bioelectricidad» y que nuestro cuerpo es un «campo electromagnético vivo».[1] Este campo se ve afectado por nuestros pensamientos, sentimientos, actividades, los alimentos que tomamos, la calidad del aire que respiramos, nuestra forma de vida, la energía natural que nos rodea y, además, la energía antinatural que la ciencia moderna vierte sobre nosotros.

Ahora vamos a definir el Qigong. Cuando sepa qué es el Qigong podrá comprender mejor el papel que desempeña el masaje Qigong en la medicina china y en los círculos del Qigong.

Masaje Qigong Chino

Una definición general del Qigong

Ya hemos dicho que el Qi es energía y se encuentra en el cielo, en la tierra y en todos los seres vivos. En China la palabra «Gong» se usa en lugar de «Gongfu» (o Kung Fu) que significa energía y tiempo. Cualquier estudio o entrenamiento que precise mucho tiempo y energía para su aprendizaje y realización se llama Gongfu. Este término se puede aplicar a cualquier técnica o estudio especial, siempre que requiera tiempo, energía y paciencia. Por tanto podríamos definir correctamente el Qigong como cualquier *entrenamiento o estudio relacionado con el Qi que requiera mucho tiempo y un considerable esfuerzo.* De esta definición se puede deducir que el Qigong es una ciencia que estudia la energía de la naturaleza. La principal diferencia que existe entre esta ciencia de la energía y la ciencia de la energía occidental radica en que el Qigong se fija en la energía interior de los seres humanos, mientras que la ciencia de la energía occidental presta más atención a la energía de fuera del cuerpo humano. Al estudiar el Qigong, conviene tener también en cuenta el punto de vista moderno y científico y no limitarse únicamente a las creencias tradicionales.

Los chinos han estudiado el Qi durante miles de años. Parte de la información sobre los esquemas y los ciclos de la naturaleza se ha ido registrando en libros, uno de los cuales es el «Yi Jing» (*Libro de los Cambios*, 1122 a. C.). Como ya dije, cuando se escribió el «Yi Jing» el pueblo chino creía que la fuerza natural estaba formada por Tian (Cielo), Di (Tierra) y Ren (Hombre). A estos se les llama «San Cai» (Las Tres Fuerzas) y se manifiestan como los tres tipos de Qi: Qi Celeste, Qi Terrestre y Qi Humano. Estas tres facetas de la naturaleza poseen sus reglas y sus ciclos perfectamente definidos. Las reglas no cambian y los ciclos se van repitiendo sucesivamente con regularidad. El pueblo chino se servía de su conocimiento de estos principios naturales y del «Yi Jing» para calcular los cambios del Qi natural. Este cálculo se llama «Bagua» (Los Ocho Trigramas). De los Ocho Trigramas resultan los sesenta y cuatro hexagramas. Según esto, es posible que el «Yi Jing» fuese el primer libro que instruyó al pueblo chino sobre el Qi y las variaciones que tiene en la naturaleza y en el hombre. La relación de las Tres Fuerzas Naturales con su Qi se estudió a fondo más tarde en el libro «Qi Hua Lun» (*Teoría de la Variación de Qi*).

Entender el Qi Celeste es difícil y lo sería más aún en la antigüedad, cuando la ciencia empezaba su desarrollo; pero, como la naturaleza se está repitiendo continuamente, las experiencias acumuladas durante años permitieron seguir los esquemas naturales. El conocimiento de las reglas y ciclos del «Tian Shi» (ritmo celeste) ayuda a comprender los cambios naturales de las estaciones, el clima, la meteorología, la lluvia, la nieve, la sequía y todos los demás procesos naturales. Si observa con atención, podrá ver muchos de estos esquemas y ciclos rutinarios, que se deben a la recuperación

CAP. 1 - CONCEPTOS GENERALES

del equilibrio de los campos de Qi. Entre los ciclos naturales están los que se repiten cada día, cada mes o cada año, así como hay también ciclos de doce años y de sesenta años.

El Qi Terrestre forma parte del Qi Celeste. Quien pueda conocer las reglas y la estructura de la tierra será capaz de comprender cómo se han formado las montañas y los ríos, cómo crecen las plantas, cómo discurren los ríos, qué parte del terreno es mejor para uno, dónde construir una casa y otras muchas cosas relacionadas con la tierra. En China hay personas, llamadas «Di Li Shi» (maestros geomantes) o «Feng Shui Shi» (maestros del viento y el agua) que se ganan la vida de esta forma. El término Feng Shui es de uso común, porque la situación y el carácter de los vientos y del agua en un campo son los factores más importantes para valorar un lugar. Estos expertos utilizan todo el conocimiento geomántico que han acumulado y el «Yi Jing» para ayudar a la gente a tomar decisiones importantes, como el sitio y el modo de construir una casa, dónde enterrar a sus muertos y cómo recomponer y decorar de nuevo sus casas y lugares de trabajo para que sean mejores sitios para vivir y trabajar. Muchas personas creen que organizar una tienda o un negocio siguiendo la guía del Feng Shui hace que este sea más próspero.

Entre los tres Qis, el humano es el que se estudia más a fondo. El estudio del Qi Humano abarca un gran número de temas diferentes. Los chinos creen que el Qi Humano está bajo la influencia y el control del Qi Celeste y el Qi Terrestre y que, en realidad, estos son los que determinan su destino. Por tanto, quien conozca la relación existente entre la naturaleza y el pueblo, además de comprender las relaciones humanas (Ren Si), podrá predecir las guerras, el destino de un país, los deseos y el temperamento de una persona e incluso su futuro. Las personas que practican esta profesión se llaman «Suan Ming Shi» (maestros del cálculo de la vida).

Sin embargo, el mayor logro del estudio del Qi Humano está relacionado con la salud y la longevidad. Como el Qi es la fuente de la vida, quien sepa cómo funciona y el modo de regularlo correctamente, puede tener una vida larga y sana. Recordemos que formamos parte de la naturaleza y estamos implicados en sus ciclos. Si va en contra de este ciclo natural, puede llegar a enfermar, por ello lo mejor es seguir la corriente de la naturaleza. Este es el significado del «Dao», que puede traducirse como «el camino natural».

Se han investigado muchos aspectos diferentes del Qi Humano, entre los que figuran la acupuntura, la acupresión, el tratamiento con hierbas, la meditación y los ejercicios de Qigong. El uso de la acupuntura, la acupresión y las hierbas para ajustar el flujo de Qi Humano se han convertido en la raíz de la ciencia médica china. La meditación y los movimientos de los ejercicios de Qigong se practican mucho en China para mejorar la salud e incluso para curar muchas enfermedades. Además, los taoístas y los budistas utilizan la meditación y los movimientos de Qigong en su búsqueda de la iluminación.

Para terminar, se puede llamar Qigong al estudio de cualquiera de los aspectos del Qi ya sea Celeste, Terrestre o Humano. Ahora bien, como actualmente se suele usar este término únicamente para referirse al cultivo del Qi Humano con ejercicios de meditación, para evitar confusión, lo vamos a utilizar en este sentido más concreto.

UNA DEFINICIÓN MÁS RESTRINGIDA DEL QIGONG

De este modo, la definición restringida del Qi es «la energía que circula por el cuerpo humano», por lo que la definición restringida de Qigong será «el estudio del Qi que circula por el cuerpo humano». Como nuestros cuerpos forman parte de la naturaleza, la definición restringida de Qigong debe abarcar también el estudio de la relación de nuestro cuerpo con el Qi Celeste y el Qi Terrestre. El Qigong chino abarca en la actualidad varios campos diferentes: acupuntura, hierbas para regular el Qi Humano, Qigong de artes marciales, masaje Qigong, ejercicios Qigong, curación Qigong y Qigong para la iluminación religiosa. Naturalmente estos campos están relacionados entre sí y en muchos casos no se pueden separar.

Los chinos han descubierto que el cuerpo tiene doce canales principales y ocho vasos por los que circula el Qi. Los doce canales son como ríos que distribuyen el Qi por todo el cuerpo y además conectan las extremidades (dedos de las manos y los pies) con los órganos internos. Los «órganos internos» de la medicina china no corresponden necesariamente a los órganos físicos, tal como se consideran en Occidente, sino, más bien, a una serie de funciones semejantes entre sí y relacionadas con el sistema del órgano. Los ocho vasos, a los que muchas veces se les llama vasos extraordinarios, hacen de depósitos y regulan la distribución y circulación del Qi por el cuerpo.

Cuando los ocho depósitos están llenos y el Qi es fuerte, el que pasa por los ríos es también fuerte y se regula con facilidad. Cuando hay estancamiento en cualquiera de los doce canales o ríos, el Qi que fluye hacia las extremidades y los órganos del cuerpo es anormal y puede aparecer la enfermedad. Hay que tener en cuenta que cada canal tiene su flujo de Qi particular y que todos los canales son distintos. Todos estos niveles diferentes en el flujo del Qi se ven afectados por la mente, por el tiempo atmosférico, por la hora del día, por el alimento que tomamos e incluso por el estado de ánimo de la persona. Por ejemplo, cuando el aire es seco, el Qi de los pulmones tiende a ser más positivo que cuando es húmedo. Cuando tenemos hambre, se altera el Qi que fluye hacia el hígado. La fuerza del Qi que pasa por los diferentes canales varía durante el día, siguiendo un ciclo regular, y, a una hora concreta, hay un canal que tiene más fuerza que los demás. Por ejemplo, de las once de la mañana a la una de la tarde es más fuerte el flujo del Qi del canal del corazón. El nivel de Qi del mismo órgano puede también ser distinto de una persona a otra.

Cuando el flujo de Qi de los doce ríos o canales no es normal, los ocho depósitos lo regulan y hacen que vuelva a la normalidad. Por ejemplo, cuando usted recibe un golpe repentino, inmediatamente resulta deficiente el flujo de Qi de la vejiga. Lo normal es que el depósito regule inmediatamente el Qi de este canal para que se recupere del golpe. En cambio si el depósito de Qi está bajo también o el efecto del golpe es demasiado fuerte y no hay tiempo suficiente para regular el Qi, la vejiga se contrae de repente produciendo una micción inevitable.

Cuando una persona tiene una herida, su nivel de Qi tiende a ser demasiado positivo (excesivo, Yang) o demasiado negativo (deficiente, Yin). Un médico chino recetaría hierbas para ajustar el Qi o pondría agujas de acupuntura en distintos puntos de los canales para inhibir el flujo en unos y estimularlo en otros con el fin de restablecer el equilibrio; pero hay otra alternativa, que consiste en realizar algunos ejercicios físicos y mentales para ajustar el Qi. En otras palabras, practicar el Qigong.

Con todo este análisis no hemos hecho más que dar una idea de la definición restringida del Qigong. En realidad, cuando la gente habla en la actualidad del Qigong, la mayoría de las veces se refiere a los ejercicios mentales y físicos que trabajan con el Qi.

Una definición moderna del Qi

Conocer el avance que la ciencia moderna ha tenido en el estudio del Qi es importante. Esto hará que no nos estanquemos en viejos conceptos y niveles de conocimiento. En la antigua China la gente tenía un conocimiento muy escaso de la electricidad. Sólo sabían, por la acupuntura, que, cuando se insertaba una aguja en las cavidades de acupuntura, se producía una energía distinta del calor, que muchas veces producía un choque o una sensación de hormigueo. Hasta hace pocas décadas, cuando los chinos empezaron a conocer mejor la ciencia electromagnética, no han llegado a reconocer que esta energía que circula por el cuerpo, a la que ellos llaman Qi, podría ser lo mismo que lo que la ciencia actual llama «bioelectricidad».

En la actualidad se sabe que el cuerpo humano está formado por distintos materiales conductores de la electricidad y que forma un campo y un circuito electromagnético vivo. La energía electromagnética se está generando continuamente en el cuerpo humano mediante la reacción bioquímica del alimento y el aire y la ponen en circulación fuerzas electromagnéticas (FEM) generadas dentro del cuerpo.

Además de esto, estamos recibiendo constantemente la influencia de campos electromagnéticos externos, como el de la tierra, o de campos eléctricos generados por las nubes. Al practicar la medicina china o el Qigong, se debe ser consciente de estos factores externos y tenerlos en cuenta.

En China, Japón y otros países se han llevado a cabo innumerables experimentos para estudiar la medida en que los campos magnéticos o eléctricos externos pueden afectar al campo de Qi del cuerpo y ajustarlo. Muchos acupuntores utilizan imanes y electricidad en sus tratamientos. Ponen un imán en la piel encima de una cavidad y lo dejan allí durante cierto tiempo. El campo magnético va afectando paulatinamente a la circulación del Qi en el canal correspondiente. Otras veces, introducen agujas en las cavidades y hacen que pase una corriente eléctrica por la aguja. Aunque muchos expertos aseguran cierto nivel de éxito en sus experimentos, ninguno ha sido capaz de enseñar una prueba detallada y convincente de los resultados o dar una explicación razonable de la teoría en que se basa el experimento. Lo mismo que ocurre con otros intentos de explicar el «cómo» y el «porqué» de la acupuntura, no se llega a unas pruebas definitivas y quedan muchas preguntas sin contestar. Desde luego, esta teoría es nueva y es posible que se necesiten muchos más estudios e investigaciones para comprobarla y comprenderla en su totalidad. Por ahora, muchos acupuntores conservadores son escépticos.

Para deshacer este nudo, observemos lo que la ciencia moderna occidental ha descubierto sobre la energía electromagnética. Se han publicado muchos informes sobre la bioelectricidad y con gran frecuencia los resultados han tenido una relación muy estrecha con lo que presenta la experiencia en el entrenamiento Qigong y en la ciencia médica china. Por ejemplo, durante la investigación electrofisiológica de los años sesenta, algunos investigadores descubrieron que los huesos eran piezoeléctricos. Esto quiere decir que, cuando se les aplica una presión, la energía mecánica se convierte en energía eléctrica bajo la forma de corriente eléctrica.[1] Esto podría explicar uno de los ejercicios de Qigong de lavado de médula ósea en el que aumenta la tensión de los huesos y los músculos, de varias formas, para facilitar la circulación del Qi.

El Dr. Robert O. Becker ha elaborado un trabajo importante sobre este tema. Su libro «The Body Electric»[2] ofrece amplios informes de la investigación realizada sobre el campo eléctrico del cuerpo. Ahora se cree que el alimento y el aire son los combustibles que producen la electricidad del cuerpo mediante una reacción bioquímica. Esta electricidad, que se pone en circulación por todo el cuerpo recorriendo los tejidos que son conductores eléctricos, es una de las principales fuentes de energía que mantienen vivas las células del cuerpo físico.

Siempre que tengamos una herida o estemos enfermos, se verá afectada la circulación eléctrica del cuerpo. Si se detiene esta circulación de electricidad, uno muere.

Pero la energía bioeléctrica no sólo mantiene la vida, sino que también se encarga de reparar los daños físicos. Muchos investigadores han buscado formas de utilizar los campos eléctricos o magnéticos del cuerpo para acelerar la recuperación del cuerpo. Richard Leviton dice: «Investigadores de la escuela universitaria de medicina Loma Linda, de California, han descubierto, después de realizar estudios en dieciséis países con más de mil pacientes, que la energía magnética de baja frecuencia y baja intensidad se ha aplicado con éxito en el tratamiento del dolor crónico relacionado con la isquemia del tejido y también ha dado resultado para cicatrizar heridas de curación lenta y, en el noventa por ciento de los pacientes consultados, ha elevado significativamente el flujo de sangre».[3]

El Sr. Leviton también afirma que todas las células del cuerpo actúan como una batería eléctrica y pueden almacenar cargas eléctricas. Sigue: «otros investigadores de la ciencia biomagnética profundizan aún más para descubrir lo que ocurre en la sangre, los órganos y las células, que ellos consideran como pequeñas baterías eléctricas». Esto me ha convencido de que todo nuestro cuerpo es como una gran batería que está formada por millones de otras más pequeñas. Todas estas baterías juntas forman el campo electromagnético humano.

Además, gran parte de la investigación realizada sobre el campo eléctrico del cuerpo guarda relación con la acupuntura. Por ejemplo, el Dr. Becker dice que la conductividad de la piel es mucho mayor en las cavidades de acupuntura y que ahora se pueden localizar con exactitud midiendo la conductividad de la piel. Muchos de estos informes demuestran que la acupuntura, que se ha venido aplicando en China durante miles de años, es razonable y científica.

Algunos investigadores utilizan la teoría de la electricidad corporal para explicar muchos de los antiguos «milagros» atribuidos a la práctica del Qigong. Un informe de Albert L. Huebner dice: «estas demostraciones de la electricidad corporal humana pueden ser una nueva explicación de una práctica curativa antigua. Si la debilidad de los campos externos puede producir fuertes efectos fisiológicos, puede darse el caso de que campos procedentes de tejidos humanos de una persona sean capaces de producir mejorías clínicas en otra. En resumen, el método de curación conocido como imposición de manos podría ser una forma de estimulación eléctrica especialmente sutil».[1]

Otro fenómeno que se narra con frecuencia es que, cuando un practicante de Qigong ha logrado un elevado nivel de desarrollo, podría aparecer un halo detrás y alrededor de su cabeza cuando está meditando. Esto se ve generalmente en las pinturas de Jesucristo, Buda y diversos dioses orientales. Con frecuencia se ha pintado la luz rodeando todo el cuerpo. Este fenómeno se puede explicar también con la teoría de la electricidad corporal. Cuando una persona ha cultivado su Qi (electricidad) hasta un nivel elevado, este Qi puede acumularse en la cabeza y reaccionar con las moléculas del aire, ionizándolas y haciendo que aparezca el halo.

Aunque cada vez se acepta más y se demuestra mejor la relación existente entre la teoría de la electricidad corporal y la teoría china del Qi, siguen quedando muchas respuestas sin contestar. Por ejemplo, ¿cómo puede dirigir la mente el Qi (electricidad)? ¿Cómo genera en realidad la mente una FEM (fuerza electromagnética) para poner en circulación la electricidad por el cuerpo? ¿Cómo afecta al campo electromagnético humano la multitud de campos eléctricos que nos rodean, como las ondas de radio y televisión o los campos producidos por el tendido eléctrico de la casa o de los electrodomésticos? ¿Cómo podemos reajustar nuestros campos electromagnéticos y sobrevivir en el espacio exterior o en otros planetas, donde el campo magnético es completamente diferente al de la tierra? Como ve, el futuro del Qigong y de la ciencia bioeléctrica es atrayente y llamativo. Ya va siendo hora de que empecemos a utilizar la tecnología moderna para conocer el mundo de la energía interior, que casi siempre ha sido ignorado por la sociedad occidental.

UNA DEFINICIÓN MODERNA DEL QIGONG

Si aceptamos que la energía interior (Qi) que circula por nuestros cuerpos es bioelectricidad, podemos elaborar fácilmente una definición de Qigong basada en el concepto de electricidad.

Partamos de la base de que el circuito que aparece en la figura 1-1 es parecido al de nuestro cuerpo. Desgraciadamente, aunque tenemos ahora cierto nivel de conocimiento de este circuito por la acupuntura, no sabemos todavía con exactitud cómo es el circuito del cuerpo. Sabemos que hay en el cuerpo doce canales de Qi primarios (ríos de Qi) y ocho vasos (depósitos de Qi). También hay miles de pequeños canales de Qi que permiten que llegue éste a la piel y a la médula ósea. En este circuito, los doce órganos internos están conectados e intercomunicados mediante estos doce canales. Si observa el circuito eléctrico de la figura, verá que:

1.- Los canales de Qi son como los cables que conducen la corriente eléctrica.
2.- Los órganos internos son como los componentes (resistencias, bobinas, etc.).
3.- Los vasos de Qi son como condensadores que regulan la corriente del circuito.

¿Cómo se mantiene este circuito eléctrico en perfecto estado de funcionamiento? Lo primero en que hay que fijarse es en la resistencia del hilo que transporta la corriente. En una máquina, se necesita utilizar un cable que tenga un elevado nivel de

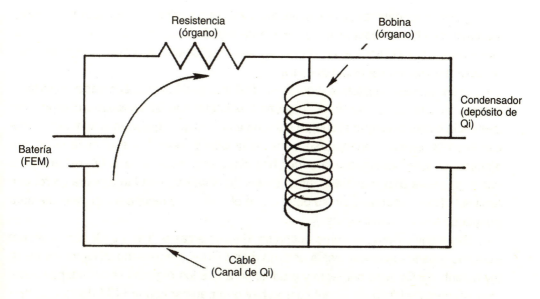

Figura 1-1. El circuito bioeléctrico humano es parecido a un circuito eléctrico.

conductividad y una baja resistencia, ya que, de no ser así, se fundiría. Por tanto, el cable debería ser de cobre o incluso de oro. En el cuerpo, se necesita mantener la corriente con un flujo suave. Esto significa que se debe eliminar todo lo que dificulte este flujo y produzca estancamientos. La grasa tiene una conductividad baja, por lo que debemos seguir una dieta y hacer ejercicio para eliminar los excesos de grasa. También debemos aprender a relajar el cuerpo físico, ya que esto abre todos los canales de Qi. Por ello, la relajación es la meta principal del Taijiquan y de muchos ejercicios de Qigong.

Lo siguiente que hay que tener en cuenta para mantener un circuito eléctrico sano son los componentes, los órganos internos. Si en los órganos no existe el nivel correcto de corriente, se queman cuando la corriente es excesiva (Yang) o no funcionan bien, si esta es insuficiente (Yin). Para evitar estos problemas en una máquina utilizamos un condensador que regule la corriente. Cuando es excesiva, el condensador absorbe y almacena el sobrante y, cuando es insuficiente, suministra corriente para elevar el nivel. Los ocho vasos de Qi son los condensadores del cuerpo. El Qigong enseña a aumentar el nivel de Qi de estos vasos para que puedan suministrar corriente en caso de necesidad a fin de que los órganos internos sigan funcionando uniformemente. Esto tiene una importancia especial cuando se va envejeciendo y el nivel de Qi se suele reducir.

Finalmente, para tener un circuito sano, hay que cuidar los propios componentes. Si alguno de ellos no está fuerte ni en buenas condiciones, todo el circuito tendrá problemas. Esto significa que el objetivo final de la práctica del Qigong es mantener o restablecer la salud de los órganos internos.

Antes de seguir adelante, hemos de destacar que hay una diferencia importante entre el circuito que se ve en el diagrama y el circuito de Qi de nuestro cuerpo. Esta diferencia consiste en que el cuerpo humano está vivo y en que, con el suministro adecuado de Qi, pueden regenerarse todas las células y mejorar el estado de salud. Por ejemplo, si usted es capaz de correr hoy cinco kilómetros y tiene la costumbre de correr todos los días y aumenta poco a poco la distancia, a la larga podrá correr con facilidad diez kilómetros. Esto se debe a que el cuerpo se recupera y se reajusta para adaptarse a las circunstancias.

Ello significa que, si somos capaces de aumentar el flujo de Qi que pasa por nuestros órganos internos, estos estarán más fuertes y más sanos. Naturalmente, el incremento de Qi debe ser lento y gradual para que los órganos vayan adaptándose. Para aumentar el flujo de Qi del cuerpo hay que trabajar con la FEM (fuerza electromagnética) que hay en él. Si no sabe qué es la FEM, imagínese dos depósitos llenos de agua y conectados por un tubo. Si los dos depósitos tienen el mismo nivel, el agua no fluirá de uno a otro. Sin embargo, si el nivel es más alto en uno que en el otro se establecerá un paso de agua. En electricidad, esta diferencia de potencial se llama fuerza electromagnética. Naturalmente, cuanto más alta sea la fuerza electromagnética, más fuerte será la corriente.

Como podemos ver, la clave de una práctica eficaz del Qigong está, además de en la eliminación de resistencias de los canales de Qi, en aprender a incrementar la FEM del cuerpo.

Veamos ahora cuáles son las fuentes de fuerza electromagnética del cuerpo, para poder utilizarlas y aumentar el flujo de bioelectricidad. En general, hay cinco fuentes principales:

1.- La energía natural. Como el cuerpo está compuesto por material conductor, su campo electromagnético se ve siempre afectado por el sol, la luna, las nubes, el campo magnético de la tierra y las demás energías que lo rodean. Las principales influencias son la radiación del sol, la gravedad de la luna y el campo magnético de la tierra. Estos afectan considerablemente a la circulación del Qi y son los responsables de nuestro circuito de circulación de Qi desde el momento en que fuimos formados. Ahora nos afecta también mucho la energía generada por la tecnología moderna, como las ondas electromagnéticas

CAP. 1 - CONCEPTOS GENERALES

producidas por la radio, la televisión, los microondas, los ordenadores y otras muchas cosas.

2.- El alimento y el aire. Para mantener la vida, ingerimos esencia de alimento y de aire por la boca y por la nariz. Estas esencias se convierten en Qi mediante una reacción bioquímica que tiene lugar en el pecho y en el sistema digestivo (llamado Triple Calentador en la medicina china). Cuando la esencia se convierte en Qi, se genera una FEM que hace que circule el Qi por el cuerpo. Por consiguiente, una parte importante del Qigong se dedica a conseguir las calidades idóneas de alimento y aire fresco.

3.- El pensamiento. La mente humana es la fuente más importante y eficiente de FEM bioeléctrica. Cada vez que nos movemos para hacer algo, tenemos que generar de antemano una idea (Yi). Esta idea produce FEM y guía el Qi para energizar los músculos correspondientes, los cuales han de llevar a cabo el movimiento deseado. Cuanto más pueda concentrarse, más fuerte será la FEM que produzca y mayor será el flujo de Qi que pueda mover. Naturalmente, cuanto mayor sea el flujo de Qi que envíe a los músculos, más se energizarán. Por ello, la mente está considerada como el factor más importante del entrenamiento Qigong.

4.- El ejercicio. El ejercicio convierte en Qi la esencia de alimento (grasa) almacenada en el cuerpo y, con ella, produce FEM. Se han creado muchos estilos de Qigong que utilizan el movimiento con esta finalidad.

5.- Convertir la Esencia Prenatal en Qi. En la medicina china las esencias producidas por nuestras glándulas endocrinas se conocen como «esencia prenatal». Se pueden convertir en Qi para estimular el funcionamiento de nuestro cuerpo físico, aumentando así la vitalidad. Equilibrar la producción de hormonas cuando se es joven y aumentarla cuando se es viejo son temas importantes en el Qigong chino.

En esta sección hemos tratado de explicar los conceptos generales del Qi y el Qigong.

Estos mismos principios se pueden aplicar al masaje Qigong, cuyo propósito es también mantener y mejorar la circulación de Qi para conservar la salud, curar las lesiones y luchar contra la enfermedad. Como el masaje Qigong es sólo una rama del Qigong chino, sería muy conveniente estudiar también otros tipos de Qigong que han crecido partiendo de la misma raíz. Así tendría una perspectiva más amplia de todo el ámbito del Qigong.

1-3 DEFINICIÓN Y CATEGORÍAS DEL MASAJE QIGONG

Al haber tantas categorías de masaje Qigong es muy fácil confundirse, por ello vamos a empezar definiendo cada una de ellas y explicando su campo de aplicación, sus límites y sus propósitos.

El masaje chino se llama generalmente «An Mo». «An» significa «presionar» y «Mo», «frotar». Está basado en estas dos técnicas principales de presionar y frotar, aunque naturalmente intervienen otras muchas técnicas. Se puede dividir en cuatro categorías principales, dependiendo de las técnicas especializadas que utilice para sus propósitos concretos. Estas son: Pu Tong An Mo (masaje general), Tui Na An Mo (masaje de empujar y agarrar), Dian Xue An Mo (masaje de presión de cavidades) y Qi An Mo (masaje de Qi).

En esta sección definiremos cada una de estas categorías, revisaremos brevemente su teoría básica y marcaremos su diferencia con las demás. Sin embargo, quisiera dejar claro aquí que, como las teorías y principios básicos son los mismos para todas las categorías, muchos masajistas están familiarizados con más de una.

1.- MASAJE GENERAL (PU TONG AN MO)

La categoría de masaje más común y popular en China se llama «Pu Tong An Mo» (masaje general). En Occidente se traduce algunas veces como «masaje de relajación». Las metas del masaje general o de relajación son posiblemente las más simples, lo mismo que sus técnicas. Como este tipo de masaje no trata lesiones ni enfermedades, no se necesita un conocimiento profundo de los canales de Qi ni de la teoría médica china. Esta categoría es también la más segura.

En todas las grandes ciudades de Oriente hay muchos masajistas a los que recurre la gente para relajarse y recuperarse de la fatiga. Muchos de estos masajistas son ciegos. Hay varias razones para esto:

a) Los ciegos tienen más fino el sentido del tacto y suelen dar masaje mejor que una persona que tenga visión.

b) Como los ciegos no pueden ver el cuerpo, en las viejas sociedades puritanas hay menos reparo para que den masaje.

c) El masaje era la forma más fácil de que un ciego se ganase la vida. En las ciudades orientales solía ser algo habitual oír por la tarde el sonido de una flauta. Así era como advertían los masajistas ciegos que estaban buscando clientes. Estas personas no solían conocer bien el Tui Na ni el Yan Sue: se

CAP. 1 - CONCEPTOS GENERALES

limitaban a dar masaje a los músculos para ayudar al cliente a relajarse. Este «masaje de agarrar los músculos» se llama «Zhua Long», que significa «coger el dragón». La palabra «dragón» se refiere aquí a los músculos y los tendones.

Los objetivos de este tipo de masaje son:

a) **Relajación.** Se trata tanto de la relajación física como de la mental. Aunque usted no se dedique a una actividad física agotadora, las preocupaciones, el estrés y la responsabilidad pueden producirle tensión mental. La tensión física puede deberse a una postura incorrecta, a preocupaciones o incluso a pensar mucho. La tensión hace que se estanque la circulación de Qi y la sanguínea. Cuando se mantiene esta situación, puede producir insomnio, problemas nerviosos y hasta daños físicos, debido a un abastecimiento insuficiente de Qi y de sangre. La relajación o el masaje general puede tranquilizar la mente agitada, relajar el cuerpo físico y hacer que el Qi y la sangre circulen con fluidez.

b) **Recuperación tras la fatiga.** Al hablar de recuperarse de la fatiga nos referimos principalmente a la fatiga física producida por un trabajo duro o un ejercicio fuerte. Se va acumulando ácido en los músculos y en ellos se producen dolores e inflamación. El masaje general es muy eficaz para mejorar la circulación de Qi y de sangre, que ayuda a eliminar el ácido acumulado.

c) **Prevención de enfermedades.** Uno de los principales propósitos del masaje de relajación es la prevención de enfermedades, haciendo que el Qi y la sangre circulen con más fluidez antes de que se produzca cualquier deterioro físico. Para mantener en funcionamiento normal nuestro pensamiento y nuestro cuerpo físico, es necesario que el Qi y la sangre circulen con fluidez. Esta es la diferencia primaria que hay entre el masaje de relajación y las otras tres categorías de masaje que se utilizan para tratar heridas y enfermedades.

d) **Retrasar el envejecimiento.** Mantener una buena circulación de Qi y de sangre es la clave para retardar el proceso de envejecimiento. Según nos vamos haciendo más viejos, la circulación de Qi y de sangre se hace más lenta y se estanca. El masaje general ayuda a superar todo esto.

e) **Agilizar la recuperación de alteraciones repentinas del Qi del entorno.** Cuando nuestro entorno cambia de repente, el Qi del cuerpo no es capaz muchas veces de adaptarse a los cambios con rapidez. Por ejemplo, cuando cambian repentinamente las condiciones meteorológicas, nuestro cuerpo no puede adaptarse inmediatamente y es posible que nos sintamos mal. Este problema adquiere en la actualidad una gravedad especial, ya que los medios de transporte pueden llevarnos de una parte a otra del mundo en muy poco tiempo. Los cambios repentinos de hora, clima y altitud pueden producir problemas, como el malestar que sentimos después de un largo viaje en avión. El masaje general o de relajación hace que el cuerpo se adapte mejor a estos cambios.

f) **Placer.** La última finalidad del masaje de relajación o general es el placer. Muchas personas se dan masaje aunque no tengan ningún síntoma de enfermedad. La razón es muy sencilla: el masaje hace que uno se sienta bien. Esta sensación viene casi siempre de la mente y de la relajación del cuerpo físico. Sin embargo, hay otra razón, que es el bienestar emocional que se consigue con el masaje. Muchas personas se dan masaje unas a otras para encontrar el equilibrio emocional que se produce al tocar a otro ser humano y ser tocado por él. La mayoría de las veces, las personas que lo hacen se conocen entre sí. Es algo parecido a la razón de que abracemos a los seres amados y a los amigos.

2. Masaje de Empujar y Agarrar (Tui Na An Mo)

El «Tui Na An Mo» se llama también muchas veces solamente Tui Na. Estas dos palabras significan «empujar» y «agarrar para controlar», haciendo referencia a las dos técnicas principales. El Tui Na tiene dos objetivos básicos. El primero es el tratamiento de lesiones y el segundo, el tratamiento de enfermedades, en especial las de los niños pequeños. La gente se confunde muchas veces con la diferencia que hay entre el masaje general y el Tui Na, sobre todo porque la mayoría de los que dan el masaje Tui Na son también expertos en el masaje general. Sin embargo, si nos fijamos en las diferencias que hay en las finalidades de estas dos artes, es muy fácil distinguirlas.

El primer tipo de Tui Na se practica mucho en las artes marciales chinas, porque da mucha importancia a las técnicas para tratar las lesiones que puedan producirse durante el entrenamiento. Este tipo de Tui Na se llama muchas veces «Die Na» que significa «golpe de caída», para indicar que es un tratamiento especial para las lesiones que se producen al caer o al golpearse. Este arte trata sobre todo heridas externas, como contusiones o problemas de ligamentos, estancamiento de Qi por lesiones antiguas, rotura de huesos, dislocación de articulaciones, etc. Los médicos tradicionales estaban también preparados para el tratamiento de heridas. Por ejemplo, durante la dinastía Song (960-1126), parte del aprendizaje de un médico consistía en realinear los huesos y se llamaba «Zheng Gu Ke» o «categoría de alinear los huesos» y, en la dinastía Ming (1368-1644), este entrenamiento se llamaba «Jie Gu Ke» que significa «categoría de conectar el hueso». Se podría pensar, por sus nombres, que Zheng Gu y Jie Gu sólo tratan problemas de huesos; pero no es ése el caso. Como los problemas de huesos se encuentran entre las lesiones externas más graves, estos dos términos se han usado muchas veces para denominar el Tui Na. Esto se debe simplemente a que el médico que sabe corregir lesiones de huesos suele ser también un experto en todas las demás lesiones externas. En el sur de China, Taiwán y la provincia de Fujian, el Tui Na o Zheng Gu se suelen llamar también «Cao Jie», que significa «manipular para conectar». Esto da una idea de lo difícil que es determinar con exactitud el significado de un nombre, así como de la interacción que existe entre los distintos tipos de masaje. Hay documentos antiguos que nos dicen que el Tui Na se ha utilizado desde la dinastía Ming (1368) para curar algunas enfermedades de los niños pequeños y, de vez en cuando, las de los adultos. La razón de esto es muy sencilla, el tratamiento de acupuntura requiere la cooperación voluntaria del paciente pues cuando el médico inserta las agujas, el paciente debe estar quieto durante un momento. Esto es casi imposible con los niños pequeños. En ellos es mucho más fácil para el médico utilizar técnicas de Tui Na para estimular o sedar el Qi y conseguir los mismos propósitos que con la acupuntura. Naturalmente, el masajista de Tui Na debe saber diagnosticar enfermedades y evaluar el Qi del paciente, por lo que este tipo de Tui Na suelen hacerlo generalmente los médicos. Esto no quiere decir que los maestros de Tui Na marcial no sepan curar enfermedades con Tui Na. En realidad, muchos artistas marciales fueron médicos de prestigio.

3. Masaje de Presión de Cavidades (Dian Xue An Mo)

La categoría siguiente del masaje chino es «Dian Xue An Mo» o simplemente Dian Xue, que significa literalmente «cavidad». En Occidente Dian Xue se traduce muchas veces como «acupresión». Esta categoría suele utilizar primordialmente las técnicas de empujar y frotar en puntos de cavidades y en algunos que no son de cavidades. Según la medicina china, hay más de setecientas cavidades que se pueden utilizar en un tratamiento de acupuntura. Se insertan agujas en estas cavidades para llegar a los canales y ajustar la circulación de Qi. Se ha descubierto que hay unas ciento ocho cavidades en las que se puede llegar a los canales de Qi apretando con el dedo. Este fue el principio de la acupresión. También se ha sabido que estimulando con fuerza una de estas cavidades se puede dañar el órgano interno relacionado con ella, dato de máxima importancia para los artistas marciales.

Masaje Qigong Chino

Al igual que las de la acupuntura, las técnicas de presión de cavidades ajustan el Qi de los canales para que los órganos relacionados con ellas sean más positivos o más negativos. Por ello, el Dian Xue An Mo está especializado en curar enfermedades producidas por desequilibrios de Qi. Como puede suponer, los médicos contribuyeron mucho al desarrollo de este arte. El Dian Xue An Mo es la raíz del masaje Shiatsu japonés.

Para aplicar el Dian Xue, el médico o el artista marcial debe tener un conocimiento profundo de los canales de Qi y de la acupuntura y ha de tener experiencia trabajando directamente con el Qi. Necesita saber con exactitud qué tratamiento conviene para cada enfermedad y ha de tener la maestría suficiente para aplicar la presión correcta en la cavidad oportuna a la hora apropiada del día.

Como tanto el Tui Na como el Dian Xue, utilizan los canales de Qi, ¿qué diferencia existe entre ellos? El Tui Na trabaja principalmente con los canales, mientras que el Dian Xue lo hace con las cavidades. La presión que se utiliza en el masaje Dian Xue es mucho más penetrante que la del Tui Na, por lo que, en los adultos, el masaje Dian Xue es más rápido y más eficaz. Sin embargo, el Dian Xue no se usa mucho en el tratamiento de niños, ya que el poder de su fuerza puede perjudicar fácilmente sus órganos internos. Además son pocos los médicos que poseen los conocimientos suficientes para aplicar con eficacia el Dian Xue.

Según los documentos de que se dispone, antes del año 500 fueron muy pocos los artistas marciales que se dedicaron al entrenamiento del Qi, sin embargo desde entonces, muchos se interesaron en aprender la forma de alterar el Qi del oponente. Los estilos marciales del sur y del interior de China se conocen especialmente por esto. Algunos artistas marciales de alto nivel resultaron ser tan expertos en el arte de curar como en el de matar. Como los artistas marciales tenían que ser expertos en Tui Na para curar las heridas externas recibidas en el entrenamiento o el combate, los sacerdotes o artistas marciales de alto nivel estaban reconocidos como verdaderos expertos en la sociedad china relacionada con el masaje.

Sin embargo, en la actualidad, los médicos que aplican la acupresión son más populares y fáciles de encontrar que los artistas marciales expertos en curación y suelen tener mucha más experiencia en curar enfermedades. Además, muchos médicos que se especializan en masaje Dian Xue están familiarizados con las técnicas del Tui Na y los que utilizan preferentemente el Tui Na suelen tener experiencia en el Dian Xue, por lo que se oye algunas veces el término combinado «Dian Xue Tui Na».

4. Masaje del Qi (Qi An Mo)

La última categoría del masaje es el «masaje del Qi». El masaje del Qi se suele llamar «Wai Qi Liao Fa», que significa «curar con el Qi externo» y en la actualidad, en Occidente se traduce generalmente como «curación Qigong». Este término significa que el masaje se hace por el movimiento del Qi y no por contacto. Como no utiliza la «presión» (An) y el «frote» (Mo), muchas veces no se considera como un masaje. Sin embargo, como la meta del Wai Qi Liao Fa, lo mismo que la de todas las demás formas de masaje, es suavizar el Qi y mejorar su circulación y la de la sangre, prefiero incluirlo.

Para comprender el masaje del Qi, tiene que admitir que el Qi es la bioelectricidad que circula por el cuerpo. Como es electricidad, se puede conducir o guiar por los circuitos eléctricos correspondientes. En realidad, todo el mundo es capaz de hacer curación Qi. Por dar un ejemplo, cuando una persona se encuentra mal, su Qi es Yin (deficiente). Si la toma de las manos o la abraza, su Qi la alimentará e inmediatamente se encontrará mejor. Hemos estado haciendo esto instintivamente durante mucho tiempo. La única diferencia que hay entre una persona normal y un maestro de Qigong es que este último se ha preparado para la curación del Qi y, por consiguiente, puede ser más eficaz.

Hay dos tipos de masaje del Qi: uno, en el que se toca la piel, y otro, en el que no se toca. El masaje del Qi que utiliza el contacto con la piel se divide, a su vez en dos categorías: en la primera, el maestro de Qigong o el médico aplica el masaje Dian Xue, pero también utiliza su propio Qi para nutrir al paciente a través de las cavidades, si el Qi del paciente es demasiado bajo (Yin), o para retirar el exceso mediante el contacto con la piel, si hubiese demasiado Qi (Yang). El que hace la aplicación debe asegurarse de eliminar el Qi que ha absorbido si no quiere que le cause problemas. Por tanto, es muy importante tener mucha habilidad en el Qigong antes de llevar a cabo la curación de Qi.

En el segundo tipo de masaje de Qi en que se utiliza el contacto con la piel, quien lo aplica toca ligeramente la piel del paciente y establece una correspondencia de su Qi con el del paciente. Esta correspondencia mutua permite que el sanador dirija el Qi desordenado para que recupere su estado idóneo.

Una vez más, el practicante debe saber también evitar que el Qi del paciente desequilibre el suyo propio. En estas curaciones es esencial que sanador y paciente colaboren estrechamente.

En el masaje Qi en el que no hay contacto con la piel, el practicante utiliza la punta de los dedos o la cavidad Laogong de la palma de la mano (la puerta por donde nuestro propio Qi se comunica con el mundo exterior) para concentrar el Qi en una cavidad o zona del cuerpo del paciente. Pueden utilizar su propio Qi para influir en el del paciente, sin llegar a tocarlo.

Otro método consiste en poner las manos sobre el cuerpo del paciente para ayudarle a suavizar un desorden de Qi. En teoría, el masaje que no utiliza el contacto de la piel es más seguro para el practicante, al no absorber Qi del paciente, lo cual podría ser peligroso para su salud.

Como puede ver, hay cierta ambigüedad en cuanto a lo que se podría entender por el término «masaje». Si la definición de masaje depende de su finalidad, cualquier técnica que ayude a suavizar y mejorar la circulación del Qi y de la sangre se podría considerar masaje. Sin embargo, si definimos el masaje como el uso de técnicas de presión (An) y frote (Mo), se necesita un contacto real con la piel y entonces el Wai Qi Liao Fa no podría considerarse como masaje.

1-4 HISTORIA DEL MASAJE QIGONG

Teniendo en cuenta que el masaje es una reacción humana natural e instintiva ante el dolor, ante las heridas o incluso ante la enfermedad, no podemos determinar cuándo apareció el masaje en alguna cultura. Sin embargo, cada país tiene su propia historia del masaje. En esta sección sólo voy a tratar la historia del masaje en China, según los datos y documentos de que se dispone en la actualidad.

Para estudiar la historia del masaje en China, tenemos que conocer los grupos que más han contribuido a él en los últimos milenios. Entonces comprenderemos cómo y por qué se dedicaron al masaje. Finalmente veremos lo que ha aportado cada grupo al masaje, tal como se realiza en la actualidad. Con este conocimiento, podrá usted evitar la confusión que existe sobre las muchas categorías de masaje.

Son cuatro los grupos principales que han influido considerablemente en el masaje chino: médicos, artistas marciales, religiosos y masajistas laicos. Para empezar, demos un breve repaso a cada uno de estos grupos.

1. LOS MÉDICOS

Cuando la gente se lesiona, suele buscar a un médico. El masaje ha sido siempre uno de los principales métodos de tratar las lesiones. Puede reducir el dolor, mejorar la circulación del Qi y de la sangre y liberar la tensión mental. Todo esto puede ayudar a que se produzca una recuperación rápida. Como he dicho antes, este tipo de tratamiento de lesiones se llama «masaje Tui Na». Posteriormente, el masaje Tui Na evolucionó hasta convertirse en un medio de tratar las enfermedades de los niños.

La acupuntura fue evolucionando también desde el principio de la cultura china. De los principios de acupuntura salió la acupresión o masaje Dian Xue (presión de las cavidades) que fue muy utilizado por los médicos. La mayoría de los documentos sobre este tema disponibles están escritos por médicos. Muchas veces el masaje se estudiaba junto con otros métodos de tratamiento, como la acupuntura o las hierbas. El predominio de los médicos se puede atribuir posiblemente a que solían ser los mejor instruidos y los de mentalidad más abierta entre los cuatro grupos que contribuyeron al desarrollo del masaje. Además, es posible que tuviesen más experiencia. Los nuevos descubrimientos y las nuevas ideas se plasmaron por escrito y los libros difundieron el nuevo conocimiento por todas partes. Esta comunicación e intercambio de técnicas elevó el masaje médico al más alto nivel. En realidad muchos médicos chinos eran expertos en todas las categorías del masaje Qigong.

En los últimos cincuenta años, el masaje del Qi, llamado también generalmente curación Qi, se ha popularizado mucho entre los médicos chinos. Antes se solía mantener en secreto y lo practicaban sólo expertos en Qigong y médicos que también eran expertos en estas artes. Como esta técnica curativa se ha descubierto al público en general, podemos predecir con seguridad que se hará más popular y se aceptará mucho mejor en los próximos cincuenta años.

2. Los artistas marciales

El segundo gran grupo que contribuyó al desarrollo del masaje chino fue el de los artistas marciales. Aunque la historia del masaje en las artes marciales no es tan larga como la del masaje médico y no se dispone de tantos documentos, en algunas zonas es posible que haya alcanzado un nivel superior al del masaje médico. Esto se da con una certeza especial en el tratamiento de las lesiones, tanto externas como internas.

¿Cómo puede haber ocurrido esto? Si se fija en cómo y por qué los artistas marciales chinos desarrollaron técnicas de masaje, comprenderá por qué gran parte del pueblo chino recurre a un artista marcial para curarse una lesión, en lugar de acudir a un médico de cualquier tipo. En principio, los artistas marciales tienen más experiencia con las lesiones que la mayoría de la gente, pues para ellos era imprescindible saber tratarse unos a otros. El masaje Tui Na fue uno de los principales métodos de tratamiento y solía ser una asignatura de estudio para todos los artistas marciales chinos.

Después, debe saber que, tras un entrenamiento largo y duro, el masaje era el mejor medio de eliminar la fatiga y el ácido acumulado en los músculos. Al darse masaje unos a otros, los artistas marciales ayudaban a reponerse de la fatiga; pero esto también les ayudaba a comprender la estructura del cuerpo y el sistema de distribución del Qi. Esto era imprescindible en el combate, por lo que los artistas marciales eran muchas veces también expertos en el masaje general y de relajación.

El tercer punto que le ayudará a comprender el desarrollo del masaje en la sociedad marcial es que el masaje enseñaba con exactitud al artista dónde estaban situadas las cavidades (los puntos vitales). Como la mayoría de los puntos de masaje se utilizaban también como puntos de ataque, el entrenamiento en el masaje era el mejor medio para que el estudiante aprendiese dónde estaban las cavidades y sintiese su profundidad. Al golpear estas cavidades con fuerza, se pueden producir lesiones o incluso la muerte por la perturbación del Qi; pero estas mismas cavidades se pueden utilizar para curar, aplicando una presión suave o frotando para ajustar el Qi perturbado. El masaje era algo necesario para todo artista marcial que quisiese alcanzar los niveles superiores. Por ello, los artistas marciales que habían alcanzado un alto nivel de técnica eran también expertos en el masaje curativo de presión de cavidades. Efectivamente, gran parte del conocimiento de la curación pudo conseguirse con los libros de que se disponía por entonces y muchos artistas marciales eran también médicos. Esto da aún más importancia al hecho de que, sin tener en cuenta cómo se desarrolló la medicina china, siempre se basó en la misma teoría del Qi y se necesitaba un conocimiento de esta teoría para alcanzar los niveles más elevados en las artes marciales.

A modo de conclusión, quisiera decir que casi todos los estilos de artes marciales chinas contienen prácticas de Qigong. Esto es necesario para lograr los niveles superiores de generación de fuerza, lo cual es importante para hacer un uso eficaz de las técnicas en el combate. Como consecuencia, en China, muchos artistas marciales son expertos en Qigong. Uno de los mejores medios de conocer el Qi y su relación con el cuerpo físico es el masaje. El masaje ayuda a entrenar el Qi y mejora la concentración.

En los últimos quinientos años, en China se han desarrollado más de cien tipos de artes marciales. Tradicionalmente, cada estilo mantiene en secreto su teoría de entrenamiento y sus técnicas de lucha y la información fue pasando a unos pocos estudiantes de confianza. Esto fue así hasta hace unos cincuenta años, en que un limitado número de libros o documentos fueron revelados al público.

3. Los sacerdotes

El tercer grupo que contribuyó al desarrollo del masaje en China fue la comunidad religiosa, en especial los monjes budistas y taoístas. El Qigong formaba parte de su entrenamiento para alcanzar el estado del Buda o la iluminación y también incluía el masaje. Por ejemplo, el masaje es una parte integral del entrenamiento del cambio músculo/tendón (Yi Jin Jing) y del lavado de médula/cerebro (Xi Sui Jing). Esta escuela de masaje estuvo restringida a los miembros de la sociedad monástica. Sin embargo, algunas de sus técnicas de masaje las revelaron al público artistas marciales de estas sociedades, como los monjes de Shaolín y Wudang.

4. Los seglares

El último grupo que contribuyó al desarrollo del masaje es posiblemente el más amplio, aunque el nivel de su práctica fuera más superficial. Por todo Oriente se pueden encontrar personas que dan masaje general al público, masaje de relajación. Dan masajes placenteros y relajantes y ayudan a sus clientes a liberar el estrés y la tensión que se acumulan en la vida diaria. No suelen prestar mucha atención al uso del Qi para la curación. Hay algunos libros sobre este tipo de masaje, pero no profundizan en el tema de la curación.

Seguidamente vamos a ver la historia del masaje chino. Como en China el masaje forma parte del tratamiento médico y comparte la base común de la teoría del Qi, para conocer la historia del masaje es necesario comprender el desarrollo de la medicina china. La mayoría de los documentos de esta sección se deben a los médicos.

En la dinastía Xia (2205-1766 a.C.) cuando casi todas las herramientas eran de piedra,[4] los acupuntores manipulaban el Qi de sus pacientes con sondas de piedra (Zhen Shi o Bian Shi) y de hueso (Gu Zhen) o incluso con espinas. En el «Shan Hai Jing, Dong Shan Jing» (tratado del océano de la montaña, tratado de la montaña del este) se dice que: «en la montaña de Gao hay mucho jade en la cumbre y muchos Zhen Shi por debajo».[5] Lo que es el Zhen Shi lo explica más tarde el Dr. Shi Guo-Pu: «el Zhen Shi se utiliza como una aguja de sonda para curar el dolor y la inflamación».[6] Xu Shen explica también lo que son las sondas (agujas) de piedra, en su libro «Shuo Wen Jie Zi» (Análisis de documento con explicación de términos) durante la dinastía Jan: «Bian (sonda de piedra) utiliza la piedra para perforar la enfermedad».[7]

Durante la dinastía Shang (1766-1122 a.C.), los utensilios de piedra, incluidas las agujas de acupuntura, se reemplazaron por los de bronce. Una excavación arqueológica de un enterramiento de finales de la dinastía Shang, llamado Yin Xu, descubrió más de ciento sesenta mil piezas de concha de tortuga y huesos de animales llenas de caracteres escritos. Estos escritos, llamados «Gia Gu Ven» (escritura de oráculo de hueso) son el primer testimonio del uso de la palabra escrita en China. Estas inscripciones revelaron que diferentes enfermedades tenían ya sus nombres, según los problemas producidos desde los órganos. También se descubrió que ya se utilizaba el vino para tratamientos médicos externos.[4]

En la dinastía Zhou (1122-206 a.C.) se hizo ya una clasificación de las cuatro categorías diferentes de trastornos, entre las que figuraban las heridas. El libro «Li Gi, Yue Ling Meng Qiu» registra tratamientos para cortes en la piel, inflamación muscular y fracturas de huesos y analiza el uso de diversos tratamientos tanto internos como externos.

Después, durante el periodo de primavera y otoño (722-481 a.C.), el famoso libro de medicina «Nei Jing» analizaba detalladamente el tratamiento de lesiones externas y el uso de las hierbas para la curación. El masaje era la parte más importante del tratamiento.

En el Shi Ji (registro histórico) figura que, en la dinastía King (255-206 a.C.), el famoso Dr. Bian Que pidió a su asistente Zi You que diese masaje al Príncipe de la Corona Guo, que padecía epilepsia.

Durante la dinastía Han (206 a.C.-221 d.C.), el famoso Dr. Hua Tuo utilizaba la acupuntura, las hierbas y terapias manuales (masaje y técnicas de alineación de huesos rotos y dislocados). Hua Tuo fue el primer médico que dio importancia a la combinación de la acupuntura y el masaje. Además, el Dr. Zhang Ji-Zuo, en su libro «Shang Han Ran Bing Lun» (La teoría de la contaminación del tifus), no sólo resume un análisis teórico y sistemático de la teoría médica, sus tratamientos y sus diagnósticos, sino que también presenta muchos métodos de tratamientos por masaje.

En el «Han Shu Yi Ven Zhi» (Libro de Han de las artes y los estudios) (206 a.C.-221 d.C.) se dice que «durante el reinado del emperador amarillo, Qi Po ha escrito diez tratados de An Mo...»[8-9] Desgraciadamente este libro se ha perdido, pero podemos ver por esta cita que el An Mo se estudiaba y se practicaba ya de una forma bastante amplia. Además, en el mismo periodo, el Dr. Zhang Zhong-Jing, en su libro «Jin Kui Yao Lue» (Prescripciones de la cámara dorada), mencionaba técnicas de primeros auxilios para alguien que hubiese estado colgado. Dice: «utiliza una mano para presionar en el pecho y muévela con frecuencia».[10-11] Aquí es donde aparece por primera vez la aplicación de masaje para cuidados de emergencia.

El libro más antiguo de medicina china, Huang Di Nei Jing (Tratado interno del emperador amarillo) menciona el masaje. Por ejemplo, en su sección «Su Wen», en el «Xue Qi Xing Zhi Pian» (Capítulo de la sangre, el Qi, la forma y el espíritu), dice: «el esquema se altera con frecuencia y los Jing (canales primarios de Qi) y los Luo (canales menores) no se comunican. La enfermedad se produce por esta falta de sensación. Entonces se cura con An Mo y hierbas».[9,12] Cuando se alteran con frecuencia los sistemas del cuerpo, se produce un circuito de tensión que interfiere en la circulación del Qi y de la sangre. Puede haber una comunicación pobre entre los Jing y los Luo o

CAP. 1 - CONCEPTOS GENERALES

entre diferentes canales Jing. Cuando esto ocurre, una parte del cuerpo se siente entumecida. Se puede curar con masaje y hierbas.

También, en el «Yi Fa Fang Yi Lun» (Tratado de diferentes métodos de tratamiento adecuado) dice: «en la zona central (de China), como el terreno es llano y está mojado, hay, por consiguiente, millones de cosas vivas en el cielo y en la tierra, los alimentos que come la gente son variados y a la gente no le gusta trabajar. Por ello, las enfermedades predominantes son la parálisis y el deterioro físico, el frío y el calor. Deben curarse guiando (el Qi) con An y Quiao».[9,13] Cuando la gente está inactiva, sus cuerpos se insensibilizan y se debilitan y están expuestos a enfermedades producidas por los cambios bruscos del tiempo. Su situación puede mejorar potenciando su circulación de Qi mediante el An (An Mo) y el Giao (masaje de los pies).

Durante la dinastía Jing (265-420), el Dr. Ge Hong, en su libro «Shi Hou Jiu Fang» (Los métodos de preparar para emergencias; revivir de la inconsciencia), registra muchos métodos para corregir dislocaciones, como las de las mandíbulas, y colocar huesos rotos.[4] Este libro dice también: «para revivir de un desmayo repentino, ..., utiliza los dedos para coger la cavidad Renzhong, lo que revivirá inmediatamente al paciente».[11,14] Además, en su libro «Bao Pu Zi», el Dr. Ge Hong dice: «donde hay inflamación y dolor, utilizar las manos para dar masaje puede curar».[11,15]

En la dinastía Sui (605-618), en el libro «Sui Shu Bai Guan Zhi» (El registro de cientos de oficiales de la dinastía Sui», figura que en el Hospital Imperial había una división de An Mo) y había dos médicos de An Mo. En el libro del Dr. Chao Yuan-Fang, «Zhu Bing Yuan Hou Lun» (Tesis sobre los orígenes y síntomas de varias enfermedades), aparece también que el automasaje curativo se enseñaba en varios lugares.[9]

Con la dinastía Tang (618-907) se popularizó el An Mo. Las ediciones antiguas del «Tang Shu Zhi Guan Zhi» (Registro de posiciones oficiales en la dinastía Tang) tienen los nombres de hombres que fueron «maestros de An Mo», La nueva edición tenía anotada la existencia de una división médica en la que figuraba un doctor de An Mo y cuatro maestros de An Mo.

En el «Tang Liu Dian» (Seis registros de Tang) figuraban más detalles todavía. En él se dice que había en el Hospital Imperial cincuenta y seis técnicos de An Mo y quince estudiantes. Su número era por entonces superior al de los acupuntores y herboristas. Esto indica la importancia del An Mo en el sistema médico de aquella época.

También en este periodo, el Dr. Wang Tao, en su libro «Wai Tai Mi Yao» (El secreto de extraordinaria importancia) explica el masaje para curar el dolor de estómago diciendo: «frótate las manos para que se calienten y utilízalas para dar masaje al estómago. Así se puede hacer que baje el Qi»[11,16] Además, el Dr. Sun Shi-Mao, en su libro «Qian Jin Fang» (Mil recetas de oro) presenta un sistema de masaje llamado «Las cuarenta y nueve técnicas de masaje de Lao Zi». A esto hay que añadir el libro

«Xian Shou Li Shang Xu Duan Mi Fang» (Prescripciones secretas para empalmar huesos rotos), del Dr. Lan Dao-Ren, que aportó una profunda teoría y métodos para el tratamiento de lesiones.[4] En el periodo de Tang Tian Bao (742-746) se exportaron las técnicas de masaje a Japón.[9] Fueron los antepasados del masaje japonés actual.

Durante la dinastía Song (960-1206), el Dr. Zhang Ben, en su libro «Yi Shuo» (Charlas sobre medicina) presenta técnicas de masaje en las que se utilizan los pies para aumentar la circulación del Qi y de la sangre con el fin de agilizar la curación de huesos fracturados.[4] El Dr. Pan An-Shi enseñaba a aplicar el masaje para facilitar los partos.[11] El cuarto volumen del «Jing Ji Zong Lun» (El registro total de economía) habla de curación e incluye un análisis detallado de la forma de usar el An Mo para la curación, Dice: «(para algunas enfermedades) se puede usar el An; (para otras), utiliza el Mo y algunas veces utiliza los dos, lo que se llama An Mo. Cuando hagas el An (presión), no hagas el Mo (frote) y, (cuando hagas) el Mo (frote), no hagas el An (presión). Presiona con las manos, cuando estés frotando utiliza hierbas algunas veces. Estos son el An y el Mo. Aplica(los) al fin correcto».[11, 17] El libro «Ru Men Shi Shi» (El punto de vista confucionista) también menciona cómo el masaje puede hacer que aumente el sudor, lo que proporcionó a la gente una idea clara del modo de curar la enfermedad con An Mo.[11]

En la dinastía Yuan (1206-1368), la «corrección de huesos» quedó establecida como decimotercera categoría del sistema médico y llegó a ser una parte importante de la experiencia médica. El Tui Na An Mo era una parte de la técnica de corrección de huesos. Un documento famoso de aquella época fue el del Dr. Wei Yi-Lin, «Shi Yi De Xiao Fang» (Prescripciones eficaces de doctores famosos), que compilaba sistemáticamente prescripciones eficaces descubiertas antes de la dinastía Yuan. El libro «Yong Lei Qian Fang» (Técnicas de sellado permanente) del Dr. Li Zhong-Nan es otro libro famoso que analizaba la colocación de los huesos y especialmente la forma de corregirlos.[4]

En la dinastía Ming (1368-1644), An Mo era una de las trece especialidades del examen imperial. En este período se publicaron muchos libros más sobre el tratamiento de lesiones. Por ejemplo, el «Pu Ji Fang, Ze Shang Men» (Métodos generales de salvamento, categoría para fracturas de huesos y heridas) del Dr. Zu Xiou, y el «Yang Yi Zhun Sheng» (Normas para curar heridas), del Dr. Wang Ken-Tang, son dos de las muchas publicaciones que estudian el tratamiento de heridas.[4] Además, los libros «Xiao Er An Mo Jing» (Tratado de masaje para niños pequeños) y «Xiao Er Tui Na Mi Jue» (El secreto del Tui Na para niños pequeños), se publicaron también durante este período.[11] Podemos ver que el masaje Tui Na se iba usando cada vez más para tratar enfermedades de los niños.

CAP. 1 - CONCEPTOS GENERALES

Durante las dinastías Ming y Qing (1368-1911) el masaje Tui Na se hizo más popular para tratar enfermedades de niños pequeños. La acupuntura precisa la colaboración del paciente, que debe permanecer quieto durante el tratamiento. No podemos estar seguros de que los niños pequeños se estén quietos durante un rato y pueden romper o doblar las agujas con su movimiento. El masaje Tui Na no necesita agujas y, aunque no es tan eficaz como la acupuntura en muchos casos, se ha comprobado que es más seguro y más fácil.

Los documentos que se conservan demuestran que el «Xiao Er Tui Na» (Tui Na de niños pequeños) se había convertido en uno de los principales cursos de estudio de aquel período. Por ejemplo, durante la dinastía Ming, el apéndice del libro del Dr. Yang Ji-Zhou, «Zhen Sin Da Cheng» (El gran compendio de acupuntura y moxibustión) tenía una sección titulada «Bao Ying Shen Shu An Mo Jing» (El tratado de maravillosas técnicas de masaje para proteger a los niños) que hablaba del uso del masaje para curar enfermedades de niños pequeños. Además, por aquella época, los libros «Xiao Er Tui Na Fang Mai Huo Ying Mi Zhi Quan Shu» (El libro completo de las claves secretas para dar masaje a los niños pequeños), del Dr. Hu Lian Bi, y «Xiao Er Tui Na Mi Jue» (El secreto del Tui Na para niños pequeños), del Dr. Zhou Yu Fu, contribuyeron muchísimo a ampliar este conocimiento.[9]

Durante la dinastía Qing (1644-1911), el libro «Yi Zong Jin Jian; Zheng Gu Xin Fa Yao Zhi» (El estudio de oro de la medicina, las importantes claves para corregir huesos), del Dr. Cheng Qian, compilaba sistemáticamente todas las publicaciones que se habían hecho sobre el tema y se convirtió en el libro más sistemático y profundo del tratamiento de lesiones. En este libro, el Dr. Cheng dividió todas las técnicas de tratamiento en ocho categorías. Estas son: Mo (tocar), Jie (conectar), Duan (sujetar), Ti (levantar), Tui (empujar), Na (agarrar), An (presionar) y Mo (frotar). Además del libro del Dr. Cheng, aparecieron otros con métodos muy sistemáticos y detallados para tratar las lesiones, como «Shang Ke Bu Yao» (Las claves complementarias importantes para tratar lesiones), del Dr. Kian Xiu-Chang; «Yang Yi Da Quan» (El gran logro del tratamiento de lesiones) del Dr. Gu Shi-Cheng; «Shang Ke Ru Cuan» (La compilación de categorías de lesiones), de Ru Ting-Guang; «Shang Ke Da Cheng» (El gran logro de categorías de lesiones), de Yue Zhu-Quan.

Al final de la dinastía Qing, el uso del Tui Na para tratar a los niños pequeños se había desarrollado todavía más y sus técnicas se habían difundido por la sociedad laica. Esto se demuestra por la enorme cantidad de libros publicados en aquella época. Algunos de los más famosos son: «Tui Na Guang Yi» (La amplia definición del Tui Na), del Dr. Xiong Ying Xiong; «You Ke Tie Jing» (El espejo de hierro para niños pequeños), de Xia Yu-Zhu, y «You Ke Tui Na Mi Shu» (El libro secreto del Tui Na para niños pequeños) del Dr. Luo Qian.[9]

Desde la dinastía Qing hasta ahora, además de continuar la práctica de técnicas de masaje que ya se habían desarrollado, empezó a darse mucha importancia al masaje Qi (llamado también curación Qigong). El interés por el masaje del Qi ha ido creciendo con firmeza según se han ido propagando las noticias sobre su eficacia por los medios modernos de comunicación. Es un período interesante en el que la medicina tradicional tiene que aceptar el análisis de la ciencia moderna. En la actualidad, la gente no se queda satisfecha con conseguir buenos resultados, sino que quiere saber cómo y por qué ocurren las cosas.

Mediante esta breve relación puede ver que la mayoría de las aportaciones vienen desde dentro de la comunidad médica. Hasta el principio de este siglo no se revelaron a la sociedad laica los secretos de las técnicas de masaje que utilizan los artistas marciales. De los muchos estilos del masaje marcial, el más conocido era el Shaolín. El masaje Shaolín se centraba en el masaje físico, hasta que el practicante hubiese adquirido un nivel elevado de conocimiento del Qi, y entonces pasaba al masaje del Qi. Era completamente distinto del masaje que se aplicaba en la montaña Wudang, donde el Qi era siempre lo más importante. En la montaña Wudang se enseñaba el concepto del Qi desde el principio del entrenamiento. Las escuelas de masaje Shaolín y Wudang eran conocidas por el masaje de presión de las cavidades, muy relacionado con los golpes y la presión de las cavidades utilizados en las artes marciales.

Hay otras artes marciales que han desvelado sus técnicas de masaje, entre las que figuran «Ying Zhua Men» (Estilo de la garra de águila), «Qian Long Men» (Estilo del dragón celestial), «Feng Yang Men» (Estilo del sol del Fénix), «Mi Zong» (Estilo del secreto tibetano), «Shen long» (Estilo del dragón espiritual) y «Yun Zhan» (Estilo de cortar la nube). Algunos de estos estilos proceden de los estilos Shaolín y Wudang. Muchas técnicas basadas en estas artes marciales se han recopilado y publicado y están hoy al alcance del público.

1-5 ACERCA DE ESTE LIBRO

Este capítulo ha intentado darle un conocimiento básico de los conceptos generales del masaje Qigong chino y del importante papel que ha jugado en la historia de la medicina china. Es muy importante que investiguemos ahora en qué medida se pueden adoptar este tesoro de conocimiento y estas experiencias para aplicarlos a la ciencia médica contemporánea o incluso del futuro. Esa es la razón de que haya escrito este libro. Espero que esta obra establezca un puente que facilite la comunicación entre Oriente y Occidente.

CAP. 1 - CONCEPTOS GENERALES

Antes de seguir adelante con la lectura, quisiera hacer hincapié en algunos puntos:

El primero es que no piense que soy un experto en todas las formas del masaje Qigong chino. En realidad, dado que es un campo tan amplio y tan profundo, hay muy pocas personas que puedan decir que son expertos en todas las facetas del masaje Qigong chino. Por consiguiente, no debe tomar este libro como una autoridad, sino como otros muchos libros de masaje que pueden aportar algunos conceptos orientales y que puede utilizar para consultar y para estimular su pensamiento. Como he dicho en el prefacio, este libro está basado en mi limitado conocimiento y experiencia y en una docena de libros impresos que analizan en profundidad el masaje Qigong. Espero sinceramente que los que sean maestros de masaje Qigong abran sus mentes y sus corazones y den a conocer su conocimiento y su experiencia. Es la única forma de que el masaje Qigong pueda crecer y progresar en la actualidad y el único medio de que este arte pueda conseguir el respeto general que merece.

El segundo punto que quiero destacar es que, para aprender del pasado, hemos de ser primero humildes y valorar el tesoro que se nos ha transmitido. Sólo en este caso tendremos la actitud correcta para reconocer el valor que tiene en la actualidad y en el futuro.

La ciencia del Qigong chino surgió de la reacción natural humana ante la amenaza de la enfermedad. Lo mismo que la acupuntura, el masaje Qigong se desarrolló partiendo de la teoría básica del Qi y su relación con nuestra salud. Está basado en más de cinco mil años de práctica y en una sólida base teórica.

Si nos fijamos en la ciencia médica de hoy vemos que por un lado, comprendemos muy bien el cuerpo físico pero, por el otro, nuestro conocimiento del Qi o bioelectricidad está todavía en pañales. Ahora es cuando se empieza a comprender que, si logramos conocer al mismo tiempo el aspecto físico y el de la energía interior del cuerpo humano, la medicina podrá avanzar para entrar en una nueva etapa. Por tanto, reconocer que la información que se nos ha transmitido puede ser la puerta que nos abra paso a este nuevo campo del conocimiento tiene una importancia crucial.

La tercera puntualización que quiero hacer es que, cuando practique cualquier tipo de Qigong, debe preguntarse primero: qué, por qué y cómo. «Qué» significa: «¿qué es lo que busco?», «¿qué espero?» y «¿qué debería hacer?». Después, debe preguntarse «¿por qué lo necesito?», «¿por qué da resultado?», «¿por qué tengo que hacerlo así en lugar de hacerlo de otro modo?». Finalmente, tiene que averiguar «¿cómo funciona?», «¿cuánto he avanzado hacia mi meta?» y «¿cómo voy a poder seguir avanzando?».

Es muy importante comprender lo que está haciendo y no repetir automáticamente lo que haya aprendido. El entendimiento es la raíz de cualquier obra. Con entendimiento será capaz de conocer su meta. Una vez que conoce su meta, la mente puede estar firme y serena. Con este conocimiento podrá ver por qué ocurren las cosas y qué principios y teorías hay detrás de ellas. Sin esto, estará trabajando a ciegas en un proceso largo y laborioso. Solamente cuando sabe bien lo que quiere y por qué lo quiere puede surgir la pregunta de qué es lo que tiene que hacer para conseguirlo. Las respuestas a todas estas preguntas, forman la raíz de la práctica y le ayudarán a evitar la duda y la confusión que produce la incertidumbre. Si mantiene esta raíz y es capaz de aplicar la teoría para que crezca, sabrá crear. Sin esta raíz, lo que aprenda no será sino ramas y flores que, a la larga, se marchitarán.

Finalmente, quisiera hacer una observación muy importante: el mejor medio de alcanzar un nivel elevado de capacidad y conocimiento del masaje es hacer mucho masaje. Aunque este libro le dé unas directrices generales, dar masaje a la gente es lo que le hará adquirir experiencia, le animará a reflexionar, a seguir estudiando y a evolucionar personalmente. Cuanto más masaje se dé a sí mismo y a los demás, mejor facultado estará para comprender. Si quiere avanzar hacia niveles superiores de capacidad, se le puede aconsejar el estudio de la teoría básica de la medicina china. Y si quiere comprender el masaje Qi y la curación Qi también será necesario el estudio del Qigong.

Una vez más, quiero recordarle que debe tener la mente abierta. Si puede hacerlo estará mejor facultado para ver y más predispuesto a aceptar conocimientos de una amplia variedad de fuentes. El sabio nunca deja de aprender.

Referencias

(1) *Life's Invisible Current*, de Albert L. Huebner, East West Journal, Junio 1986.
(2) *The Body Electric*, de Robert O. Becker, M. D., y Gary Selden, Quill, William Morrow, Nueva York, 1985.
(3) *Healing with Nature's Energy*, de Richard Leviton, East West Journal, Junio 1986.
(4) 中醫骨傷科基礎．丁繼華．吳誠德． (The Foundation of the Chinese Medicine in Category of Bone Injury), de Ding Ji-Hua y Wu Chengde, Taipei, Taiwán, 1986.
(5) 山海經，東山經："高氏之山，其上多玉，其下多箴石."
(6) 世郭璞："箴石，可以爲砭針治癰腫者."
(7) 許慎（説文解字）："砭，以石刺病也."
(8) 漢書藝文志："黃帝時岐伯著按摩十卷."
(9) "按摩大全"蕭文忠等編 (The Completeness of An Mo), de Xiao Wen-Zhong, etc., Taipei, Taiwán, 1986.

CAP. 1 - CONCEPTOS GENERALES

(10) 張仲景（金匱要略）："以手按攄胸上，數動之."

(11) 按摩推拿手法萃錦 (*The Refined Collection of An Mo Tui Na Techniques*), de Li Mao-Lin, Peiking, China, 1985.

(12) 素問血氣形志篇："形數驚恐，經絡不通，病生於不仁，治之以按摩醪藥."

(13) 異法方宜論："中央者，其地平以濕，天地所以生萬物也衆，其民食雜而不勞，其病多痿厥寒熱，其治宜導引按蹻."

(14) 時後備急方："救卒中惡死.....，令爪其病人仁中，取醒."

(15) 葛洪（抱朴子）："其腫痛所在，以摩之皆手下即愈."

(16) 王燾（外臺秘要）："兩手相摩令熱，以摩腹，令氣下."

(17) 經濟總論："可按可摩，時兼而用，通謂之按摩；按之弗摩，按之以手，摩或兼以藥，曰按曰摩，适所用也."

CAPÍTULO 2

Fundamentos generales

2-1 INTRODUCCIÓN

En el capítulo anterior hemos expuesto brevemente la teoría general del masaje. No obstante, para que éste sea eficaz, se necesita tener un conocimiento más profundo de su teoría. Esto, además de la experiencia que vaya usted adquiriendo, aumentará considerablemente su capacidad para analizar con acierto las necesidades del paciente. Recuerde que el conocimiento es el lado Yin del masaje y que forma los cimientos para el lado Yang, que es el masaje práctico.

Aunque la teoría básica sigue siendo la misma en las cuatro categorías del masaje Qigong chino, los objetivos de cada una de ellas pueden variar y también la teoría que enseña la forma de enfocarlos. Por ejemplo, mientras que el masaje Tui Na y el Dian Xue regulan los niveles de Qi de los canales, cada uno de ellos lo hace de una forma completamente distinta. Para evitar confusiones, al hablar de cada categoría analizaremos su modo de aplicar la teoría.

En este capítulo, veremos algunos conceptos importantes que forman la base de las cuatro categorías. Pero lo más importante que debe conocer es la estructura del cuerpo humano. Si no la conoce irá como un ciego anda por la calle.

Lo primero que tiene que saber acerca del cuerpo físico es que no es sino una parte de todo el ser humano. Según la medicina y la religión chinas, un cuerpo humano vivo está compuesto por tres partes: 1. Una parte Yang, el cuerpo físico, que manifiesta las actividades (vida) del cuerpo. 2. Una parte Yin, la parte de la energía interna (Qi o bioelectricidad) del cuerpo, que alimenta al cuerpo físico y lo mantiene vivo. 3. El producto perfeccionado de las partes Yin y Yang: el cuerpo espiritual o mental.

La medicina occidental suele dedicar toda su atención a los problemas del cuerpo físico y generalmente ignora los problemas del cuerpo energético. Por ello, hay muchísimas publicaciones sobre la estructura del cuerpo físico y su nivel de conocimiento es muy profundo. No se puede negar que la ciencia occidental está a la cabeza en el conocimiento del cuerpo físico humano. Sin embargo, en cuanto a la estructura del cuerpo de energía interna, está dando los primeros pasos. En realidad, la medicina occidental no ha reconocido hasta hace dos décadas el concepto de bioelectricidad.

Como hemos dicho en el primer capítulo, el Yin (Qi) es la raíz de la vida, mientras que el Yang (acción física) es su manifestación. El Yin y el Yang deben estar equilibrados. Siempre que haya una deficiencia o un exceso de cualquiera de los dos, el cuerpo enfermará. La mayoría de las enfermedades se producen por una distribución y una circulación anormal de Qi, es decir, por el lado Yin del cuerpo. Por tanto, al estudiar la estructura del cuerpo humano, no ha de limitarse al estudio del aspecto físico: los dos lados están íntimamente relacionados y no se pueden separar. Sin embargo, debe tener mucho cuidado para no irse al otro extremo y mezclar o confundir estos dos conceptos.

Muchas personas siguen confundiendo todavía el sistema de distribución de Qi con el sistema nervioso. Sabemos por la ciencia occidental que en el cuerpo físico del hombre hay tres redes principales: el sistema circulatorio, el nervioso y el linfático. Los tres son físicos, visibles. Sin embargo, para que funcionen correctamente, estos tres sistemas necesitan energía, a la que los chinos llaman Qi y la ciencia occidental, bioelectricidad. Naturalmente, para abastecer correctamente de Qi estos sistemas, el sistema del Qi ha de estar organizado y estructurado de un modo parecido a como lo están los otros tres. Por ello no ha de sorprendernos que muchas personas sigan creyendo que el sistema de Qi no es más que el nombre que se da en chino al sistema

CAP. 2 - FUNDAMENTOS GENERALES

nervioso. Para aclarar esta confusión, en la próxima sección vamos a repasar brevemente la estructura física del cuerpo humano. Si quiere conocer este tema con más detalle, puede recurrir a uno de los muchos libros que hay sobre anatomía. En la tercera sección, vamos a resumir la estructura del cuerpo de Qi del hombre. En la sección cuarta, explicaremos el producto perfeccionado de los cuerpos físico y de Qi, así como del espíritu o cuerpo mental.

Una vez posea ya una idea clara de la estructura del cuerpo humano, en la sección quinta analizaremos las «puertas» o «intersecciones» que hay en él. El conocimiento de las puertas es una clave muy importante para dar un masaje con éxito. Finalmente, en la última sección, relacionaremos algunos puntos importantes que conviene recordar y que se aplican a todas las categorías de masaje. Naturalmente hay también muchas normas más que se aplican a una categoría o a otra; pero ya las comentaremos al tratar la categoría correspondiente.

2-2 CONOCIMIENTO DEL CUERPO FÍSICO

Para empezar, veamos por encima la estructura general del cuerpo. Cuando mira una parte de su cuerpo, como un brazo, lo primero que ve es la piel (Fig. 2-1). En la piel hay cabellos y miles de poros. Los poros son como puertas por las que se eliminan del cuerpo desperdicios y por las que se intercambia el Qi con el entorno. Según el Qigong chino, si el Qi es capaz de llegar a la piel y alimentar abundantemente todas las células y los sistemas circulatorios que hay en ella (si el Qi Guardián es fuerte), la piel y el cabello estarán jóvenes y sanos. Sin embargo, cuando el Qi es débil o el suministro es anormal, como ocurre, por ejemplo, al envejecer, los síntomas empiezan a manifestarse primero en el pelo y la piel. Por tanto, uno de los objetivos del masaje general es llevar Qi a la piel para mejorar la circulación fluida de la sangre y mantener la sensibilidad de los nervios.

Inmediatamente debajo de la piel se localiza una gruesa capa de grasa. La grasa es la esencia de los alimentos almacenada. En otras palabras, cuando comemos más de lo necesario, el exceso que no excretamos se almacena en el cuerpo como grasa. Las células de la sangre suelen transportar esta grasa a todas las partes del cuerpo. Cuanto más grasa haya en la corriente sanguínea, más lenta será la circulación. La grasa se puede almacenar debajo de la piel, en la fascia y en la médula ósea. Cuanto más grasa hay almacenada en el cuerpo, más pobre será el Qi y más débil la circulación sanguínea.

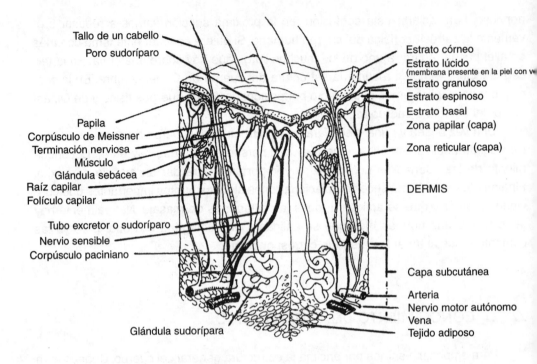

Figura 2-1. Estructura anatómica de la piel

Debajo de la capa de grasa y antes de los músculos, hay una capa de fascia. La fascia se encuentra en muchos lugares del cuerpo. El primero de ellos es entre la piel y los músculos; el segundo, entre las capas de músculos; el tercero, entre los músculos y los huesos, y el último, alrededor de los órganos internos. La próxima vez que compre un pollo, si lo abre y lo examina podrá localizar la fascia, es una membrana transparente que forma finas capas. La grasa se almacena en la fascia. También se sabe que la grasa y la fascia no son conductoras de Qi. Esto quiere decir que, siempre que pase el Qi por la fascia, la resistencia será mayor y afectará a la circulación del Qi. Por consiguiente, una de las finalidades del masaje general es eliminar la grasa que se acumula en la fascia. El ejercicio físico puede cumplir también esta misma función.

Entre la fascia y los músculos se encuentran las venas, los nervios y, algunas veces, los vasos linfáticos (Fig. 2-2). Si separa algunos músculos, verá las arterias principales y los nervios más importantes (Fig. 2-3). Debajo del músculo está el hueso (Fig. 2-4) y, dentro del hueso, se halla la médula (Fig. 2-5).

Ahora, vamos a empezar viendo los dos sistemas circulatorios del cuerpo: el sanguíneo y el linfático. Después estudiaremos otro sistema muy importante: el nervioso.

CAP. 2 - FUNDAMENTOS GENERALES

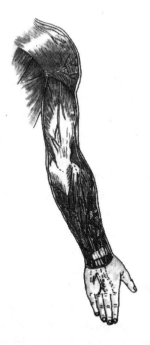

Figura 2-2. Estructura anatómica superficial de la parte posterior del brazo

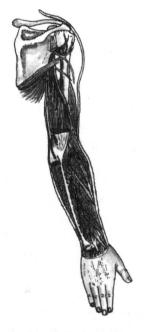

Figura 2-3. Estructura anatómica de la capa media de la parte anterior del brazo

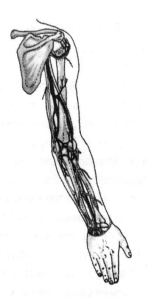

Figura 2-4. Estructura anatómica de la parte anterior del brazo

1. Epífisis
2. Hueso esponjoso
3. Cavidad medular
4. Hueso compacto
5. Foramen nutriente
6. Diáfisis

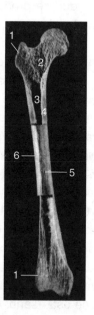

Figura 2-5. Hueso y médula ósea

1. El sistema sanguíneo

En Occidente la sangre es considerada como el «elixir de la vida». Está compuesta principalmente por células rojas, células blancas, plaquetas y plasma. Las células rojas llevan alimento (incluido el oxígeno y el Qi) a los órganos y los tejidos por medio de las arterias. La sangre va también retirando los desperdicios de los tejidos hacia los órganos encargados de su eliminación y finalmente vuelve al corazón por las venas. Actúa como conductor de productos esenciales producidos por diversos órganos y lleva estos productos a otros órganos que los necesitan para funcionar correctamente. Cada célula de la sangre tiene unas propiedades que no difieren mucho de las de una pequeña batería, pues almacenan cargas eléctricas y las llevan por todo el cuerpo. Por ello, la sangre puede ayudar a igualar el nivel de energía en todo el cuerpo, facilitando una influencia recíproca armónica entre los diversos componentes del cuerpo que abastece. La principal función de las células blancas de la sangre es buscar, identificar y destruir microbios, literalmente comiéndoselos vivos. Las células blancas no están solas en esta misión de caza de invasores. Hay otros componentes de la sangre, incluida su parte líquida (plasma) que llevan sustancias germicidas. En el plasma hay proteínas que cumplen una misión integral en este sentido. Finalmente, las plaquetas y otras sustancias facilitan la coagulación de la sangre (su solidificación). Esto evita que se produzcan grandes pérdidas de sangre por heridas o cortes de poca importancia.

Hay varios puntos a tener en cuenta. El primero es que las células sanguíneas son las que transportan el alimento por el cuerpo. Cualquier defecto en el flujo de sangre por los vasos sanguíneos hará que las demás células del cuerpo no reciban la cantidad adecuada de oxígeno, nutrientes y Qi. Constantemente se están produciendo en la médula ósea células sanguíneas nuevas y frescas para reemplazar a las viejas. Cuando la médula ósea no funciona correctamente o se ha dañado por descuido o por envejecimiento, las células sanguíneas que se producen son de calidad inferior. Según el Qigong chino, si se quiere que la médula produzca constantemente células sanguíneas sanas, hay que tenerla en todo momento bien abastecida de Qi. Esto se ha convertido en una parte importante del Qigong chino y se llama «Qigong del Lavado de la Médula Ósea». Si le interesa más información sobre este tema, puede recurrir al libro *Qigong, el Secreto de la Juventud*, publicado en español por esta misma editorial.

El segundo punto importante es que, para que las células sanguíneas sigan suministrando alimento al cuerpo y retirando los desperdicios, el sistema respiratorio ha de estar sano. Mientras que es muy difícil utilizar el masaje para mejorar el suministro de Qi a la médula ósea, es muy fácil usar el masaje general para mejorar la circulación de la sangre. Los principales vasos sanguíneos están situados debajo de los músculos, entre los músculos y en la superficie de ellos. Si tensar los músculos oprime los vasos sanguíneos, dar masaje hace que se libere la tensión y mejore la circulación. Además, el masaje general puede ayudar a reducir la grasa almacenada, aumentando la eficiencia de este sistema circulatorio tan vital.

2. El sistema Linfático

La linfa es un líquido transparente, acuoso, incoloro o a veces amarillento. El sistema linfático está compuesto por este líquido, los vasos que lo llevan a la sangre y una serie de órganos entre los que figuran los nodos linfáticos, las amígdalas, el bazo y la glándula timo (Fig. 2-6).

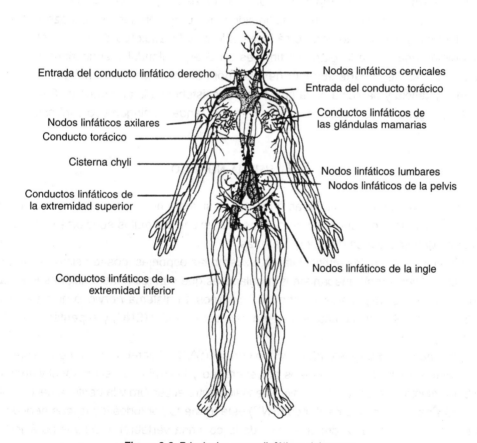

Figura 2-6. *Principales vasos linfáticos del cuerpo*

Los vasos capilares linfáticos están por casi todas las partes del cuerpo. Cogen el plasma sanguíneo que han dejado los capilares sanguíneos en los tejidos para alimentarlos y lo devuelven a las venas cerca del corazón. La mayoría de estos vasos linfáticos descargan en un depósito principal llamado conducto torácico, que sube a lo largo de la parte anterior de la espina dorsal, para verter en las grandes venas que hay en la base del lado izquierdo del cuello. El resto de los vasos linfáticos descarga en un depósito menor que va a parar a las venas correspondientes del lado derecho de la base del cuello. La función primaria de la linfa es retirar de los tejidos las bacterias y algunas proteínas, transportar grasa desde los intestinos y suministrar linfocitos a la sangre.

Los nodos linfáticos, que también se conocen como glándulas linfáticas, son unos cuerpos ovales o redondos que se encuentran junto a los vasos linfáticos. Suministran linfocitos al sistema circulatorio y limpian la linfa retirando las bacterias y partículas extrañas. Un ejemplo muy conocido de estas glándulas son las amígdalas.

Una de las mayores estructuras linfoides del cuerpo humano es el bazo. El bazo, que filtra y almacena la sangre, está localizado al lado izquierdo del torso, debajo del diafragma. Finalmente la glándula timo es un cuerpo glandular endocrino, que está situado detrás de la parte superior del esternón. El timo alcanza su máximo desarrollo en la infancia y participa en la creación de resistencia a la enfermedad. Sin embargo, este órgano se atrofia en los adultos sin que tenga ya ningún uso conocido.

3. El sistema nervioso

Un nervio es un haz de fibras que unen el sistema nervioso central con los órganos y otras partes del cuerpo. Los nervios comunican estímulos sensibles e impulsos motores de unas partes del cuerpo a otras.

Todos los animales multicelulares, excepto las esponjas, poseen sistema nervioso. Son esencialmente mecanismos reguladores que controlan las funciones internas del cuerpo y las respuestas a estímulos externos. El sistema nervioso humano está formado por dos subsistemas: el sistema nerviosos central (SNC) y el periférico (SNP) (Fig. 2-7).

Forman parte del sistema nervioso central (SNC) el cerebro y la médula espinal, que están encerrados y protegidos por el cráneo y la espina dorsal respectivamente. El SNC integra, interpreta y comunica mensajes entre el cerebro y la periferia del cuerpo.

El sistema nervioso periférico (SNP) está formado por todos los tejidos nerviosos que se encuentran fuera del cerebro y de la columna vertebral, incluidos no sólo las fibras nerviosas que transmiten impulsos, sino también los grupos de fibras (plexos) y

CAP. 2 - FUNDAMENTOS GENERALES

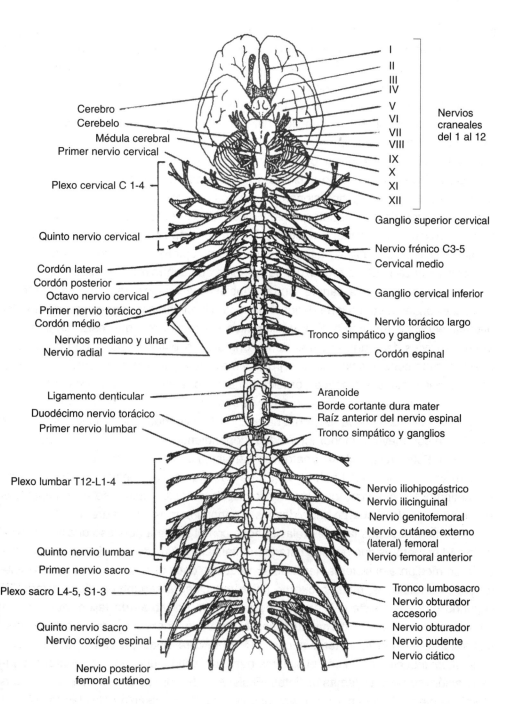

Figura 2-7. Organización básica del sistema nervioso

cuerpos de células nerviosas (ganglios) que se encuentran en la periferia. El SNP registra cambios internos y del entorno del cuerpo y transmite esta información al SNC para que entre en acción, además de transmitir las órdenes del SNC a los músculos y a las glándulas para que actúen.

El SNP está formado por doce pares de nervios craneales, que se unen al cerebro por sus correspondientes ganglios, así como de treinta y un pares de nervios espinales y sus ganglios. Finalmente, el SNP dispone también de receptores especializados y terminales en los músculos.

El SNP es sencillo, pero eficiente. Está formado por fibras somáticas (sistema nervioso somático) que proporcionan los nervios para los músculos y para los receptores especiales de la piel (tacto, presión, calor, frío), y fibras autónomas (sistema nervioso autónomo). Las fibras autónomas transmiten impulsos a los músculos lisos y cardíacos y a las glándulas y también desde los receptores de las vísceras (Fig. 2-8). Estas fibras hacen que se produzcan los reflejos que controlan la respiración, el ritmo cardíaco, la presión de la sangre y otras funciones del cuerpo, de una manera involuntaria y continua. La mayoría de los órganos reciben fibras de dos subdivisiones del sistema nervioso autónomo. El parasimpático (craneosacro), que está formado por algunos nervios del cráneo y otros de la zona sacroespinal, proporciona influjos nerviosos para la conservación del cuerpo y el mantenimiento de los necesarios niveles de funcionamiento. El simpático (torácico-lumbar), formado por los nervios torácicos y lumbares, proporciona impulsos para elevar la actividad del cuerpo con el fin de tolerar o resistir situaciones de tensión o de riesgo. De este modo, un órgano puede estar trabajando con mayor o menor intensidad, dependiendo de lo que requiera una situación dada. Este breve análisis anatómico del sistema nervioso nos demuestra que el cerebro y la espina dorsal son el centro de nuestras sensaciones y de nuestro funcionamiento. Hemos visto que los nervios de la médula espinal se extienden y se conectan por todo el cuerpo, incluidos los órganos internos y las extremidades.

Hay también otros factores relacionados con el sistema nervioso que son importantes. El primero es que nuestro estado mental está vinculado con el de nuestro cuerpo físico mediante el sistema nervioso. Esto quiere decir que, si estamos mentalmente tensos o relajados, nuestro cuerpo físico reaccionará según sea dicho estado. El segundo es que el sistema nervioso está formado por fibras de tejido, que forman parte de la parte material de nuestro cuerpo. Para que funcione correctamente e incluso para estar vivo, este material necesita Qi. El tercero es que, si comparamos el sistema de distribución de Qi con el sistema nervioso, vemos que, aunque guarden alguna relación, son dos sistemas distintos. El sistema de circulación del Qi no suministra Qi solamente al sistema nervioso, sino que se lo facilita también a todas las células del cuerpo. El sistema nervioso tiene una función crítica en la práctica del Qigong. El

CAP. 2 - FUNDAMENTOS GENERALES

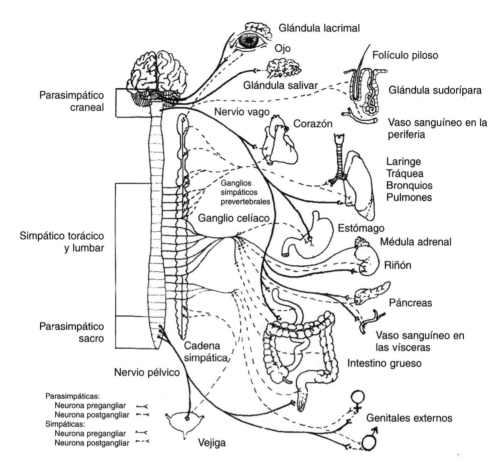

Figura 2-8. Representación esquemática del sistema nervioso autónomo y de los órganos a los que sirve

sistema nervioso nos permite sentir qué es lo que ocurre en cualquier parte del cuerpo. Como la mente dirige el Qi, si queremos llevar Qi a algún lugar, tenemos que ser capaces de sentir ese lugar. Si no lo sentimos, la mente no puede dirigir el Qi a él, ya que no sabe dónde está.

El sistema nervioso es el responsable de nuestra sensibilidad y esta sensibilidad es la que gobierna el Qi. Esto significa que el estado del sistema nervioso está directamente relacionado con la circulación del Qi por nuestro cuerpo. Por tanto, en el masaje Qigong, aunque hemos de prestar especial atención al sistema de Qi, el sistema nervioso debe ser el segundo en prioridad.

Para dar masaje al sistema nervioso, hay que empezar por el sistema nervioso central, que está compuesto por el cerebro y la médula espinal, y luego hay que ir relajando

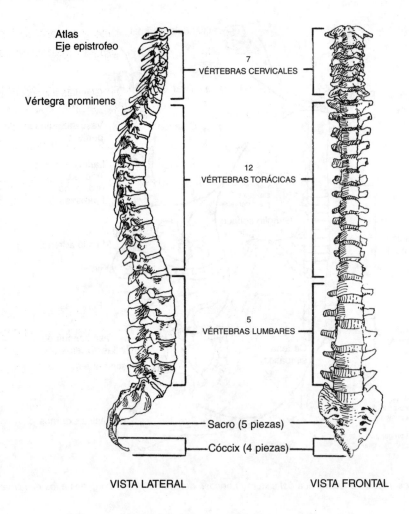

Figura 2-9. Vista lateral y frontal de la columna

los puntos por los que sale de la espina dorsal el sistema nervioso periférico para extenderse por las extremidades y los órganos internos. Todas estas uniones se encuentran a los lados de las vértebras.

Después de la cabeza, lo más importante en el masaje es la espina dorsal. Está compuesta por siete vértebras cervicales (cuello), doce torácicas (la zona de las costillas), cinco lumbares (la zona de la cintura), el sacro, que está formado por cinco piezas, y el cóccix (cuatro piezas) (Fig. 2-9).

Es muy importante saber cómo se relaciona el sistema nervioso con los órganos internos, como se ve en la Fig. 2-8. Dar masaje al sistema nervioso en la espina dorsal

CAP. 2 - FUNDAMENTOS GENERALES

y alrededor de ella estimula los correspondientes órganos internos y mejora su funcionamiento. Esto significa que, al dar masaje a la espina dorsal, se está dando masaje indirectamente a los órganos internos.

Finalmente, también hay que saber cómo se relaciona el sistema nervioso con la piel y las extremidades. Dado que al darle masaje general se toca la piel de una persona y teniendo en cuenta que las secciones de la piel están relacionadas con secciones del sistema nervioso central, desde la espina dorsal se puede hacer fluir el Qi y liberar tensiones nerviosas incluso en las puntas de las extremidades. Una zona de la piel que tiene fibras sensibles procedentes de un solo nervio espinal se llama dermatoma. La Fig. 2-10 muestra los dermatomas de los brazos y las piernas.

2-3 CONOCIMIENTO DEL CUERPO DE QI

Antes de analizar el cuerpo de Qi, quisiera que comprendiera que no es posible ver a simple vista el sistema circulatorio del Qi. A simple vista no es posible ver la diferencia que hay entre un tejido muscular normal y el tejido de la fascia, que es conductor eléctrico. Por ahora parece razonable pensar que todos los canales de Qi están ocultos en esos tejidos. Cómo se han formado exactamente estos canales es un misterio que está esperando todavía ser estudiado. Para comprender mejor el sistema de circulación del Qi, vamos a ver a continuación algunos conceptos importantes de la medicina china. Esto le ayudará a comprender el resto del capítulo.

El Qi

Aunque hemos visto la definición de Qi en el capítulo anterior, es tan importante que vale la pena volver a ella. El Qi es la energía que circula por el interior del cuerpo. Todo el cuerpo es como una fábrica y los órganos son como el conjunto de máquinas que trabajan dentro de ella. El cerebro es como la dirección que organiza todo. Para mantener la fábrica en perfecto funcionamiento, se necesita una fuente de alimentación. Esta fuente de alimentación está conectada a cada una de las máquinas por muchos hilos y cables. Cada máquina tiene que recibir el nivel adecuado de energía, ya que un exceso la dañaría y reduciría su periodo de vida y, si recibe poca energía, no podrá trabajar correctamente. Como es lógico, sin una fuente de alimentación adecuada el rendimiento es malo y, si se detiene la fuente de alimentación, toda la factoría se para. Lo mismo ocurre con el cuerpo. Cuando el cuerpo no tiene un abastecimiento

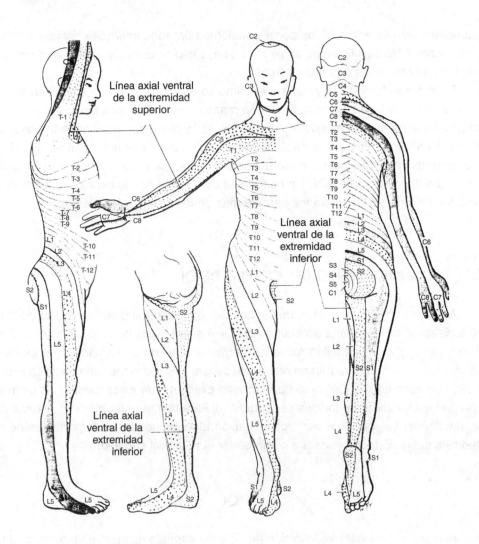

Figura 2-10. Dermatomas de los brazos y de las piernas

normal de energía (Qi), los órganos no funcionan bien y la persona se pone enferma y, si la circulación de Qi se detiene, uno muere.

Debemos tener en cuenta que todo el cuerpo está vivo, incluidas todas las células sanguíneas, todos los tejidos nerviosos y todas las fibras musculares. Todas estas estructuras físicas fundamentales del cuerpo necesitan el Qi para mantener su existencia y su capacidad de funcionamiento. El sistema que distribuye el Qi por el cuerpo se parece mucho al tendido eléctrico de una fábrica, que conecta la fuente de alimentación con las máquinas.

CAP. 2 - FUNDAMENTOS GENERALES

Dependiendo de su función, la ciencia médica china clasifica el Qi del siguiente modo:

1. **Qi de los Órganos**: Este Qi es el responsable del funcionamiento de los órganos.
2. **Qi de los Canales**: Es el responsable de las funciones de transporte y movimiento de los canales.
3. **Qi Nutritivo**: Las principales responsabilidades de este Qi son transformar y crear la sangre. El Qi Nutritivo se mueve también con la sangre y ayuda a ésta a alimentar los tejidos del cuerpo.
4. **Qi Guardián** (llamado también Qi Protector): Este Qi circula por fuera de los canales y los órganos. Es el responsable de calentar los órganos, de desplazarse entre la piel y la carne para regular la apertura y el cierre de los poros y de proteger y humedecer la piel, el pelo y las uñas. Este Qi es capaz de defender al cuerpo contra las influencias negativas externas, como el frío.

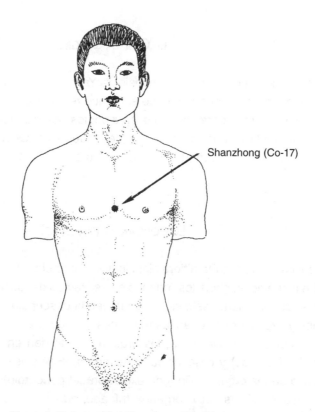

Figura 2-11. La cavidad Shanzhong (Co-17)

Masaje Qigong Chino

5. **Qi Ancestral:** Este Qi se acumula (reside) en el pecho y tiene su centro en la cavidad Shanzhong (Co-17) (Fig. 2-11). El Qi Ancestral puede desplazarse subiendo a la garganta y bajando al abdomen. Es el encargado de la respiración y la palabra, de regular los latidos del corazón y, cuando se cultiva mediante la meditación, puede fortalecer el cuerpo.

La sangre

El concepto occidental de sangre es sólo una parte del concepto chino. Aunque la sangre se ve como un líquido rojo, en la ciencia médica china está considerada también como una fuerza que influye en la sensibilidad de los órganos de los sentidos y en la vitalidad interior del cuerpo. Ya que la principal responsabilidad de la sangre es llevar el alimento a todas las partes del cuerpo, está íntimamente relacionada con el Qi Nutritivo.

El Qi y la sangre

En la medicina china el Qi se considera Yang y la sangre, Yin. Se dice que el Qi es el que manda en la sangre, ya que ésta recurre a él para su generación (partiendo del alimento y el aire) y para poder moverse por los vasos sanguíneos. También se dice que la sangre es la «madre del Qi», porque la fuerza del Qi depende de la nutrición y la humedad que lleve la sangre. Por tanto, se cree que el Qi y la sangre son complementarios.

Los órganos (vísceras)

El concepto de órgano difiere significativamente entre la medicina china y la occidental. En la medicina china los órganos son sistemas de funciones y no simples objetos físicos. Generalmente esto significa que, en la descripción de los órganos, se pueden definir y explicar casi todas las funciones del cuerpo.

En la ciencia médica china, los órganos se dividen en dos grupos principales: órganos Yin (internos) y órganos Yang (externos). Hay seis órganos Yin y otros seis, Yang. Cinco de los órganos Yin (con exclusión del pericardio) se llaman «Zang», que significa víscera. Estos cinco órganos (hígado, corazón, bazo, pulmones y riñones) están considerados como lo más importante de todo el sistema. Generalmente, cuando

CAP. 2 - FUNDAMENTOS GENERALES

	MADERA 木	FUEGO 火	TIERRA 土	METAL 金	AGUA 水
Dirección	Este	Sur	Centro	Oeste	Norte
Estación	Primavera	Verano	Verano prolongado	Otoño	Invierno
Estado climático	Viento	Calor del verano	Humedad	Sequedad	Frío
Proceso	Nacimiento	Crecimiento	Transformación	Cosecha	Almacenamiento
Color	Verde	Rojo	Amarillo	Blanco	Negro
Sabor	Agrio	Amargo	Dulce	Picante	Salado
Olor	Capruno	Ardiente	Fragante	Rancio	Podrido
Órgano Yin	Hígado	Corazón	Bazo	Pulmones	Riñones
Órgano Yang	Vesícula biliar	Intestino delgado	Estómago	Intestino grueso	Vejiga
Abertura	Ojos	Lengua	Boca	Nariz	Oídos
Tejido	Tendones	Vasos sanguíneos	Carne	Piel/cabello	Huesos
Emoción	Ira	Felicidad	Preocupación	Tristeza	Miedo
Sonido humano	Grito	Risa	Canto	Llanto	Gemido

Tabla 2-1. Tabla de Correspondencias con las Cinco Fases

se habla de los canales y de todos los órganos, se incluye el pericardio. En las demás ocasiones se considera como un anexo al corazón. Según la medicina china los órganos Yin «almacenan y no consumen». Esto quiere decir que sus funciones están dirigidas hacia el mantenimiento de la homeostasis, tanto física como mental.

Los seis órganos Yang se llaman «Fu», que significa intestino, y son la vesícula biliar, el intestino delgado, el intestino grueso, el estómago, la vejiga y el triple calentador. Según la medicina china, estos órganos Yang «consumen y no almacenan». Esto da una idea de su responsabilidad en la transformación y evacuación del alimento y los desechos. Todos los órganos Yang reciben alimentos o un producto de los alimentos y después lo hacen circular.

En la tabla 2-1 observará que cada órgano Yang está asociado con un órgano Yin mediante una relación Yin/Yang (o relación interior/exterior). Los pares de órganos Yin y Yang relacionados entre sí pertenecen a la misma Fase y sus canales de Qi van uno después del otro en la circulación. Están tan íntimamente relacionados que la enfermedad de uno suele afectar al otro.

Yin y Yang

Yin y Yang no son contradictorios. Tampoco se considera «bueno», uno, y «malo», el otro. Para estar sano, se busca una armonía entre ellos y se evita el desequilibrio. Yin y Yang son conceptos relativos, no absolutos.

Las cinco Fases (Cinco Elementos) (Wu Xing)

Las cinco fases son: Madera, Fuego, Tierra, Metal y Agua. Se suelen llamar también «los Cinco Elementos». En chino, Xing significa caminar o moverse y, probablemente sea más adecuado traducirlo como proceso. Las Cinco Fases están consideradas como las cinco propiedades inherentes a todas las cosas. Cada fase simboliza una categoría de funciones y cualidades relacionadas. Por ejemplo, la Madera está vinculada a funciones activas que están en fase con el desarrollo o su incremento. El Fuego da a entender que las funciones han alcanzado un estado máximo y se encuentran a punto de iniciar el declive. El Metal significa las funciones del declive. El Agua simboliza que las funciones han terminado el declive y están a punto de crecer. Finalmente, la Tierra está relacionada con el equilibrio y la neutralidad, por lo que la Tierra es el punto central de las cinco fases.

La relación existente entre las Cinco Fases se puede ver en la Fig. 2-12.

Los canales y los vasos de Qi

«Jing» se traduce generalmente como «meridianos» o «canales primarios de Qi». El cuerpo tiene doce canales, que la medicina china considera como ríos de Qi. Cada canal, aunque se hable de él en singular, es en realidad un par de canales simétricos que se encuentran uno a cada lado del cuerpo. Un extremo de cada uno de estos doce canales está asociado con uno de los doce órganos, mientras que el otro está conectado con un dedo de las manos o de los pies (seis están conectados con los de las manos y los otros seis con los de los pies).

En el cuerpo hay ocho «Qi Mai» o «vasos de Qi». Muchas veces se comparan con depósitos porque almacenan Qi para todo el sistema. También se pueden comparar con baterías o condensadores de un sistema eléctrico. Las baterías almacenan corriente eléctrica para liberarla después y los condensadores regulan la corriente eléctrica del mismo modo que los vasos regulan el Qi de los canales y los órganos.

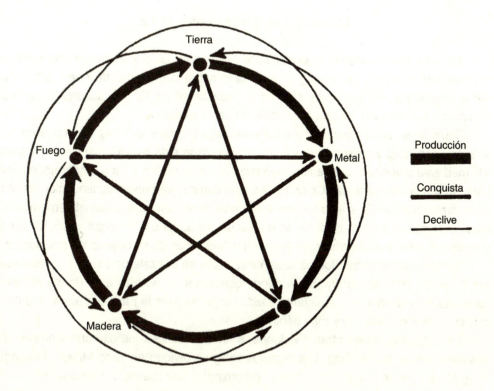

Figura 2-12. Relaciones entre las Cinco Fases

Existen otros canales de Qi llamados «Luo» o «ramas de Qi». Hay millones de Luo que se extienden desde los canales para distribuir el Qi a todas las células del cuerpo. Los Luo llevan el Qi desde los canales a la periferia para alimentar la piel, el cabello, los ojos, las uñas, etc., y también hacia dentro, a la médula ósea, para mantener la producción de células sanguíneas. Los Luo conectan también los órganos, permitiendo que se comuniquen y colaboren unos con otros.

El término siguiente que debe conocer es «Xue», que se traduce como cavidad. El cuerpo tiene más de setecientas cavidades de este tipo, por las que los acupuntores llegan a los canales de Qi con agujas u otros métodos.

Para estar sano, el Qi tiene que fluir de forma fluida y continua por los canales. Sin embargo, algunas veces se producen bloqueos y el flujo se estanca. Los bloqueos pueden producirse por tomar alimentos de mala calidad, por lesiones o por la degeneración física que produce el envejecimiento. Cuando no fluye el Qi al nivel adecuado también se producen problemas. Los acupuntores conocen varios medios de tratar estos problemas, entre ellos la inserción de agujas en ciertas cavidades para ajustar el flujo de Qi.

Los doce canales primarios de Qi

En esta división vamos a revisar superficialmente los doce canales primarios de Qi. Para ser masajista de Qigong es necesario saber cómo las estaciones, el tiempo, las emociones y los alimentos afectan a cada canal de Qi y a su órgano correspondiente. La tabla 2-1 es una referencia de estas relaciones.

También se debe conocer cuáles son los órganos Yin y los Yang. En el cuerpo hay seis órganos Yang y otros seis Yin. Cada órgano Yang está relacionado con un órgano Yin mediante una especial relación Yin/Yang. Dos órganos Yin y Yang emparejados pertenecen a una misma de las Cinco Fases. Sus canales van uno a continuación de otro en la circulación del Qi, sus funciones están íntimamente relacionadas y la enfermedad de uno puede afectar al otro. En la medicina china, se usa muchas veces el canal correspondiente a un órgano Yang para tratar trastornos de su órgano Yin relacionado.

En las extremidades, los canales Yang están en la parte de fuera, mientras que los Yin están en la de dentro. En términos generales, la parte exterior de las extremidades es más Yang y más resistente y está mejor preparada para el ataque, mientras que la interior es más Yin y más débil.

Los órganos tienen otras divisiones, a fin de distinguir los diferentes niveles de sus características Yin/Yang. Los órganos Yang se dividen en Yang Mayor (Taiyang), Yang Menor (Shaoyang) y Brillo Yang (Yangming). Los órganos Yin se dividen en Yin Mayor (Taiyin), Yin Menor (Shaoyin) y Yin Absoluto (Jueyin). En el análisis que se hace a continuación, aparecen en el título todas las clasificaciones, como: Canal del Pulmón, en la Mano — Yin Mayor.

1.- Canal del Pulmón, en la Mano — Yin Mayor (Fig. 2-13)

A. Recorrido:

Recorrido 1:
    (1) estómago (Zhong Jiao), triple calentador medio — (2) intestino grueso — (3) diafragma — (4) pulmón — (5) garganta — (6) parte superior del brazo — (7) codo — (8) antebrazo — (9) muñeca — (10) zona tenar — (11) pulgar (Shaoshang, L-11).

Recorrido 2:
    (12) por encima del proceso estiloide, en la muñeca — (13) dedo índice (Shang Yang, LI-1.)

CAP. 2 - FUNDAMENTOS GENERALES

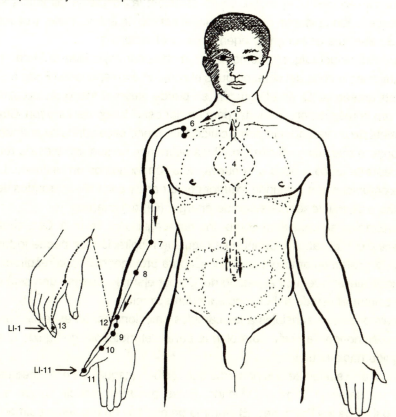

Puntos pertenecientes a los canales ●
Puntos de intersección ▲
Líneas de conexión —·—·—
Canales primarios en los que hay puntos ———
Canales primarios y ramas sin puntos ------

Figura 2-13. El canal del pulmón y el Yin Mayor en la mano

B. Vísceras relacionadas:

Pulmón (órgano correspondiente), intestino grueso, estómago y riñones.

D. Cavidades:

Zhongfu (L-1), Yunmen (L-2), Tianfu (L-3), Xiabai (L-4), Qize (L-5), Kongzui (L-6), Lieque (L-7), Jingqu (L-8), Taiyuan (L-9), Yuji (L-10) y Shaoshang (L-11).

D. Comentario:

Los pulmones (Yin) y el intestino grueso (Yang) están considerados como un par de órganos. En la Tabla 2-1 vemos que en las Cinco Fases corresponden al Metal, con dirección hacia Occidente; el otoño, como estación; la condición climática, seca; el color, blanco; el sabor, picante; el olor rancio; el estado de ánimo, triste, y el sonido, el del llanto. Su abertura es la nariz y rigen la piel y el cabello.

En la práctica del Qigong, como los pulmones corresponden al Metal, pueden regular el dolor en la zona del corazón pues el corazón corresponde al Fuego. Siempre que haya un exceso de Qi en el corazón, se puede pasar el fuego del corazón a los pulmones con la respiración profunda, para enfriar así el fuego del corazón. Cuando el tiempo cambia de un verano húmedo y cálido a un otoño seco y frío, los pulmones son el primer órgano que siente el cambio. Si los pulmones no son capaces de reajustarse para adaptarse poco a poco a la nueva situación, cogemos un resfriado. Los pulmones se comunican con el mundo exterior por la nariz y son los encargados de tomar el Qi del aire y de mantener el estado de energía (Qi) del cuerpo.

La respiración se considera como una estrategia para llevar el Qi a zonas lejanas, como la piel y el cabello. Cuando se regula la respiración, se puede fortalecer el Qi del cuerpo y crear un amplio escudo de Qi para protegerlo. Con la respiración también se puede elevar o reducir el estado del Qi, por ejemplo, cuando uno está enfadado, puede calmar el estado del Qi mediante la respiración.

Los pulmones son sensibles a los cambios emocionales, en especial cuando se está triste o enfadado. También controlan la parte del metabolismo líquido que distribuye el líquido hacia la piel.

Debido a que suelen ser los primeros que reciben ataques de enfermedades exógenas, se les llama el Órgano Delicado. Estas pueden producir lo que se llama Retención del Qi de los Pulmones. El síntoma de que hay un problema pulmonar es la tos, que es una especie de Qi Rebelde (ya que el Qi suele fluir hacia abajo). Si la tos va acompañada de cansancio, respiración entrecortada, flemas y voz débil, se llama Qi Pulmonar Deficiente. Sin embargo, si la tos es seca, con poca flema, sequedad de boca y de garganta y síntomas de Qi Deficiente (como sudar por la noche, poca fiebre, mejillas sonrosadas, etc.) se le llama Yin Pulmonar Deficiente.

CAP. 2 - FUNDAMENTOS GENERALES

2.- Canal del Intestino Grueso, en la Mano – Brillo Yang (Fig. 2-14)

A. Recorrido:

Recorrido 1:

(1) Dedo índice (Shangyang, LI-1) — (2) muñeca — (3) codo — (4) articulación del hombro — (5) Vaso Gobernador del Dazhui (Gv-14) — (6) fosa supraclavicular (Quepen, S-12) — (7) pulmón — (8) diafragma — (9) intestino grueso.

Recorrido 2:

(6) fosa supraclavicular — (10) cuello — (11) mejilla — (12) encía inferior — (13) Rezhong (Gv-26) — (14) lado de la nariz (Ying Xiang, LI-20).

B. Vísceras relacionadas:

Intestino grueso (Órgano Correspondiente), pulmón y estómago.

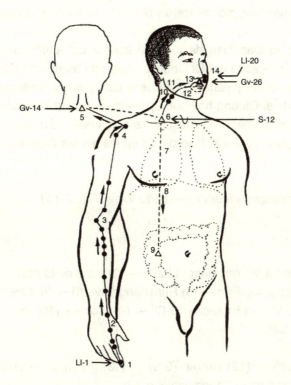

Figura 2-14. Canal del intestino grueso del brillo Yang en la mano

C. Cavidades:

Shangyang (LI-1), Erjian (LI-2), Sanjian (LI-3), Hegu (LI-4), Yangxi (LI-5), Pianli (LI-6), Wenliu (LI-7), Xianlian (LI-8), Shanglian (LI-9), Shousanli (LI-10), Quchi (LI-11), Zhouliao (LI-12), Hand-Wuli (LI-13), Binao (LI-l4), Jianyu (LI-15), Jugu (LI-16), Tianding (LI-17), Futu (LI-18), Heliao (LI-19) y Yingxiang (LI-20).

D. Comentario:

Los pulmones (Yin) y el intestino grueso (Yang) están considerados como un par de órganos. En la tabla 2-1 puede ver que corresponden al Metal en las Cinco Fases, con dirección hacia Occidente, el otoño como estación, la condición climática seca, el color blanco, sabor picante, olor rancio, estado de ánimo triste y el sonido del llanto. Su abertura es la nariz y rigen la piel y el cabello.

La principal función del intestino grueso es el metabolismo y el paso del agua. Extrae agua del material de desecho que recibe del intestino delgado, la envía a la vejiga urinaria y excreta el material sólido. Muchos trastornos que afectan a este órgano se catalogan como propios del bazo y el estómago. Algunos dolores abdominales se consideran como manifestaciones de un bloqueo de Qi o de sangre en el intestino grueso.

En el Qigong, el Dan Tian de la parte inferior del abdomen está considerado como la residencia o la sede del Qi Original. Para mantener este Qi en su residencia, esta zona debe ser fuerte y sana. El Qi que circula por los intestinos no debe estancarse. Para practicar el Qigong hay que aprender a regular la respiración para suavizar el flujo de Qi por el intestino grueso y los pulmones. Esto permite relajar la parte delantera del cuerpo y regular el flujo del Qi en los demás órganos.

3.- El Canal del Estómago, en el Pie — Brillo Yang (Fig. 2-15)

A. Recorrido:

Recorrido 1:

(1) lados de la nariz (Yingxiang, LI-20) — (2) base de la nariz — (3) lateral de la nariz — (4) encía superior — (5) Renzhong (Gv-26) — (6) Chengjiang (Co-24) — (7) Daying (S-5) — (8) Jiache (S-6) — (9) oído — (10) línea del pelo — (11) Shenting (Gv-24).

Recorrido 2:

(7) Daying (S-5) — (12) Renyin (S-9) — (13) garganta — (14) pecho — (15) a través del diafragma al Zhongwan (Co-12).

CAP. 2 - FUNDAMENTOS GENERALES

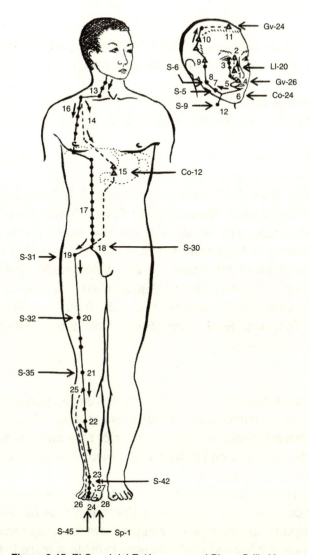

Figura 2-15. El Canal del Estómago, en el Pie — Brillo Yang

Recorrido 3:
   (16) fosa infraclavicular — (17) a los lados del ombligo — (18) Qichong (S-30) — (19) Biguan (S-31) — (20) Futu (S-32) — (21) Dubi (S-35) — (22) lado exterior de la tibia — (23) lado dorsal del pie — (24) lado exterior de la punta del dedo segundo (Lidui, S-45).

Recorrido 4:
   (25) debajo de la rodilla — (26) lado exterior del pie.

Recorrido 5:
(27) dorso del pie (Chongyang, S-42) — (28) a lo largo del margen medial del dedo gordo, saliendo por su punta (Yinbai, Sp-1).

B. Vísceras relacionadas

El estómago (Órgano Perteneciente), el bazo, el corazón, el intestino delgado y el intestino grueso.

C. Cavidades

Chengqi (S-1), Sibai (S-2), Juliao (S-3), Dicang (S-4), Daying (S-5), Jiache (S-6), Xiaguan (S-7), Touwei (S-8), Renying (S-9), Shuitu (S-10), Qishe (S-11), Quepen (S-12), Qihu (S-13), Kufang (S-14), Wuyi (S-15), Yingchuang (S-16), Ruzhong (S-17), Rugen (S-18), Burong (S-19), Chengman (S-20), Liangmen (S-21), Guanmen (S-22), Taiyi (S-23), Huaroumen (S-24), Tianshu (S-25), Wailing (S-26), Daju (S-27), Shuidao (S-28), Guilai (S-29), Qichong (S-30), Biguan (S-31), Futu (S-32), Yinshi (S-33), Liangqiu (S-34), Dubi (S-35), Zusanli (S-36), Shangjuxu (S-37), Tiaokou (S-38), Xiajuxu (S-39), Fenglong (S-40), Jiexi (S-41), Chongyang (S-42), Xiangu (S-43), Neiting (S-44) y Lidui (S-45).

D. Comentario

El bazo (Yin) y el estómago (Yang) son órganos emparejados. En las Cinco Fases pertenecen a la Tierra; su dirección es el centro; su estación, el verano largo (el fin del verano); su condición climática es húmeda; su color es el amarillo; su emoción, meditabunda; su sabor, dulce; su olor, fragante, y su sonido, el canto. Su abertura es la boca y controla la carne y las extremidades.

La relación Yin/Yang existente entre el bazo y el estómago es un ejemplo muy bueno de la relación que hay entre órganos. El estómago recibe el alimento mientras que el bazo transporta nutrientes; el estómago mueve las cosas hacia abajo, mientras que el bazo las mueve hacia arriba; al estómago le gusta la humedad, mientras que al bazo le gusta la sequedad.

Aunque haya algunos esquemas relacionados con deficiencia del estómago (muchas tienen su origen en el bazo), la mayoría de los trastornos de estómago se deben a excesos. El Fuego del estómago produce una sensación de dolor y ardor en el estómago, hambre anormal, sangre en las encías, estreñimiento y halitosis.

Una vez que la saliva ha empezado el proceso de digestión, el alimento pasa al estómago, situado en la zona del Sanjiao medio (triple calentador medio). El estómago descompone los alimentos y los pasa a los intestinos, donde se absorbe la esencia y se convierte en Qi que circula por todo el cuerpo. El estómago está relacionado con la preocupación. Cuando uno está preocupado, el estómago no funciona con normalidad. En el Qigong, la regulación de la mente es el primer paso para mantener el estómago en buenas condiciones de salud. El tipo de alimento que se ingiere es el segundo punto a tener en cuenta. La cantidad y la calidad de los alimentos, si son correctas, nos ayudan a conseguir que circule por el cuerpo un Qi de alta calidad.

4.- El Canal del Bazo, en el Pie — Yin Mayor (Fig. 2-16)

A. Recorrido:

Recorrido 1:
 (1) punta medial del dedo gordo del pie (Yinbai, Sp-1) — (2) borde anterior de la parte media del tobillo — (3) a lo largo del borde posterior de la tibia — (4) lado medial de la pierna — (5) lado medial de la articulación de la rodilla — (6) lado medial anterior del muslo — (7) entrada en el abdomen — (8) Zhongji (Co-3) y Guanyuan (Co-4) — (9) está relacionado con el bazo y se comunica con el estómago — (10) Riyue (GB-24) y Qimen (Li-14) — (11) traspasa el diafragma por el Zhongfu (L-l) — (12) garganta — (13) raíz de la lengua.

Recorrido 2:
 (9) estómago — (14) traspasa el diafragma y se dispersa hacia el corazón.

B. Vísceras relacionadas:

Bazo (Órgano Pertinente), estómago, corazón, pulmón e intestinos.

C. Cavidades:

Yinbai (Sp-1), Dadu (Sp-2), Taibai (Sp-3), Gongsun (Sp-4), Shangqiu (Sp-5), Sanyinjiao (Sp-6), Lougu (Sp-7), Diji (Sp-8), Yinlingquan (Sp-9), Xuehai (Sp-10), Jimen (Sp-11), Chongmen (Sp- 12), Fushe (Sp-13), Fujie (Sp-14), Daheng (Sp-15), Fuai (Sp-16), Shidou (Sp-17), Tianxi (Sp-18), Xiongxiang (Sp-19), Zhourong (Sp-20) y Dabao (Sp-21).

D. Comentarios:

El bazo (Yin) y el estómago (Yang) son órganos emparejados. Pertenecen a la Tierra en las Cinco Fases; su dirección es el centro; su estación, el verano largo (el fin del verano); su condición climática es húmeda; su color es el amarillo; su emoción, meditabunda; su sabor, dulce; su olor, fragante, y su sonido, el canto. Su abertura es la boca y controla la carne y las extremidades.

Masaje Qigong Chino

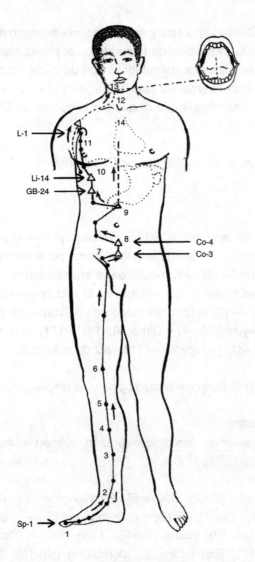

Figua 2-16. El Canal del Bazo, en el Pie — Yin Mayor

Cuando el bazo está débil, el cuerpo no es capaz de aprovechar los nutrientes que tiene disponibles en los alimentos. Esto producirá un cansancio general, fatiga y palidez de cara. La parte superior del abdomen está considerada como la zona del bazo. La falta de Qi en el bazo se manifiesta como una sensación de malestar o saturación de esta zona. Como es necesario que la acción portadora del bazo distribuya el Qi hacia arriba, la debilidad del bazo produce generalmente diarrea. El Qi del bazo está considerado también como Qi Medio y es el encargado de mantener las vísceras en su lugar. La insuficiencia de Qi Medio presagia prolapso de estómago, de riñones, etc. En los casos más graves, la deficiencia de Qi Yang del bazo se manifiesta con diarrea, extremidades frías y dolor de vientre, que pueden remediarse tomando con frecuencia bebidas calientes.

En el caso de que estos síntomas vayan acompañados de hemorragias, en especial si son del tracto digestivo o del útero, se dice que el bazo no controla la sangre.

Cuando el frío y la humedad se apoderan del bazo, se manifiesta mediante una sensación de opresión en el pecho, y de inflamación, en el abdomen, cansancio, falta de apetito y de gusto, sensación de frío en las extremidades, piel amarillenta, edema y diarrea o deposiciones líquidas. El frío y la humedad impiden que el bazo realice sus funciones de transformación y transporte. Esto produce un gran trastorno del metabolismo acuoso y es uno de los orígenes de la flema.

En el entrenamiento Qigong, uno de los objetivos finales es regular el flujo de Qi, para que recupere su nivel original (normal), en los cinco órganos Yin. De todos ellos, el bazo es el último y el más difícil de regular. Se cree que, si uno es capaz de regular el Qi del bazo en un nivel normal y sano, habrá alcanzado la clave de la salud y la longevidad.

5.- El Canal del Corazón, en la Mano — Yin Menor (Fig. 2-17)

A. Recorrido:

Recorrido 1:
    (1) corazón — (2) pulmón — (3) debajo de la axila — (4) parte superior del brazo — (5) fosa antecubital — (6) entre los huesos metacarpianos IV y V — (7) punta del dedo meñique (Shaochong).
Recorrido 2:
    (1) corazón — (8) diafragma — (9) intestino delgado.
Recorrido 3:
    (1) corazón — (10) garganta — (11) tejidos que rodean el ojo (sistema orbital).

B. Vísceras relacionadas:

Corazón (Órgano Pertinente), intestino delgado, pulmón y riñón.

C. Cavidades:

Jiquan (H-1), Qingling (H-2), Shaohai (H-3), Lingdao (H-4), Tongli (H-5), Yinxi (H-6), Shenmen (H-7), Shaofu (H-8) y Shaochong (H-9).

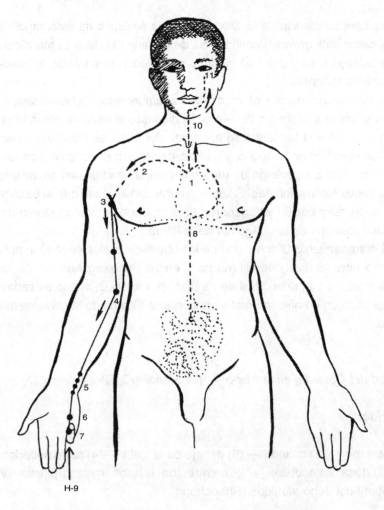

Figura 2-17. Canal del Corazón, en la Mano — Yin Menor.

D. Comentarios:

El corazón y el intestino delgado son órganos emparejados. El corazón se considera Yin y el intestino delgado Yang. Estos dos órganos corresponden al Fuego en las Cinco Fases; tienen dirección sur; su estación es el verano; su condición climática, de calor; su color, el rojo; su emoción, la felicidad; su sonido, la risa; su sabor es amargo y su olor, el del fuego. Su punto de entrada es la lengua, controlan los vasos sanguíneos y se reflejan en la cara. Casi todos los problemas y trastornos del corazón guardan relación con la debilidad. Los cuatro tipos principales de debilidad del corazón son:

Deficiencia de Qi del Corazón, Deficiencia de Yang del Corazón, Deficiencia de Sangre del Corazón y Deficiencia de Yin del Corazón.

Las principales funciones del corazón están relacionadas con el espíritu y los vasos sanguíneos. El corazón rige los vasos sanguíneos y es el encargado de que la sangre circule por ellos. Además, almacena el espíritu y es el órgano que suele estar asociado con los procesos mentales. Por eso, algunos tipos de malestar emocional, vértigo, palpitaciones, respiración entrecortada y falta de vitalidad son síntomas comunes de las dolencias de corazón. La deficiencia de Qi del Corazón está simbolizada por un cansancio general, respiración jadeante y poco profunda y sudor frecuente. Si tiene la cara hinchada y de color grisáceo o verdoso y las extremidades están frías, se dice que hay Deficiencia de Yang del Corazón. Sus síntomas son inquietud, irritabilidad, mareos, distracciones e insomnio. En los casos de Deficiencia de Yin del Corazón se puede tener sensación de calor en las palmas y en la cara, fiebre baja y sudor durante la noche.

El síntoma de Exceso en el Corazón se debe a un exceso de Fuego del Corazón. Esto se manifiesta con fiebre, acompañada algunas veces de delirios, alteraciones del pulso, inquietud, insomnio o frecuentes pesadillas, cara sonrosada, enrojecimiento, ampollas o dolor en la lengua y, con frecuencia, sensación de ardor al orinar. Este último síntoma se debe al calor que pasa del corazón al intestino delgado, que interfiere la función metabólica del intestino delgado y la distribución de agua por el cuerpo.

En los círculos del Qigong se cree que la mente está relacionada con el corazón y que éste tiene también una relación directa con el espíritu. El término corazón (Xin) se suele utilizar para representar la mente emocional o las ideas. El Dan Tian Medio, que está en el plexo solar, se considera como el lugar de residencia del Qi de Fuego. Este fuego se utiliza para nutrir el cerebro y el espíritu (Shen) en su residencia: el Dan Tian Superior o tercer ojo. En la medicina china se dice que el corazón es el templo del espíritu, porque suministra el Qi de Fuego y puede nutrir el espíritu ilimitadamente.

Hablando en términos generales, el corazón es muy sensible durante el verano. El corazón es un canal Yin y, cuando llega el verano Yang, puede aumentar el nivel de Qi del corazón y crear problemas. Los trastornos emocionales, como la excitación debida a la felicidad, se consideran nocivos para el corazón, sobre todo durante el verano. En esta estación, en el Qigong, se da mucha importancia a la regulación del corazón.

Masaje Qigong Chino

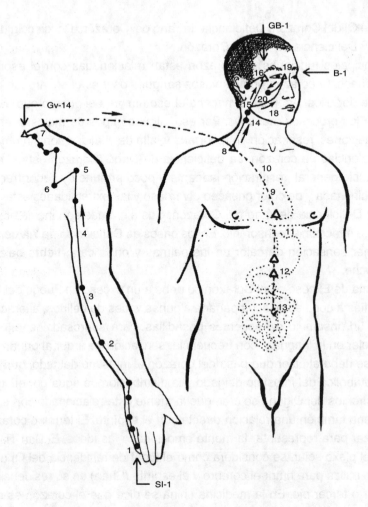

Figura 2-18. El Canal del Intestino Delgado, en la Mano — Yang Mayor.

6.- El Canal del Intestino Delgado, en la Mano — Yang Mayor (Fig. 2-18)

A. Recorrido:

Recorrido 1:

(1) punta del dedo meñique (Shaoze, SI-1) — (2) muñeca — (3) parte alta del codo — (4) superficie dorsal del brazo — (5) hombro — (6) círculo que rodea las fosas superior e inferior del omóplato — (7) Dazhui (Gv-14) — (8) entra en la fosa supraclavicular — (9) corazón — (10) pasa a lo largo del esófago, (11) diafragma — (12) estómago — (13) intestino delgado.

Recorrido 2:
(8) fosa supraclavicular — (14) cuello — (15) mejilla — (16) Tongziliao (GB-1) — (17) oído.
Recorrido 3:
(18) cuello — (19) Jingming (B-1) — (20) se distribuye en oblicuo por el pómulo.

B. Vísceras relacionadas:
Intestino delgado (Órgano Pertinente), corazón y estómago.

C. Cavidades:
Shaoze (SI-1), Qiangu (SI-2), Houxi (SI-3), Wangu de la mano (SI-4), Yanggu (SI-5), Yanglao (SI-6), Zhizheng (SI-7), Xiaohai (SI-8), Jianzhen (SI-9), Naoshu (SI-10), Tianzong (SI-11), Bingfeng (SI-12), Quyuan (SI-13), Tianwaishu (SI-14), Jianzhongshu (SI-15), Tianchuang (SI-16), Tianrong (SI-17), Quanliao (SI-18) y Tinggong (SI-19).

D. Análisis:
El corazón y el intestino delgado son órganos emparejados. El corazón se considera Yin y el intestino delgado, Yang, estando así equilibrado este par de canales. Estos dos órganos corresponden al Fuego en las Cinco Fases, tienen dirección sur; su estación es el verano; su condición climática, de calor; su color, rojo; su emoción es de felicidad; su sonido, la risa; su gusto es amargo y tienen olor a quemado. Su punto de entrada es la lengua. Controlan los vasos sanguíneos y se reflejan en la cara.

La principal función del intestino delgado es separar el material de desecho de los elementos nutritivos de los alimentos. Los elementos nutritivos se distribuyen por el cuerpo y los materiales de desecho pasan al intestino grueso.

Tanto el intestino delgado como el grueso se encuentran en el Dan Tian Inferior. Para almacenar el Qi Original convertido de la Esencia Original, el abdomen ha de estar sano y la circulación de Qi por la zona de los intestinos ha de ser suave y natural. La mejor forma de conseguirlo es hacer ejercicios de respiración abdominal. Con esos ejercicios se dirige el Qi Original hacia arriba, siguiendo los canales de Qi del corazón y el intestino delgado, para enfriar el Fuego del corazón.

7.- El Canal de la Vejiga, en el Pie — Yang Mayor (Fig. 2-19)

A. Recorrido:
Recorrido 1:
(1) Comisura interior — (2) Shenting (Gv-24) — (3) Baihui (Gv-20).

Masaje Qigong Chino

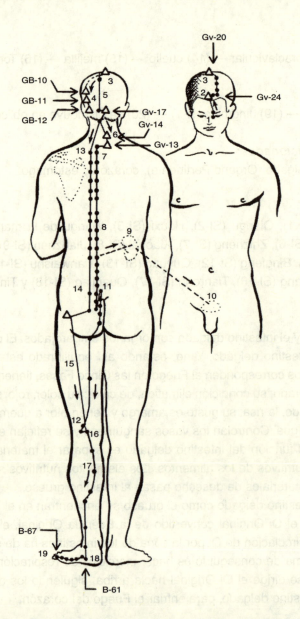

Figura 2-19. El Canal de la Vejiga Urinaria del Pie — Yang Mayor

Recorrido 2:
 (3) Baihui (Gv-20) — (4) Fubai (GB-10), Qiaoyin de la cabeza (GB-11) y Wangu (Wangu de la cabeza, GB-12), etc.

CAP. 2 - FUNDAMENTOS GENERALES

Recorrido 3:

(3) Baihui (Gv-20) — (5) Naohu (Gv-17) — (6) cuello — (7) Dazhui (Gv14) y Taodao (Gv-13) — (8) región lumbar — (9) riñón — (10) vejiga urinaria.

Recorrido 4:

(8) región lumbar — (11) cruza el glúteo — (12) fosa poplítea.

Recorrido 5:

(6) cuello — (13) lado medial del omóplato — (14) región lumbar — (15) lado externo del muslo — (16) fosa poplítea — (17) Pantorrilla — (18) Pushen (B-61) — (19) lado exterior del dedo pequeño del pie (Zhiyin, B-67).

B. Vísceras relacionadas:

Vejiga urinaria (Órgano Pertinente), riñón, cerebro y corazón.

C. Cavidades:

Jingming (B-1), Zanzhu (B-2), Meichong (B-3), Quchai (B-4), Wuchu (B-5), Chengguang (B-6), Tongtian (B-7), Luogue (B-8), Yuzhen (B-9), Tianzhu (B-10), Dashu (B-11), Fenginen (B-12), Feishu (B-13), Jueyinshu (B-14), Xinshu (B-15), Dushu (B-16), Geshu (B-17), Ganshu (B-18), Danshu (B-19), Pishu (B-20), Weishu (B-21), Sanjiaoshu (B-22), Shenshu (B-23), Qihaishu (B-24), Dachangshu (B-25), Guanyuanshu (B-26), Xiaochangshu (B-27), Pangguanshu (B-28), Zhonglushu (B-29), Baihuanshu (B-30), Shangliao (B-31), Ciliao (B-32), Zhongliao (B-33), Xialiao (B-34), Huiyang (B-35), Fufen (B-36), Pohu (B-37), Gaohuangshu (B-38), Shentang (B-39), Yixi (B-40), Geguan (B-41), Hunmen (B-42), Yanggang (B-43), Yishe (B-44), Weicang (B-45), Huanginen (B-46), Zhishi (B-47), Baohuang (B-48), Zhibian (B-49), Chengfu (B-50), Yinmen (B-51), Fuxi (B-52), Weiyang (B-53), Weizhong (B-54), Heyang (B-55), Chengjin (B-56), Chengshan (B-57), Feiyang (B-58), Fuyang (B-59), Kunlun (B-60), Pushen (B-61), Shenmai (B-62), Jinmen (B-63), Jinggu (B-64), Shugu (B-65), Tonggu del pie (B-66) y Zhiyin (B-67).

D. Comentario:

Los riñones (Yin) y la vejiga urinaria (Yang) son órganos emparejados. Corresponden al Agua en las Cinco Fases; su estación es el invierno; su situación climática, fría; su dirección, sur; su color, el negro; su emoción de miedo; su sabor salado; su olor, a putrefacto, y su sonido es el gemido. Su órgano sensitivo es el oído; su abertura, la oreja. Controlan los huesos, la médula y el cerebro y su salud se refleja en el cabello. La principal función de la vejiga urinaria consiste en transformar fluidos en orina y expulsarla del cuerpo.

En el Qigong, la vejiga urinaria nunca ha recibido una gran atención. Sin embargo, su compañero, el riñón, es uno de los órganos más importantes, de los que más preocupan a los que practican el Qigong y el que entrenan con más frecuencia. La razón de esto está simplemente en que es en los riñones donde se encuentra la Esencia Original.

8.- El Canal del Riñón, en el Pie — Yin Menor (Fig. 2-20)

A. Recorrido:
Recorrido 1:
(1) dedo pequeño del pie — (2) lado inferior de la tuberosidad navicular (Rangu, K-2) — (3) detrás de la parte media del tobillo — (4) se extiende por el talón — (5) pantorrilla — (6) lado medio de la fosa poplítea — (7) lado posterior del muslo — (8) entra en los riñones — (9) comunica con la vejiga urinaria — (10) Guanyuan (Co-4) y Zhongji (Co-3).
Recorrido 2:
(9) riñón — (11) hígado y diafragma — (12) entra en el pulmón — (13) sigue por la garganta — (14) raíz de la lengua.
Recorrido 3:
(12) pulmón — (15) corazón y se extiende por el pecho.

B. Vísceras relacionadas:
Riñón (Órgano Pertinente) vejiga urinaria, hígado, pulmón, corazón y otros órganos.

C. Cavidades:
Yongquan (K-1), Rangu (K-2), Taixi (K-3), Dazhong (K-4), Shuiquan (K-5), Zhaohai (K-6), Fuliu (K-7), Jiaoxin (K-8), Zhubin (K-9), Yingu (K-10), Henggu (K-11), Dahe (K-12), Qixue (K-13), Siman (K-14), Zhongzhu del Abdomen (K-15), Huangshu (K-16), Shangqu (K-17), Shiguan (K-18), Yindu (K-19), Tonggu del Abdomen (K-20), Youmen (K-21), Bulang (K-22), Shenfeng (K-23), Lingxu (K-24), Shencang (K-25), Yuzhong (K-26) y Shufu (K-27).

D. Comentario:
Los riñones (Yin) y la vejiga urinaria (Yang) son órganos emparejados. Corresponden al Agua en las Cinco Fases; su estación es el invierno; su situación climática, fría; su dirección, sur; su color, el negro; su emoción, el miedo; su sabor salado; su olor, a putrefacto, y su sonido es el gemido. Su órgano sensitivo es el oído; su

CAP. 2 - FUNDAMENTOS GENERALES

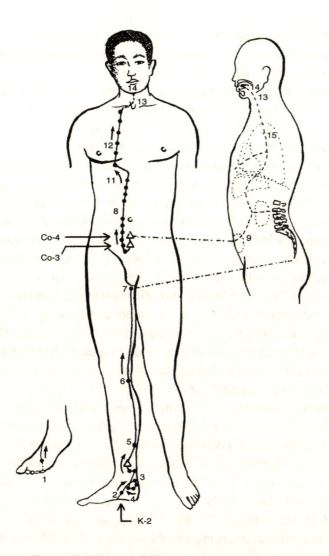

Figura 2-20. El Canal del Riñón, en el Pie — Yang Menor

abertura, la uretra. Controlan los huesos, la médula y el cerebro y su salud se refleja en el cabello.

Los riñones almacenan la Esencia Original (Yuan Jing) y, por consiguiente, son los responsables del crecimiento, el desarrollo y las funciones reproductoras. Juegan el papel primario en el metabolismo del agua y controlan los líquidos del cuerpo, además de mantener el equilibrio tan fundamental de Yin y Yang. Dado que los riñones son los almacenes del Yin y el Yang básicos del cuerpo, cualquier trastorno, si es suficientemente crónico, involucrará a los riñones. Es muy frecuente que cualquier enfermedad de los riñones suela producir problemas en otros órganos. Las sociedades médicas y de Qigong utilizan, por tanto, métodos de fortalecer los riñones, para aumentar o mantener la vitalidad y la salud. Los síntomas de una deficiencia de Yang o de Yin en los riñones son los típicos de un desorden y aparecerán hasta cierto punto como esquemas de deficiencia de Yang o Yin en un órgano.

Es fácil conocer y memorizar los síntomas de la falta de Yin en los riñones, si se aprenden las correspondencias de los riñones y se recuerda que el Yin representa los aspectos constructivos, nutritivos y fluidos del cuerpo. Normalmente, la parte inferior de la espalda está débil y dolorida, se tienen zumbidos en los oídos y se pierde agudeza visual, la cara se pone pálida u oscura, en especial debajo de los ojos. Es muy normal sentir mareos y sed, así como sudar por la noche y tener décimas de fiebre. Además, los hombres tienen poco semen y son propensos a la eyaculación precoz, mientras que las mujeres tienen una menstruación escasa o nula.

Los síntomas de la falta de Yang en los riñones llevan consigo pérdida de energía y calor. Del mismo modo que cuando el Yin es deficiente, se suelen sentir zumbidos en los oídos, mareos e inflamación de la parte baja de la espalda. Sin embargo, la inflamación se caracteriza por una sensación de frío, cansancio y fatiga. También se puede notar debilidad en las piernas. En los hombres, hay tendencia a la impotencia y, en ambos sexos, una orina abundante y clara o incontinencia.

Generalmente, la deficiencia de Yin de los riñones produce trastornos parecidos en el corazón y el hígado, mientras que la falta de Yang perturba las funciones del bazo y los pulmones. La progresión podría ser en sentido opuesto. Cuando este esquema tiene relación con los pulmones, se le llama «los riñones no reciben Qi», un tipo de asma que se caracteriza por una respiración dificultosa, especialmente en la inspiración. Además de los síntomas de la deficiencia de Yang en los riñones, este estado se manifiesta también mediante una voz débil, tos, hinchazón de cara y sudor espontáneo.

Los riñones tienen un papel importante en el metabolismo del agua. Si se interrumpen estas funciones, la insuficiencia renal hará que el agua se distribuya por el cuerpo. En la práctica del Qigong, la esencia (Jing) está considerada como la fuente más original de vitalidad humana. El Qi se transforma a partir de la esencia y este Qi abastece todo el cuerpo y nutre el cerebro y el espíritu. Tanto la medicina china como los practicantes de Qigong creen que la Esencia Original está en los riñones. Para proteger su esencia inherente, hay que fortalecer los riñones. Solamente cuando los riñones están fuertes se puede mantener la esencia en su lugar de residencia. Por tanto, mantener los riñones sanos se ha convertido en uno de los temas más importantes del Qigong. Para mantener los riñones en un buen estado de salud hay que proteger los riñones físicos de la degeneración y mantener un flujo de Qi suave y con un nivel adecuado.

Para conseguirlo hay que tener en cuenta la dieta. Por ejemplo, un exceso de sal es malo para los riñones y comer demasiadas berenjenas puede debilitarlos. Además, es muy importante el estado del cuerpo. Un exceso de trabajo sin tener el descanso necesario aumenta la tensión de los riñones y hace que se estanque el flujo de Qi. Los riñones tendrán más tensión en invierno que en verano. Por ello, el flujo de Qi se estanca más en invierno que en verano. Por consiguiente, los problemas de dolor de espalda aumentan en invierno. Para proteger los riñones, los practicantes de Qigong han estudiado la relación de los riñones con la naturaleza, los alimentos e incluso los estados emocionales. Han desarrollado técnicas de masaje y ejercicios concretos para aumentar la circulación de Qi en los riñones durante el invierno. Como la salud de los riñones depende también de las emociones, aprender a regular la mente para regular el Qi se ha convenido en uno de los principales objetivos del entrenamiento del Qigong.

9.- El Canal del Pericardio, en la Mano — Yin Absoluto (Fig. 2-21)

A. Recorrido:
Recorrido 1:
  (1) pericardio — (2) debajo de la axila — (3) axila — (4) antebrazo — (5) muñeca — (6) palma de la mano — (7) punta del dedo corazón (Zhongchong, P-9).
Recorrido 2:
  (1) pericardio — (8) diafragma — (9) conecta con el triple calentador (Sanjiao).
Recorrido 3:
  (6) palma de la mano (Laogong, P-8) — (10) punta del dedo anular (Guanchong, TB-1).

B. Vísceras relacionadas:
  Pericardio (Órgano Pertinente) y triple calentador (Sanjiao.)

C. Cavidades:
  Tianchi (P-1), Tianquan (P-2), Quze (P-3), Ximen (P-4), Jianshi (P-5), Neiguan (P-6), Daling (P-7), Laogong (P-8) y Zhongchong (P-9).

D. Comentario:
  El pericardio (Yin) y el triple calentador (Yang) son órganos emparejados. Se dice que corresponden al «Fuego Ministerial», en oposición al «Fuego Soberano» del corazón y del intestino delgado. Aunque el pericardio no tiene funciones fisiológicas propias, se le considera alguna relación con el delirio que producen las fiebres altas.

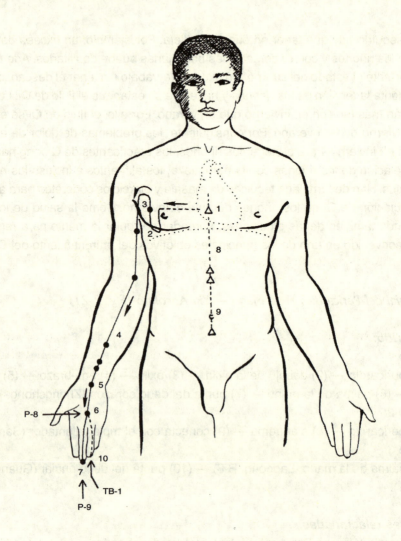

Figura 2-21. El Canal del Pericardio, en la Mano — Yin Absoluto

En el Qigong la regulación del Qi del pericardio está considerada como algo muy importante. Se cree que el corazón, el órgano más vital de nuestro cuerpo, debe tener una circulación de Qi adecuada para funcionar con normalidad. El nivel de Qi del corazón se puede aumentar fácilmente hasta un estado anormal, con enfermedad, alteraciones emocionales, ejercicio o lesiones. La función del pericardio es disipar el exceso de Qi del corazón y dirigirlo a la cavidad Laogong (P-8), situada en el centro de la palma de la mano. Desde la cavidad Laogong se puede liberar de forma natural el exceso de Qi, regulando de este modo el nivel de Qi del corazón. La cavidad

CAP. 2 - FUNDAMENTOS GENERALES

Laogong se utiliza en el masaje Qigong para reducir la temperatura del cuerpo cuando se tiene fiebre. Como puede ver, la misión del pericardio es regular el Qi del corazón a través de la cavidad Laogong.

Ha de tener en cuenta que en el Qigong se cree que hay cinco centros (llamados puertas) por los que el Qi del cuerpo se puede comunicar con el entorno y, de este modo, regular el nivel de Qi de todo el organismo. Dos de estos centros son las cavidades Laogong y otros dos, las cavidades Yongquan (K-1) utilizadas para regular el Qi de los riñones. La quinta es la cara. La cara está conectada y relacionada con otros muchos órganos. Siempre que haya una anormalidad en el Qi de los órganos se manifiesta en la cara.

10.- El Canal del Triple Calentador, en la Mano — Yang Menor (Fig. 2-22)

A. Recorrido:

Recorrido 1:

(1) punta del dedo anular (Guanchong, TB-1) — (2) entre los huesos metacarpianos IV y V — (3) muñeca — (4) lado dorsal del antebrazo — (5) detrás del olécranon — (6) lado exterior del brazo — (7) hombro — (8) Jianjing (GB-21) — (9) entra en la fosa supraclavicular — (10) pasa al pecho, comunicándose con el pericardio — (11) diafragma — (12) enlaza sucesivamente las partes superior, media e inferior de la cavidad del cuerpo.

Recorrido 2:

(10) Shanzhong (Co-17) — (13) fosa supraclavicular — (14) cuello — (15) Dazhui (Gv- 14) — (16) borde posterior de la oreja — (17) Xuanli (GB-6) y Hanyan (GB-4) — (18) Quanliao (SI-18).

Recorrido 3:

(19) región retroauricular, por donde entra en el oído — (20) sale por delante de la oreja — (21) comisura lateral.

B. Vísceras relacionadas:

Pertenece a las partes superior, media e inferior de la cavidad del cuerpo (Sanjiao) y se comunica con el pericardio.

C. Cavidades:

Guanchong (TB-1), Yemen (TB-2), Zhongzhu de la mano (TB-3), Yangehi (TB-4), Waiguan (TB-5), Zhigou (TB-6), Huizong (TB-7), Sanyangluo (TB-8), Sidu (TB-9), Tianjing (TB-10), Qinglengyuan (TB-11), Xiaoluo (TB-12), Naohui (TB-13), Jianliao

Masaje Qigong Chino

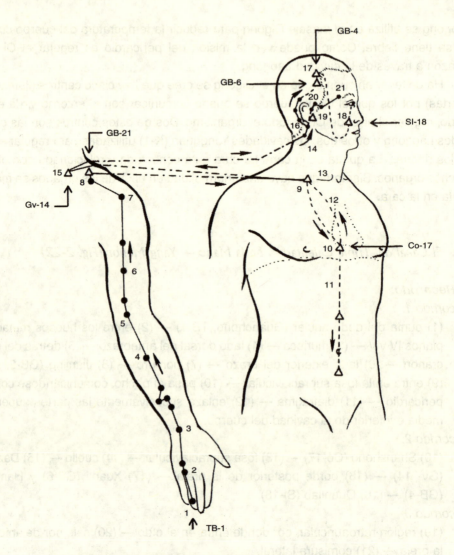

Figura 2-22. *El Canal del Triple Calentador, en la Mano — Yang Menor*

(TB-14), Tianliao (TB-15), Tianyou (TB-16), Yifeng (TB-17), Qimai (TB-18), Lux (TB-19), Jiaosun (TB-20), Ermen (TB-2 1), Ear-Heliao (TB-22) y Sizhukong (TB-23).

D. Comentario:

Al menos hasta el siglo III, en el «Tratado de las dificultades» *(Nan Jing)*, el triple calentador estaba considerado como algo que «tiene nombre; pero no tiene forma». En el «Tratado Interior» *(Nei Jing)*, el triple calentador estaba considerado como un órgano que coordinaba todas las funciones del metabolismo del agua. En otros documentos tradicionales, los calentadores estaban considerados como tres regiones del cuerpo que se utilizaban para agrupar los órganos. El calentador superior está formado por el pecho, el cuello y la cabeza, así como por las funciones del corazón y los pulmones. El calentador medio es la zona que hay entre el pecho y el ombligo y comprende las funciones del estómago, el hígado y el bazo. El calentador inferior ocupa el bajo vientre y las funciones de los riñones y la vejiga urinaria. Por tanto, el calentador superior se ha comparado con una niebla que difunde la sangre y el Qi. El calentador superior se ha comparado como una espuma que remueve el alimento en el proceso de digestión y el calentador inferior se parece a una ciénaga a la que se echan todas las sustancias impuras.

Regular el Qi para que se mantenga en un estado normal de fluidez es uno de los principales métodos del entrenamiento de Qigong para mantener la salud. Normalmente se hace con los ejercicios Wai Dan y se cree que el Qi debe fluir por los órganos internos con suavidad para que mantengan sus funciones normales. Esto significa que, si quiere usted mantener suave el flujo de Qi y sanos los órganos, tiene que aprender primero a regular y relajar los músculos que sujetan un órgano determinado y tienen relación con él. Los movimientos externos también hacen que se ejerciten los músculos internos. Uno de los ejercicios externos más comunes consiste en regular el triple calentador levantando las manos por encima de la cabeza y bajándolas lentamente. Estos movimientos de brazos hacia arriba y hacia abajo extienden y relajan los músculos internos y, de este modo, aumentan el flujo de Qi.

11.- El Canal de la Vesícula Biliar, en el Pie — Yang Menor (Fig. 2-23)

A. Recorrido:
Recorrido 1:
    (1) comisura exterior del ojo (Tongziliao, GB-1) — (2) nariz (Heliao, YB-22) — (3) Jiaosun (TB-20) — (4) Dazhui (Gv-14) — (5) entra en la fosa supraclavicular.

Recorrido 2:
    (6) región retroauricular y pasa por Yifeng (TB-17) — (7) Tinggong (SI-19) y Xiaguan (S-7).

Recorrido 3:
    (1) comisura exterior del ojo — (8) Daying (S-5) — (9) región infraorbital — (10) Jiache (S-6) — (11) fosa supraclavicular — (12) al pecho — (13) Tianchi (P-1) — (14) comunica con el hígado — (15) pertenece a la vesícula biliar —

Masaje Qigong Chino

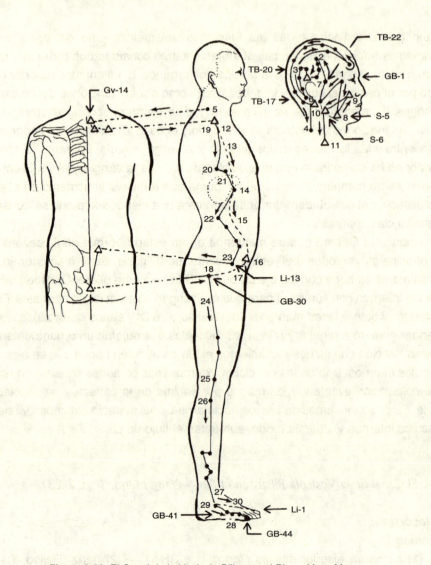

Figura 2-23. El Canal de la Vesícula Biliar, en el Pie — Yang Menor.

(16) dentro del hipocondrio — (17) alrededor de los genitales — (18) cadera (Huantaiao, GB-30).

Recorrido 4:

(19) fosa supraclavicular — (20) axila — (21) lado exterior del pecho — (22) a través del hipocondrio — (23) Zhangmen (Li- 13) — (24) a lo largo del lado exterior del muslo — (25) rodilla — (26) lado anterior del peroné — (27) lado anterior del tobillo — (28) lado exterior de la punta del cuarto dedo o Zuqiaoyin (GB-44).

CAP. 2 - FUNDAMENTOS GENERALES

Recorrido 5:
(29) dorso del pie (Linqi, GB-41) — (30) dedo gordo (Dadun, Li-1).

B. Vísceras relacionadas:
Vesícula biliar (Órgano Pertinente), hígado y corazón.

C. Cavidades:
Tongziliao (GB-1), Tinghui (GB-2), Shangguan (GB-3), Hanyan (GB-4), Xuanli (GB-5), Xuanli (GB-6), Qubin (GB-7), Shuaigu (GB- 8), Tianchong (GB-9), Fuhai (GB-10), Qiaoyin de la Cabeza (GB-11), Wangu de la Cabeza (GB-12), Beoshen (GP-13), Yangbai (GB-14), Linqi de la Cabeza (GB-15), Muchuang (G13-16), Zhengyine (G13-17), Chengling (GB-18), Naokong (GB-19), Fengchi (G13-20), Jianjing (GB-21), Yuanye (GB- 22), Zhejin (GB-23), Riyue (GB-24), Jinginen (GB-25), Daiinai (GB-26), Wushu (GB-27), Weidao (GB-28), Juliao del Fémur (GB-29), Huantiao (GB-30), Fengshi (GB-31), Zhongdu del Fémur (GB-32), Xiyangguan (GB-33), Yauelinquan (GB-34), Yangjiao (GB-35), Waiqiu (GB-36), Guangming (GB-37), Yangfu (GB-38), Xuanzhong (GB-39), Qiuxu (GB-40), Linqi del Pie (GB-41), Diwuhui (GB-42), Xiaxi (GB-43), Qiaoyin del Pie (GB-44).

D. Comentario:
El hígado (Yin) y la vesícula biliar (Yang) son órganos emparejados. En las Cinco Fases corresponden a la madera; su dirección es el Este; su estación, la primavera; su estado climático, viento; su color, el verde; su emoción, la ira; su gusto, agrio; su olor, capruno y su sonido, el grito. Su punto de entrada son los ojos. Controlan tendones (músculos y uniones) y su salud se refleja en las uñas de las manos y de los pies.

La principal función de la vesícula biliar es almacenar y expulsar la bilis producida por el hígado. Junto con el corazón, la vesícula biliar es la responsable de la toma de decisiones.

La principal enfermedad relacionada con la vesícula biliar es un trastorno que afecta al flujo de bilis, producido generalmente por la humedad y el calor. Se manifiesta generalmente con dolor en la zona del hígado, sensación de opresión en el abdomen y por el tono amarillento de los ojos, la piel, la orina y la lengua. A la vesícula biliar no se le ha prestado nunca una atención seria en el entrenamiento del Qigong. Su compañero con el que está emparejado, el hígado, ha recibido mucha más atención.

12.- El Canal del Hígado, en el Pie — Yin Absoluto (Fig. 2-24)

A. Recorrido:

Recorrido 1:
(1) detrás de la uña del dedo gordo del pie — (2) parte media del tobillo — (3) Sanyinjiao (Sp-6) — (4) lado de la espinilla — (5) lado de la rodilla — (6) lado medio del muslo — (7) Chongmen (Sp-12) y Fushe (Sp-13) — (8) región púbica — (9) bajo vientre — (10) Qugu (Co-2), Zhongli (Co-3) y Guanyuan (Co-4) — (11) hígado — (12) parte inferior del pecho — (13) parte posterior del cuello — (14) paladar — (15) tejidos de los ojos — (16) frente — (17) coronilla.

Recorrido 2:
(15) ojo — (18) mejilla — (19) curvas que hay alrededor de la superficie interior de los labios.

Recorrido 3:
(20) hígado — (21) atraviesa el diafragma — (22) pulmón.

B. Vísceras relacionadas:
Hígado (Órgano Pertinente), vesícula biliar, pulmón, estómago y cerebro.

C. Cavidades:
Dadun (L-1), Xingjian (L-2), Taichong (L-3), Zhongfeng (L-4), Ligou (L-5), Zhongdu de la Tibia (L-6), Xiguan (L-7), Ququan (L-8), Yinbao (L-9), Wuli del Fémur (L-10), Yinlian (L-11), Jimal (L-12), Zhangmen (L-13) y Qimen (L-14).

D. Comentario:

El hígado (Yin) y la vesícula biliar (Yang) son órganos emparejados. Corresponden a la Madera en las Cinco Fases; su dirección es el Este; su estación, la primavera; su estado climático, viento; su color, el verde; su emoción, la ira; su gusto, agrio; su olor, capruno, y su sonido, el grito. Su punto de entrada son los ojos. Controlan los tendones (músculos y uniones) y su salud se refleja en las uñas de las manos y de los pies. La principal función del hígado es difundir y regular el Qi por todo el cuerpo. Su carácter único es fluido y libre. Por tanto, la depresión o la frustración puede alterar el funcionamiento del hígado. Además, el hígado es también responsable de almacenar la sangre cuando el cuerpo está en reposo. Esta característica, junto con su control del bajo vientre, lo convierte en el órgano más crítico en cuanto al ciclo menstrual de las mujeres y la sexualidad.

La depresión o la frustración de larga duración pueden estancar la función difusora del hígado y producir una depresión continua, mal humor y sensación de dolor e

CAP. 2 - FUNDAMENTOS GENERALES

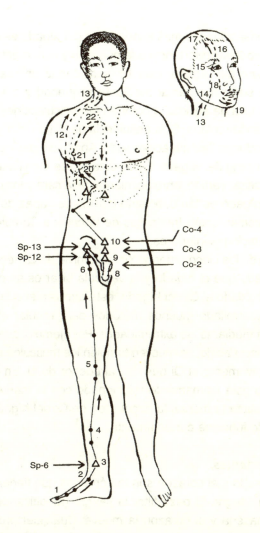

Figura 2-24. El Canal del Hígado en el Pie — Yin Absoluto.

hinchazón en el pecho y en los costados. Si esta situación empeora, puede producir falta de armonía y entre el hígado y el estómago o entre el hígado y el bazo. Este desorden está simbolizado por la «rebelión» del Qi de estos últimos órganos, por lo que el Qi se mueve en dirección contraria a la normal. Por ejemplo, el Qi del estómago suele descender, por lo que la rebelión de Qi implica hipo, vómitos, etc. En el caso del bazo, el Qi suele moverse hacia arriba, por lo que su rebelión se manifiesta como diarrea.

La depresión del Qi del hígado es la principal causa de los trastornos propios de las mujeres, incluidas las irregularidades menstruales, hinchazón y dolor de pechos, etc.

Una de las responsabilidades más importantes del hígado es el almacenamiento de la sangre, dando especial importancia a la nutrición y la humectación. Siempre que sea deficiente la sangre del hígado, este no será capaz de realizar la función de humectación. Esto se suele manifestar mediante sequedad y dolor en los ojos, con visión borrosa o débil, falta de agilidad o dolor en las articulaciones, piel seca, mareos y una menstruación descontrolada. Si la deficiencia de Yin en el hígado se convirtiese en algo grave, se producen las situaciones de Aparición del Fuego del Hígado o Aumento Excesivo del Yang del Hígado. Estos estados se manifiestan con mal humor, inquietud, dolor de cabeza, vértigo, enrojecimiento de la cara y los ojos y sequedad en la boca. Si el Yin del hígado es tan deficiente que no es capaz de asegurar su Yang, aparecen muchos síntomas como trastornos de la cabeza. También se puede sentir debilidad en las articulaciones inferiores.

El hígado es uno de los cinco órganos Yin cuyo nivel de Qi necesita regular el que practica el Qigong. Dado que el hígado y la vesícula biliar están conectados directamente, cuando está regulado el Qi del hígado, está también el que circula por la vesícula biliar. Se han desarrollado muchos métodos para regular el Qi del hígado. El Qigong Wai Dan actúa mediante las extremidades. Por ejemplo, cuando se mueven los brazos hacia arriba y hacia abajo, se mueven también los músculos internos que rodean el hígado y circula suavemente el Qi que hay alrededor de él. En el Qigong Nei Dan se cree que el hígado está íntimamente relacionado con la mente. También se cree que, cuando está regulada la mente, la circulación de Qi del hígado es normal y, por consiguiente, el hígado funciona correctamente.

Observaciones importantes

1.- El bazo, el hígado y el corazón son los órganos que tienen una relación más directa con la sangre. El bazo filtra la sangre (modificando su estructura), el hígado la almacena y el corazón la mueve. Cualquier problema relacionado con la sangre involucra, por lo menos, a uno de estos órganos.

2.- El hígado y los riñones están íntimamente relacionados. Sus canales se cruzan en muchas partes. El hígado almacena la sangre y los riñones almacenan la esencia. Estas sustancias, que son Yin las dos, tienen una influencia considerable en las funciones reproductoras.

3.- El corazón (calentador superior, Fuego) y los riñones (calentador inferior, Agua) se controlan mutuamente y dependen uno de otro. El espíritu del corazón y la esencia de los riñones colaboran para establecer y mantener la consciencia humana.

4.- La función digestiva del bazo está relacionada con las funciones distributivas del hígado. La desarmonía entre ellas puede producir diversos problemas

CAP. 2 - FUNDAMENTOS GENERALES

digestivos. Las funciones digestiva y transportadora del bazo (llamadas también Qi Medio), dependen de la fuerza del Yang de los riñones.

5.- Aunque los pulmones rigen el Qi, su propio Qi debe mezclarse con la esencia que procede de los riñones, para producir el Qi Original. Los pulmones rigen el Qi, el hígado lo difunde y los riñones le proporcionan su base.

Los Ocho Vasos Extraordinarios de Qi

Los ocho vasos extraordinarios de Qi y los doce canales (meridianos) primarios de Qi forman la parte principal del sistema de canales. La mayoría de los ocho vasos se ramifican desde los doce canales primarios y comparten la función de hacer que el Qi circule por el cuerpo. Estos vasos forman con los canales un tejido de interconexiones complejas. Al mismo tiempo, cada uno de ellos tiene sus propias características funcionales y una utilidad clínica independiente de los canales.

La medicina tradicional china concede mucha importancia a los doce canales primarios relacionados con los órganos y a sólo dos de los ocho vasos (el Gobernador y el de la Concepción). Los seis vasos no se utilizan casi nunca, simplemente porque no se conocen tan bien como los demás canales y se está investigando todavía bastante sobre ellos. Aunque se descubrieron hace dos mil años, hay pocos escritos que hablen de ellos.

Se está investigando mucho sobre los vasos extraordinarios, en especial en Japón; pero los resultados obtenidos por un investigador contradicen muchas veces los conseguidos por otros.

En este subapartado quisiéramos recopilar y resumir los puntos más importantes de los pocos documentos de que disponemos. Como las referencias de fuentes originales chinas son muy escasas y las que proceden de textos occidentales no son concluyentes, sino esotéricas o contradictorias, he aplicado mi propio juicio para seleccionar ideas y detalles. Antes de estudiar estos ocho vasos, empezaremos por definirlos y resumir sus funciones.

¿Qué son los Ocho Vasos?

Los ocho vasos se llaman «Qi Jing Ba Mai». Qi significa impar, extraño o misterioso. Jing significa meridiano o canales. Ba significa ocho y Mai significa vasos. Por tanto, Qi Jing Ba Mai se traduce como «Meridianos Impares y Ocho Vasos» o, «Meridianos Extraordinarios». «Impar» significa extraño en chino. Se utiliza la palabra «impares» porque estos ocho vasos no se conocen muy bien aún. Muchos médicos chinos explican que se llaman «Impares» simplemente porque hay cuatro vasos que no están emparejados. Como estos ocho vasos contribuyen también al mantenimiento de la homeostasis, algunas veces se les llaman «Meridianos Homeostáticos». Los acupuntores franceses les llaman «Meridianos Milagrosos», porque eran capaces de producir efectos terapéuticos cuando ya habían fracasado todas las demás técnicas. Además, como cada uno de estos canales tiene una influencia muy fuerte en el funcionamiento psíquico y en la individualidad, sus puntos de mando están entre los puntos psicológicos más importantes del cuerpo. Por ello, se les llama algunas veces «Ocho Canales Psíquicos».

Estos vasos son: 1. Vaso Gobernador (Du Mai); 2. Vaso de la Concepción (Ren Mai); 3. Vaso Impulsor (Chong Mai); 4. Vaso Cinturón (Dai Mai); 5. Vaso del Talón Yang (Yangqiao Mai); 6. Vaso del Talón Yin (Yinqiao Mai); 7. Vaso de Enlace Yang (Yangwei Mai), y 8. Vaso Enlace Yin (Yinwei Mai).

Funciones generales de los ocho vasos

1. Sirven como depósitos de Qi:

Dado que los ocho vasos son tan distintos unos de otros, es difícil generalizar sus características y sus funciones. Sin embargo, una de las características más comunes de los ocho vasos la especificó Bian Que en su «Nan Jing». Decía que **los doce canales de Qi relacionados con los órganos son una especie de río y los ocho vasos extraordinarios hacen de depósitos.** Estos depósitos, en especial los vasos de la Concepción y Gobernador, absorben el exceso de Qi de los canales principales y lo devuelven cuando hace falta. Sin embargo, debe saber que, debido al limitado número de documentos tradicionales así como a la falta de métodos modernos y científicos para la investigación del Qi, es difícil determinar el comportamiento preciso y las características de estos ocho vasos. Se pueden comprender en distintos niveles diferentes y cumplen funciones distintas, al mismo tiempo que contienen Qi de todo tipo, como Ying Qi, Wei Qi, Jing Qi e incluso sangre.

Cuando los doce canales primarios tienen falta de Qi, los ocho vasos se lo suministran. De este almacén se puede sacar Qi con facilidad con agujas de acupuntura aplicadas en las cavidades que conectan los ocho vasos con los doce canales. Las cavidades de conexión se comportan como salidas de un depósito y se pueden ajustar para fortalecer el flujo de Qi de los ríos o el nivel del depósito. Algunas veces, cuando es necesario, el depósito suelta Qi de forma espontánea. Por ejemplo, cuando una persona ha sufrido un impacto, bien sea físico o mental, empieza a faltar Qi en algunos canales principales. Esto hace que se sobrecarguen algunos órganos y se acumule el Qi rápidamente en torno a ellos. Cuando esto ocurre, el depósito tiene que liberar Qi para aumentar la circulación deficiente y evitar mayores daños.

2. Protegen zonas específicas contra el «Mal Qi»:

El Qi que protege el cuerpo de intrusos exteriores se llama Wei Qi (Qi Guardián). De los ocho vasos, el de Empuje, el Gobernador y el de la Concepción juegan papeles importantes para proteger el abdomen, el tórax y la espalda.

3. Regulan los cambios de los ciclos vitales:

Según el capítulo 1 del «Su Wen», el Vaso Impulsor y el de la Concepción regulan también los cambios de los ciclos vitales que se producen por intervalos de siete años, en las mujeres, y de ocho, en los hombres.

4. Ponen en circulación el Jing Qi por todo el cuerpo, en particular por los cinco «Órganos Ancestrales»:

Una de las funciones más importantes de los ocho vasos es aportar Jing Qi (esencia Qi, que se ha convertido partiendo de la Esencia Original y la sexual) a todo el cuerpo incluidos la piel y el cabello. También tienen que abastecer de Qi los cinco órganos ancestrales: el cerebro y la médula espinal, el hígado y la vesícula biliar, la médula ósea, el útero y el sistema sanguíneo.

1.- El Vaso Gobernador (Du Mai) (Fig. 2-25)

A. Recorrido:
Recorrido 1:
   (1) perineo — (2) a lo largo del centro de la espina dorsal — (3) Fengfu (Gv-16) — (4) entra en el cerebro — (5) pasa a la coronilla de la cabeza — (6) pasa por la línea central de la frente y recorre el puente de la nariz — (7) labio superior.
Recorrido 2:
   (8) región pélvica — (9) desciende a los genitales y al perineo — (10) punta del cóccix — (11) región glútea (corta los canales de los riñones y la vejiga urinaria) — (12) vuelve a la columna vertebral y después pasa a los riñones.
Recorrido 3:
   (13) comisura interior del ojo — (14) dos ramas (bilaterales) suben por la frente — (15) se juntan en el vértex (entra en el cerebro) — (16) reaparece en la parte inferior del occipucio — (17) se divide en dos ramas que bajan siguiendo puntos opuestos de la espina dorsal hasta la cintura — (18) riñones.

Masaje Qigong Chino

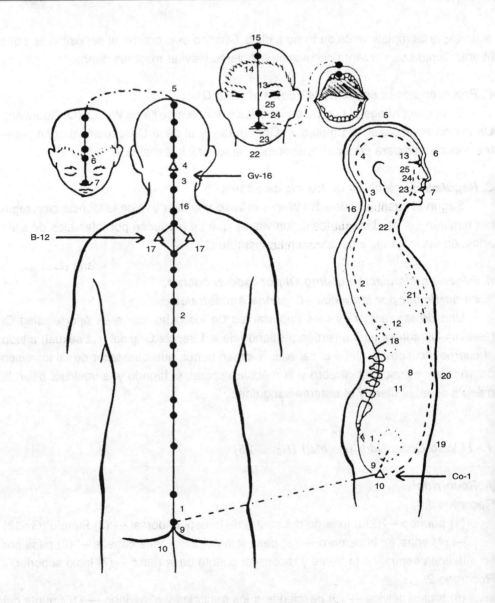

Figura 2-25. El Vaso Gobernador (Du Mai).

Recorrido 4:
(19) bajo vientre — (20) cruza el ombligo — (21) atraviesa el corazón — (22) entra en la tráquea — (23) cruza la mejilla y rodea la boca — (24) en un punto que está debajo de la parte media del ojo. Este vaso intercepta los puntos Fengmen (B-12) y Huiyin (Co-1).

B. Cavidades:

Changqiang (Gv-1), Yaoshu (Gv-2), Yaoyangguan (Gv-3), Minginen (Gv-4), Xuanshu (Gv-5), Jizhong (Gv-6), Zhongshu (Gv-7), Jinsuo (Gv-8), Zhiyang (Gv-9), Lingtai (Gv-10), Shendao (Gv-11), Shenzhu (Gv-12), Taodao (Gv-13), Dazhui (Gv-14), Yainen (Gv-15), Fengfu (Gv-16), Naohu (Gv-17), Qiangjian (Gv-18), Houding (Gv-19), Baihui (Gv-20), Qianding (Gv-21), Xinhui (Gv-22), Shangxing (Gv-23), Shenting (Gv-24), Suliao (Gv-25), Renzhong (Gv-26), Duiduan, (Gv-27) y Yinjiao (Gv-28).

C. Comentario:

En el Vaso Gobernador confluyen todos los canales Yang, sobre los que se dice que «gobierna». Puesto que controla todos los canales Yang, se le llama «Mar de los Meridianos Yang». Destaca por su recorrido, ya que fluye subiendo por la línea central de la espalda (una zona Yang) y por el centro de todos los canales Yang (excepto en el del estómago, que fluye por delante). El Vaso Gobernador dirige todos los canales Yang, lo que significa que se puede utilizar para incrementar la energía Yang del cuerpo.

Dado que el Vaso Gobernador es el «Mar de los Meridianos Yang» y controla y gobierna la espalda, que es la zona más rica en Qi Guardián (Wei Qi), también es responsable de la circulación del Qi Guardián por el cuerpo, para protegerlo de malos intrusos externos. La circulación del Qi Guardián empieza por el punto Fengfu (Gv-16) y baja por el Vaso Gobernador hasta el Huiyin (Co-1). Se dice que el Qi Guardián tarda veintiún días en bajar desde el Fengfu al Huiyin y nueve días para subir del Huiyin a la garganta, haciendo así un ciclo mensual.

Según la ciencia médica china, el Qi Guardián es Yang y, por tanto, representa el «Fuego» del cuerpo. Su circulación, que es rápida y se extiende a todas partes, mantiene el fuego en el cuerpo y controla la pérdida de calor corporal. El Qi Guardián está también ligado inseparablemente a los líquidos que circulan por fuera de los canales, en la piel y en la carne. Por consiguiente, por medio de la respiración, bajo el control de pulmones, el Qi Guardián es el responsable de abrir y cerrar los poros, controlando así el sudor.

El Vaso Gobernador es también responsable de la nutrición de los cinco órganos ancestrales, de los que forman parte el cerebro y la médula espinal. Es uno de los medios con que los riñones «controlan» el cerebro, según se dice en la medicina china.

Debido a la importancia que tienen para la salud, los vasos Gobernador y de la Concepción están considerados como los canales de Qi más importantes de los que se tratan en el Qigong, especialmente en el Nei Dan. El entrenamiento de estos dos vasos enseña a:

1.- Llenarlos de Qi con el fin de que tengan suficiente para regular los doce canales.
2.- Abrir las zonas estancadas que haya en estos dos canales, para que el Qi fluya suavemente y con fuerza.
3.- Dirigir con eficacia el Qi para abastecer el cerebro y producir Shen.
4.- Regir de forma eficiente el Qi de los doce canales y alimentar los órganos.
5.- Utilizar el Shen producido para dirigir el Qi Guardián a la piel y fortalecer el escudo de Qi Guardián que cubre el cuerpo.

En el entrenamiento de Qigong Nei Dan, cuando estos dos vasos se han llenado de Qi se puede poner en circulación con eficacia el Qi que hay en ellos, esto es la «circulación menor». Para ello, hay que saber convertir en Qi la esencia almacenada en los riñones, poner en circulación este Qi por los vasos Gobernador y de la Concepción y, finalmente, dirigir este Qi a la cabeza para alimentar el cerebro y el Shen (espíritu).

2. El Vaso de la Concepción (Ren Mai) (Fig. 2-26)

A. Recorrido:
Recorrido 1:
   (1) bajo vientre por debajo del punto Qugu (Co-2) — (2) sube por la línea central del abdomen y el pecho — (3) cruza la garganta y la mandíbula — (4) rodea la boca — (5) termina en la región de los ojos.
Recorrido 2:
   (6) cavidad pélvica — (7) entra en la espina dorsal y sube por la espalda.
   Este vaso intercepta los puntos Chengqi (S-1) y Yinjiao (Gv-28).

B. Cavidades:
Huiyin (Co-1), Qugu (Co-2), Zhongli (Co-3), Guanyuan (Co-4), Shimen (Co-5), Qihal (Co-6), Yinjiao del Abdomen (Co-7), Shenjue (Co-8), Shuifen (Co-9), Xiawan (Co-10), Jianli (Co-11), Zhongwan (Co-12), Shangwan (Co-13), Juqie (Co-14), Jiuwei (Co-15), Zhongting (Co-16), Shanzhong (Co-17), Yutang (Co-18), Zigong del Pecho (Co-19), Huagai (Co-20) Xuanji (Co-21), Tiantu (Co-22), Lianquan (Co-23) y Chengjiang (Co-24).

C. Comentario:
Ren en chino significa «dirección, responsabilidad». Ren Mai, el «Vaso de la Concepción» tiene un papel importante en la circulación del Qi, controlando y dirigiendo todos los canales Yin, además del canal del estómago. El Vaso de la

CAP. 2 - FUNDAMENTOS GENERALES

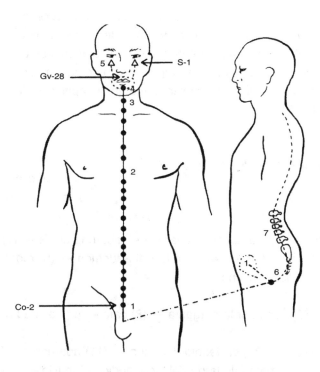

Figura 2-26. El Vaso de la Concepción (Ren Mai).

Concepción está conectado con el Impulsor y el Eslabón Yin y puede aumentar la energía Yin del cuerpo.

Este vaso nutre el útero (uno de los cinco órganos ancestrales) y todo el sistema genital. En el *Nei Jing* se dice que los vasos de la Concepción e Impulsor tienen sangre y esencia (Jing) y los dos suben hasta la cara y rodean la boca. En los hombres, tienen más sangre que esencia, lo que hace que crezca la barba y el vello. Como las mujeres pierden sangre con la menstruación, tienen en proporción menos sangre y, por consiguiente, no tienen barba ni vello.

En el *Su Wen* se dice que tanto el vaso de la Concepción como el Impulsor controlan los ciclos vitales de siete años, para las mujeres, y de ocho para los hombres. Son los cambios que se registran en estos vasos en dichos intervalos los que producen las mayores alteraciones de nuestras vidas.

Además, el Vaso de la Concepción controla también la distribución y la «dispersión» del Qi Guardián por todo el abdomen y el tórax, mediante numerosos diminutos capilares de Qi (Luo). Este vaso tiene también un papel importante en la distribución de los líquidos corporales que hay en el abdomen.

En los círculos del Qigong, este vaso y el Vaso Gobernador están considerados como los más importantes de los canales y vasos de Qi y son los primeros que conviene entrenar. Se cree que generalmente no hay un estancamiento significativo en el Vaso de la Concepción. Sin embargo, es importante incrementar la cantidad de Qi que se es capaz de almacenar, lo que también aumenta la capacidad de la persona para regular los canales Yin.

3. El Vaso Impulsor (Chong Mai) (Fig. 2-27)

A. Recorrido:
Recorrido 1:
(1) bajo vientre — (2) aparece a lo largo del recorrido de Qi — (3) sigue el recorrido del canal del riñón — (4) sube por el abdomen — (5) rodea el ombligo — (6) se dispersa por el pecho.
Recorrido 2:
(6) pecho — (7) sube por la garganta — (8) cara — (9) cavidad nasal.
Recorrido 3:
(1) bajo vientre — (10) por debajo del riñón — (11) aparece a lo largo del recorrido de Qi — (12) baja a lo largo del lado medio del muslo — (13) fosa poplítea — (14) margen medio de la tibia y lado posterior del maleolo medio — (15) planta del pie.
Recorrido 4:
(16) tibia — (17) hacia el margen exterior del hueso — (18) entra en el talón — (19) cruza los huesos del tarso del pie — (20) dedo gordo.
Recorrido 5:
(21) cavidad pélvica — (22) entra en la espina dorsal y circula por la espalda.
Este vaso intercepta los puntos Huiyin (Co-1), Yinjiao (Co-7), Qichong (S-30), Henggu (K-11), Dahe (K-12), Qixue (K-13), Siman (K-14), Zhongzhu (K-15), Huangshu (K-16), Shangqu (K-17), Shiguan (K-18), Yindu (K-19), Tonggu (K-20) y Youmen (K-21).

B. Análisis:
Una de las principales actividades del Vaso Impulsor consiste en conectar, comunicar y mantener el Vaso de la Concepción. Como se trata de un apoyo mutuo, los dos pueden regular con eficacia el Qi del canal del riñón. Los riñones son la residencia del Qi Original y están considerados como uno de los órganos Yin más vitales.

El Vaso Impulsor está considerado como uno de los vasos más importantes y decisivos para realizar con éxito el entrenamiento del Qigong, especialmente el

CAP. 2 - FUNDAMENTOS GENERALES

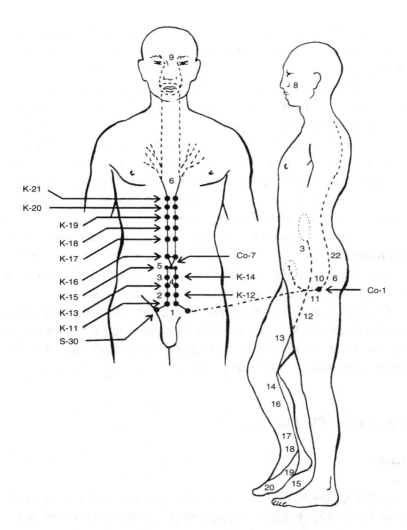

Figura 2-27. El Vaso Impulsor (Chong Mai).

Lavado de la Médula Ósea. Hay muchas razones para ello. La primera es que este vaso intercepta dos cavidades del Vaso de la Concepción: Huiyin (Co-1) y Yinjiao (Co-7). Huiyin significa «encuentro con el Yin» y es la cavidad donde se transfieren el Yin y el Yang. Yinjiao significa «unión de Yin» y es la cavidad donde el Qi Original (Qi de Agua o Qi Yin) se encuentra con el Qi de Fuego creado con los alimentos y el aire. El Vaso Impulsor conecta también con once cavidades del canal del riñón. El riñón está considerado como la residencia de la «Esencia Original» (Yuan Jing) que se convierte en Qi original (Yuan Qi).

La segunda razón de la importancia que tiene el Vaso Impulsor en el entrenamiento Qigong es que este vaso está conectado directamente con la médula espinal y llega hasta el cerebro. La meta principal del Lavado de Médula Ósea del Qigong es dirigir el Qi a la médula y después a la cabeza, nutriendo así el cerebro y el espíritu (Shen). Finalmente, la tercera razón la encontramos en la propia práctica del Qigong. Hay tres recorridos de entrenamientos normales: Fuego, Viento y Agua. En el recorrido del Fuego, se le da más importancia al Fuego o al Qi Yang que circula por el Vaso Gobernador, fortaleciendo los músculos y los órganos. El recorrido del Fuego es el principal entrenamiento del Qigong del cambio músculo/tendón (Yi Jin Jing). Sin embargo, el recorrido del Fuego puede hacer también que el cuerpo se vuelva demasiado Yang y, por consiguiente, acelere el proceso de regeneración. Para ajustar el Fuego a su nivel adecuado, se puede hacer el Qigong del Lavado de la Médula Ósea. Este utiliza el recorrido del Agua, en el que el Qi se aparta del circuito del Fuego en la cavidad Huiyin (Co-1), entra en la médula espinal y termina al llegar a la cabeza. El recorrido del Agua enseña a utilizar el Qi Original para enfriar el cuerpo y a utilizar después este Qi para nutrir el cerebro y entrenar el espíritu. Aprender a ajustar la circulación del Qi de Fuego y de Agua por el cuerpo se conoce con el nombre de Kan-Li, que significa Agua-Fuego. De aquí podemos deducir que el Vaso Impulsor desempeña un papel muy importante en el entrenamiento Qigong.

4.- El Vaso Cinturón (Dai Mai) (Fig. 2-28)

A. Recorrido:
Recorrido 1:
(1) por debajo del hipocondrio, a la altura de la segunda vértebra lumbar —
(2) baja hacia abajo y rodea el cuerpo en la cintura, como un cinturón.
Este vaso intercepta los puntos Daimai (GB-26), Wushu (GB-27) y Weidao (GB-28).

B. Análisis:
La principal función del Vaso Cinturón es regular el Qi de la vesícula biliar. También es el responsable del equilibrio horizontal del Qi. Si ha perdido este equilibrio, ha perdido también su centro y su equilibrio, tanto mental como físico.

Desde el punto de vista del Qigong, el Vaso Cinturón es también responsable del fortalecimiento de la zona de la cintura. Cuando el Qi está completo y circula con suavidad, no se producen dolores de espalda. Además, como los riñones se encuentran por esa zona, este vaso es también responsable de la circulación de Qi por los riñones, manteniéndolos así sanos. Lo más importante del Vaso Cinturón es que el Dan

CAP. 2 - FUNDAMENTOS GENERALES

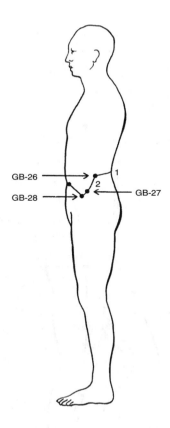

Figura 2-28. El Vaso Cinturón (Dai Mai).

Tian Inferior se encuentra en su zona. Para pasar el Qi Original de los riñones al Dan Tian Inferior, debe estar la zona de la cintura sana y relajada. Esto significa que el flujo de Qi ha de ser suave en toda esa región. El entrenamiento del Vaso Cinturón se ha desarrollado mucho y se analizará en un futuro libro.

5. Vaso del Talón Yang (Yangqiao Mai) (Fig. 2-29)

A. Recorrido:

Recorrido 1:

(1) en el punto Shenmai (B-62), debajo del maleolo exterior — (2) sube por el lado exterior de la pierna — (3) lado posterior del hipocondrio — (3) lado exterior del hombro — (4) atraviesa el cuello — (5) pasa junto a la boca — (6) comisura interior (se une al Vaso del Talón Yin y al canal de la vejiga urinaria) — (7) sube

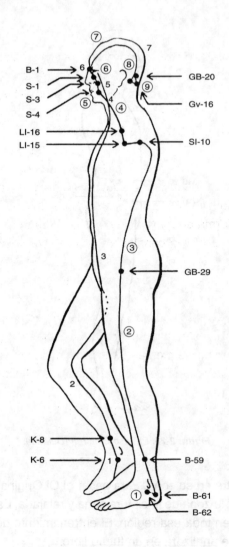

Figura 2-29. Vaso del Talón Yang (Yangqiao Mai) y el Vaso del Talón Yin (Yinqiao Mai).

cruzando la frente — (8) pasa detrás de la oreja, al punto Fengchi (GB-20) — (9) entra en el cerebro por el punto Fengin (Gv-16).

Este vaso intercepta los puntos Shenmai (B-62), Pushen (B-61), Fuyang (B-59), Jingming (B-1), Juliao (GB-29), Fengchi (GB-20), Naoshu (SI-10), Jugu (LI-16), Jianyu (LI-15), Dicang (S-4), Juliao (S-3), Chengqi (S-1) y Fengfu (Gv-16).

CAP. 2 - FUNDAMENTOS GENERALES

B. Comentario:

Mientras que los cuatro vasos anteriores (Gobernador, Concepción, Impulsor y Cinturón) están situados en el tronco, el Vaso del Talón Yang y los tres siguientes están situados en el tronco y las piernas. Además, cada uno de estos cuatro vasos está emparejado. Durante millones de años, el hombre ha estado caminando sobre sus piernas, que realizan un trabajo mucho más agotador que el de los brazos. Yo creo que ésta ha sido la causa de que, con el proceso evolutivo, las piernas hayan ido desarrollando poco a poco estos vasos para suministrar el Qi necesario y regular los canales. De ser así, podría ocurrir que, según va pasando el tiempo y el hombre va utilizando cada vez menos sus piernas, al cabo de unos pocos millones de años, estos vasos desapareciesen. De la forma en que el Vaso del Talón Yang corta otros canales de Qi podemos deducir que regula los canales Yang, como la vejiga urinaria, la vesícula biliar, el intestino delgado y el intestino grueso. El Vaso del Talón Yang está conectado también con el Vaso Gobernador. El Qi que llena este vaso procede principalmente del ejercicio de las piernas, que convierten la esencia del alimento o la grasa almacenada en las piernas. Este Qi se sube después para alimentar los canales Yang. En el Qigong se cree que, como este vaso está también conectado con el cerebro, se pueden hacer algunos ejercicios de piernas para curar el dolor de cabeza. Si el dolor de cabeza se debe a un exceso de Qi en ella, al hacer ejercicio con las piernas se hace que baje el Qi a los músculos de las piernas y alivie la presión que hay en la cabeza.

La mayor parte del entrenamiento relacionado con este vaso es Wai Dan. El Qigong Wai Dan se considera Yang y está especializado en el entrenamiento de los canales Yang, mientras que el Qigong Nei Dan está considerado relativamente Yin y concede más importancia a los canales Yin.

6. El Vaso del Talón Yin (Yinqiao Mai) (Fig. 2-29)

A. Recorrido:

Recorrido 1:

(1) punto Zhaohai (K-6), debajo del maleolo medio — (2) se extiende hacia arriba por la parte media de la pierna — (3) cruza el perineo y el pecho entrando en la fosa supraclavicular — (4) sube por la garganta y sale enfrente del punto Renyin (S-9) — (5) atraviesa la parte media de la mejilla — (6) comisura interior (se une al canal de la vejiga urinaria y a los Vasos del Talón Yang) — (7) sube por encima de la cabeza y el cerebro.

Este vaso intercepta los puntos Zhaohai (K-6), Jiaoxin (K-8) y Jingming (B-1).

B. Comentario:

El Vaso del Talón Yin está conectado con dos cavidades del canal del riñón, por lo que una de las principales fuentes de Qi de este vaso es la conversión de la esencia del riñón en Qi. En los círculos del Qigong se cree que la otra fuente principal de Qi es la esencia de los riñones externos (testículos). En el Qigong del Lavado de Médula Ósea, uno de los procedimientos de entrenamiento consiste en estimular los testículos para aumentar la producción de hormonas y fomentar la conversión de la esencia en Qi. Al mismo tiempo, hay que aprender a dirigir el Qi de este vaso para que suba a la cabeza y alimente el cerebro y el espíritu (Shen). Con este alimento, se debe ser capaz de alcanzar la Iluminación o el estado del Buda. Desde el punto de vista de la salud y la longevidad, el espíritu elevado deberá ser capaz de dirigir eficientemente el Qi de todo el cuerpo y mantener la salud.

7. El *Vaso de Enlace Yang (Yangwei Mai)* (Fig. 2-30)

A. Recorrido:
Recorrido 1:
    (1) Punto Jinmen (B-63), en el talón — (2) lado exterior de la pierna — (3) bajo vientre — (4) sigue subiendo por el lado posterior del hipocondrio — (5) pasa al hombro por la parte posterior de la axila — (6) sube por el cuello hasta detrás de la oreja — (7) pasa a la frente — (8) vuelve hacia atrás por encima de la cabeza — (9) Punto Fengfu (Gv-16).

Este vaso intercepta los puntos Jinmen (B-63), Yangjiao (GB-35), Jianjing (GB-21), Fengchi (GB-20), Naokong (GB-19), Chengling (GB-18), Zhengying (GB-17), Muchuang (GB-16), Linqi de la Cabeza (GB-15), Yangbai (GB-14), Benshen (GB-13), Tianliao (TB-15), Naoshu (SI-10), Yamen (Gv-15), Fengfu (Cv-16) y Touwei (S-8).

B. Comentario:

El Vaso de Enlace Yang regula el Qi, principalmente en los canales Yang: los de la vejiga urinaria, la vesícula biliar, el triple calentador, el intestino delgado y el estómago. También está conectado con el Vaso Gobernador en los puntos Yamen (Gv-15) y Fengfu (Gv-16). A este vaso y al Vaso del Talón Yang no se les ha dado mucha importancia en el Qigong, salvo en el entrenamiento de Camisa de Hierro, en el que se hacen ejercicios con estos dos vasos y con el Gobernador.

CAP. 2 - FUNDAMENTOS GENERALES

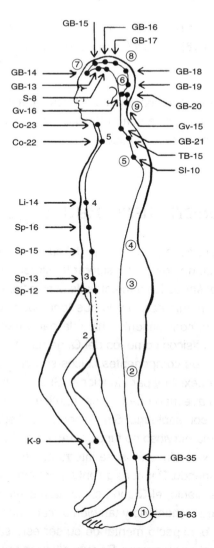

Figura 2-30. El Vaso de Enlace Yang (Yangwei Mai) y el Vaso de Enlace Yin (Yinwei Mai).

8. El Vaso de Enlace Yin (Yinwei Mai) (Fig. 2-30)

A. Recorrido:
Recorrido 1:

(1) parte inferior de la pierna en el punto Zhubin (K-9) — (2) sube por la parte media de la pierna — (3) entra en el bajo vientre — (4) sube por el pecho — (5) pasa a la garganta, llegando a los puntos Tiantu (Co-22) y Lianquan (Co-23).

Este vaso intercepta los puntos Zhubin (K-9), Chongmen (Sp-12), Fushe (Sp-13), Daheng (Sp-15), Fuai (Sp-16), Qimen (Li-14), Tiantu (Co-22) y Lianquan (Co-23).

B. Comentario:

El Vaso de Enlace Yin tiene conexiones con los canales de los riñones, del bazo y del hígado. También se comunica con el Vaso de la Concepción en dos cavidades. Este vaso no se entrena mucho en el Qigong.

2.4 COMPRENSIÓN DEL CUERPO MENTAL

Vamos a hablar ahora de la tercera parte del cuerpo humano: el cuerpo mental o espiritual. Antes que nada, hemos de considerar la diferencia que hay entre el cuerpo mental y el espiritual. A pesar de los adelantos de la ciencia, es muy difícil definir estos dos aspectos de nuestra naturaleza, por lo que tenemos que recurrir a las experiencias del pasado. Según el conocimiento chino, la parte mental de nosotros mismos abarca tanto los aspectos físicos como los del Qi de nuestro ser que están relacionados con el pensamiento. Los componentes físicos son el sistema nervioso y el cerebro, que necesitan Qi para existir y para funcionar. Si el cerebro físico y el sistema nervioso reciben la cantidad adecuada de Qi y se mantienen sanos, la mente podrá pensar con claridad y juzgar con sabiduría. Sin embargo, si el suministro de Qi no es normal, el cerebro y el sistema nervioso no funcionarán correctamente y pueden producirse problemas mentales. Naturalmente, si se interrumpe el suministro de Qi, estos sistemas físicos acaban muriendo. Por consiguiente, para mantener el sistema mental en buen estado de funcionamiento, el Qigong chino da mucha importancia a aprender a dirigir el Qi al cerebro para alimentarlo y también a mantener todo el sistema nervioso.

Solamente cuando el aspecto mental de su ser esté sano será usted capaz de construir la parte espiritual de su cuerpo. Es muy difícil comprender y definir esta parte espiritual. Las distintas religiones se crearon para buscar la verdad de este tema. Las religiones asiáticas creen que, cuando se ha cultivado el espíritu humano a un nivel muy elevado, somos capaces de dejar el ciclo de reencarnaciones y alcanzar la vida eterna. Las creencias de las religiones occidentales son similares.

La parte mental de nuestro ser se puede considerar como un nivel inferior de nuestro espíritu, que no se ha cultivado todavía. Las religiones chinas creen que, cuando se cultiva este nivel inferior del espíritu, el Qi del cuerpo se puede combinar y comunicar con el Qi de la naturaleza. Esto nos permite comprender mejor los esquemas del Qi natural y, finalmente, aprender a evitar la reencarnación y alcanzar la independencia

CAP. 2 - FUNDAMENTOS GENERALES

espiritual. A este nivel de crecimiento en el taoísmo se le llama «Iluminación» y en el budismo «estado del Buda».

La parte mental de nuestro ser es en realidad nuestro pensamiento, que puede manifestarse en el exterior. Cuando se produce la manifestación, se completa el proceso por medio de los sistemas nervioso y de circulación de Qi. Esto significa que la mente, el Qi y el cuerpo físico son inseparables. Para calmar el cuerpo físico, tenemos que calmar antes el cuerpo de Qi mediante el sistema nervioso. Para calmar el cuerpo de Qi, tenemos que regular primero la mente.

Dada la estrecha relación existente entre la mente, el Qi y el cuerpo físico, regular la mente es una parte importante del entrenamiento Qigong. La medicina china y el Qigong enseñan que hay dos mentes: una, llamada «Xin», y otra llamada «Yi». La mente generada por trastornos emocionales se llama «Xin». Xin significa «corazón» en chino. Cualquier acontecimiento que pueda alterar el corazón y perturbar su neutralidad mental se llama «Xin». Por ejemplo, si está usted enfadado porque alguien ha dicho algo en contra suya, los pensamientos o intenciones que tenga se consideran como Xin o, cuando llega la hora de hacer sus ejercicios normales de Qigong, pero tiene pereza y decide no hacerlos, el pensamiento que le hace tomar esta decisión se llama Xin. Según esto «Xin» se puede traducir como «mente emocional».

Sin embargo, cuando los pensamientos proceden de un razonamiento sabio y claro, se llaman «Yi», que se puede traducir como «intención» o «mente de sabiduría». Normalmente todo lo que ha concebido la mente de sabiduría se puede llevar a cabo.

Desgraciadamente, la mente emocional suele dominar a la de la sabiduría. Cuando la gente reacciona ante acontecimientos, por lo general lo hace siguiendo sus sentimientos emocionales en lugar de su juicio sereno. Una de las principales metas del Qigong chino es el desarrollo de la mente de sabiduría para que pueda «gobernar» a la mente emocional. Cuando esto ocurre, no se producen trastornos emocionales y la mente puede estar tranquila y en calma. La mente emocional se considera Yang, mientras que la mente de sabiduría se considera Yin. El entrenamiento sirve para equilibrar el Yin y el Yang.

Como puede ver, el cuerpo mental está compuesto en realidad por dos «mentes». Cuando alguna de estas dos mentes es demasiado fuerte y hace que las acciones se desvíen del punto neutro o estado de equilibrio, se pierde el equilibrio mental. Esto afecta también al funcionamiento del cuerpo físico. Según el Qigong religioso chino, cuando las mentes Yin y Yang están en equilibrio, el espíritu humano puede elevarse hasta un estado sobrenatural y alcanzar la etapa de iluminación o estado del Buda.

En el masaje general, para relajar el cuerpo físico se tienen que eliminar de la mente de antemano los trastornos emocionales. Esto quiere decir que lo primero que debe usted hacer es dar masaje al cuerpo mental para que la mente esté tranquila y relajada. Sólo cuando la mente del paciente está relajada puede estar relajado su cuerpo físico. Sólo cuando el cuerpo físico esté relajado puede moverse el Qi con facilidad y suavidad por el cuerpo. Esta es la clave para dar un masaje con éxito.

2.5 PUERTAS Y CONEXIONES EXISTENTES EN EL CUERPO HUMANO

En esta sección quisiéramos explicar dos términos que se usan con frecuencia en el Qigong. El primero es «Men», que se puede traducir como «puerta»; el segundo es «Jie», que se puede traducir como «nudo», «conexión» o «unión».

Solemos entender por «puerta» el punto por el que entra o sale el Qi de algún lugar. Por consiguiente, se les llama normalmente «puertas de Qi». En realidad, en la medicina china, a estas puertas se les llama «Qi Xue» (cavidades de Qi) o simplemente «Xue» (cavidades). Según la medicina china y el Qigong, muchas de estas puertas de Qi son cruciales para mantener la salud, curar la enfermedad e incluso practicar el Qigong. A estas puertas se les llama normalmente «Qiao Men» (puertas con truco) para distinguirlas de las demás.

Muchas de estas puertas se utilizan en el masaje Qigong. Como las obstrucciones de estas puertas pueden afectar a la suave circulación de Qi, tratándolas debidamente se puede mejorar esta circulación. La mayoría de estas puertas tienen varios nombres distintos, utilizados por los diferentes grupos que las emplean. Estos nombres pueden ser distintos para los médicos, los artistas marciales, los practicantes de Qigong y las comunidades religiosas. Por ejemplo, la cavidad que hay entre el pulgar y el índice se llama «Hegu» en medicina, mientras que en las artes marciales se conoce como «Hukou». La cavidad que hay en lo alto de la cabeza se llama «Baihui» en medicina; «Tianlingai», en artes marciales, y «Niwangong», en Qigong taoísta. Por tanto, no debemos extrañarnos si oímos nombrar una cavidad con un nombre diferente.

Hay dos tipos de puertas. Uno es el de las «puertas de Qi externas» por las que puede entrar o salir el Qi del cuerpo. Se pueden utilizar estas puertas para ajustar el nivel de energía del cuerpo. Por ejemplo, cuando se está excitado o nervioso, el corazón tiene un exceso de «fuego» que puede perjudicarlo. Este exceso de calor en el corazón se puede trasladar al pericardio y enviarlo por los canales de Qi al centro de las palmas de las manos, donde se puede liberar en el aire por las cavidades Laogong (Fig. 2-31).

Cuando esto ocurre, las palmas de las manos están calientes y sudorosas.

CAP. 2 - FUNDAMENTOS GENERALES

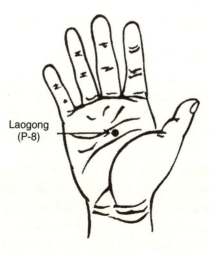

Figura 2-31. La cavidad Laogong (P-8).

La comunicación de Qi entre el cuerpo y el aire no se produce solamente por las cavidades de acupuntura. Hay muchas puertas que no son cavidades, como la nariz y el ano, que realizan una parte muy importante del trabajo.

El segundo tipo de puerta de Qi es la «puerta de Qi interna», que permite al Qi comunicarse entre las diferentes partes del cuerpo. Muchas de estas puertas son cavidades, mientras que otras muchas no lo son. Por ejemplo, el cuello es la puerta de Qi por la que se comunican la cabeza y el cuerpo. Las articulaciones de los brazos y los pies se consideran también puertas.

El segundo término que hay que conocer es «Jie», que significa «nudo», «conexión» o «unión». Generalmente se denominan con este término los nudos o uniones físicas, como los puntos donde se ramifican los nervios o los vasos sanguíneos principales dividiéndose en otros más pequeños. Cuando estas zonas están en tensión, pueden interferir en la suavidad de la circulación del Qi y de la sangre. La mayoría de estos puntos se llaman también puertas de Qi, lo que no es sorprendente, ya que es el Qi el que controla el sistema nervioso.

En esta sección vamos a analizar en primer lugar las puertas que hay en la superficie del cuerpo, para identificar después las que están dentro de él. Sólo vamos a mencionar las más importantes. Analizaremos otras en las secciones correspondientes cuando estudiemos el masaje general en la segunda parte.

Puertas de la superficie del cuerpo

1. Los ojos, la boca, los oídos y la nariz

Estos cuatro órganos son las puertas más importantes para comunicarse con el mundo exterior. Siempre que mire algo, sus ojos reciben energía (Qi) de lo que mire y esta energía pasa al cerebro para su reconocimiento. Se suele creer que los ojos no hacen más que recibir Qi, pero muchos maestros de Qigong piensan que también pueden emitirlo.

La boca toma los alimentos, que la medicina china y el Qigong consideran «esencia post-natal». Esta esencia es la que, convertida en Qi, nutre el cuerpo. Por consiguiente, la finalidad principal de la boca es recibir esta esencia. Sin embargo, cuando se está enfermo, la boca se utiliza también para liberar calor sobrante y desperdicios del cuerpo. Por ejemplo, al estar resfriado, la tos libera calor. Los sonidos que salen por la boca pueden liberar también Qi del cuerpo y, dependiendo del sonido, se puede liberar el Qi de órganos concretos. Por ejemplo, cuando se está contento, el corazón tiene un exceso de «fuego» o calor. Al reírnos, hacemos el sonido de la carcajada, que libera calor. La boca tiene un papel importante en el Qigong y se han hecho grandes estudios para analizar de qué modo se pueden utilizar sonidos diferentes para equilibrar el Qi de los órganos internos.

Los oídos reciben energía sonora y el cerebro responde a las diferentes longitudes de onda de esta energía. Al igual que los ojos, los oídos no se suelen utilizar para liberar o emitir energía.

Finalmente, la nariz introduce y expulsa aire del cuerpo. Al inspirar, tomamos oxígeno, otro tipo de «esencia post-natal» que se convierte en Qi. La nariz libera también dióxido de carbono que no necesitamos en el cuerpo. Cuando entra el oxígeno en el cuerpo se produce una reacción química. El producto final de esta reacción es dióxido de carbono, que contiene el carbono de desecho del cuerpo (procedente de la reacción bioquímica). Este dióxido de carbono se elimina del cuerpo al espirar.

2. El ano y la uretra

El ano y la uretra son también puertas que liberan desperdicios del cuerpo y, al mismo tiempo, exceso de Qi. Cuando la eliminación de desechos es irregular, el cuerpo puede encontrarse en un estado de exceso o deficiencia. Por ejemplo, cuando se tiene diarrea, el cuerpo se hace deficiente por una eliminación demasiado frecuente; sin embargo, al estar estreñido, hay un exceso de Qi en el cuerpo y uno nota que se acumula calor dentro de él. Por ello, los médicos, tanto orientales como occidentales, controlan la regularidad de sus pacientes como parte del diagnóstico. Esta misma teoría se puede aplicar a la uretra.

3. Los poros

Los millones de poros que hay en la piel son, posiblemente, los encargados de liberar la mayor cantidad de Qi del cuerpo. Cuando se tiene calor, el calor se libera por los poros. En verano, cuando el Qi de los órganos internos suele ser suficiente y el Qi que hay en el aire que nos rodea es suficiente también, los poros se abren por completo para liberar cualquier exceso de calor del cuerpo. Sin embargo, en invierno, el Qi del aire que nos rodea es deficiente. Para proteger el Qi interno, la mayoría de los poros se mantienen cerrados para guardar dentro el Qi. Como puede ver, los poros están diseñados para ajustar el Qi del cuerpo.

Una parte importante del Qigong chino es la práctica de la respiración cutánea, que permite que el Qi llegue con fluidez a todos los poros para que se mantengan en perfecto funcionamiento. Naturalmente, la actividad de los poros está controlada por las sensaciones que se reciben de los nervios de la piel. Usted puede mantener en buen estado de funcionamiento el sistema nervioso si le suministra una cantidad estable de Qi. Se cree que la forma más eficaz de evitar resfriados es la práctica del Qigong de «respiración cutánea». Esta técnica se estudia en el libro *La raíz del Chi Kung chino*, publicado en español por esta misma editorial.

Hay otros ejercicios de Qigong con los que se puede almacenar el Qi en la médula ósea, en lugar de liberarlo al aire y desperdiciarlo. Esta práctica se llama «Qigong de Lavado de Cerebro/Médula Ósea». Normalmente, el envejecimiento se debe a una falta del suministro de Qi al cerebro y a la médula ósea, que es la que produce las células sanguíneas. Si se puede dirigir el Qi hacia dentro, al cerebro y la médula ósea, podrán mantenerse en funcionamiento mucho más tiempo que en condiciones normales. Además, el exceso de Qi producido en el cuerpo se puede utilizar con eficacia, en lugar de liberarlo en el aire. Conservar el Qi tiene una importancia especial según se va envejeciendo: en realidad, es la clave de la longevidad. Si quiere saber más sobre el Qigong de Lavado de Cerebro/Médula Ósea, puede recurrir al libro *Qigong, el secreto de la juventud*, publicado en español por esta misma editorial.

4. Las puntas de los dedos de las manos y de los pies

Según la medicina china, hay seis canales primarios de Qi conectados con las puntas de los dedos de las manos y otros seis conectados con las puntas de los dedos de los pies. Se cree que, como estamos usando continuamente los dedos de las manos para trabajar y los de los pies para caminar, el Qi tiene que llegar a sus puntas con fluidez para mantener su sensibilidad. Esta es la razón de que haya puertas en las puntas de los dedos, lo que justifica que, cuando se da masaje a alguien con los dedos, se produzca un intercambio de Qi.

5. Las cavidades

Se ha descubierto recientemente que lo que en la acupuntura china se llaman cavidades son puntos diminutos de mayor conductibilidad eléctrica que la piel que los rodea. Esta conductibilidad superior crea un túnel o sendero que va desde la superficie hasta los canales primarios de Qi que hay debajo de la piel y los músculos (Fig. 2-32). Las cavidades llevan a la superficie de la piel el exceso de Qi que circula por los canales primarios y lo libera en el aire. Todas estas cavidades se pueden utilizar en Qigong para liberar el exceso de Qi.

De las más de setecientas cavidades de acupuntura, se puede llegar a unas ciento ocho con los dedos. La acupresión y el Dian Xue son sistemas de tratamiento que utilizan las manos o los dedos para presionar o frotar las cavidades, con el fin de regular la circulación de Qi por los canales. Algunas técnicas de Dian Xue son muy conocidas y las utilizan con frecuencia los que practican el masaje general.

Unas cavidades son mayores que otras y a través de ellas es más fácil establecer comunicación con el Qi. Estas cavidades juegan un papel importante en el masaje Qigong. Se llaman Baihui, Naohu, Yintang, Mingmen, Laogong y Yongquan. Las más importantes de ellas son las dos Laogong, que se encuentran en el centro de las palmas de las manos (Fig. 2-33) y las dos Yongquan, situadas en las plantas de los pies

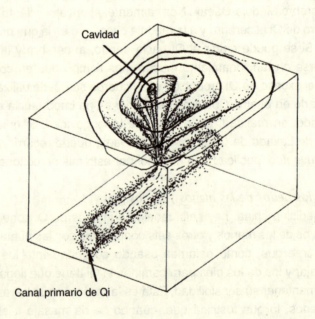

Figura 2-32. Mapa de la conductividad eléctrica de la piel en un punto de acupuntura.

CAP. 2 - FUNDAMENTOS GENERALES

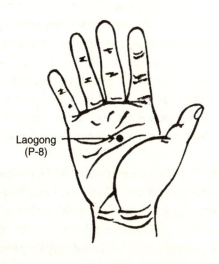

Laogong (P-8)

Figura 2-33. La cavidad Laogong.

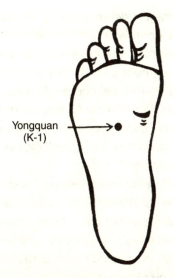

Yongquan (K-1)

Figura 2-34. La cavidad Yongquan.

(Fig. 2-34). Estas cuatro puertas se utilizan para regular la condición del Qi del corazón y de los riñones. Dando masaje a estas cuatro puertas se mantienen abiertas y se intercambia Qi con el entorno. Hay otras pocas puertas o zonas por las que se puede comunicar el Qi fácilmente con el interior y el exterior del cuerpo. Por ejemplo, los pezones están considerados como puertas de Qi, aunque no se han estudiado a fondo. Además, los poros que hay alrededor de las articulaciones están más abiertos que en otros lugares, por lo que se produce en ellos el intercambio del Qi con facilidad.

PUERTAS Y CONEXIONES DENTRO DEL CUERPO

1. Las uniones de las articulaciones

Estas uniones son los pasos por donde se comunican el Qi y la sangre de dos secciones del cuerpo. Si se bloquea en una articulación la circulación del Qi o de la sangre, una parte del cuerpo se queda sin el alimento adecuado y empieza a funcionar mal o a sufrir algún trastorno como consecuencia de ello.

En el masaje Qigong las articulaciones se dividen en tres categorías. La primera está compuesta por las articulaciones centrales (uniones espinales) que son las canalizaciones por donde pasa el Qi y los mensajes nerviosos que se producen entre el cerebro y cualquier parte del cuerpo. Como estas articulaciones están relacionadas con nuestro pensamiento y nuestras sensaciones, están consideradas como las más importantes del masaje Qigong. Las segundas en importancia son las que conectan las seis partes principales del cuerpo. Estas seis partes son la cabeza, los dos brazos, las dos piernas y el torso. Estas seis partes están conectadas por el cuello, las articulaciones de los hombros y las de la cadera. Las del tercer tipo son todas las demás articulaciones del cuerpo. Aunque algunas son más importantes que otras, todas son puntos de unión del Qi y la sangre. Entre estas articulaciones están las de la mandíbula, los codos, las muñecas, las articulaciones de los dedos de las manos, las rodillas, los tobillos, las articulaciones de los dedos de los pies y algunas más de menor importancia.

Cuando uno se encuentra en tensión, puede alterarse la circulación de Qi y sangre de las articulaciones. Los bloqueos que se producen en las uniones de las articulaciones pueden tener otras muchas causas como lesiones, artritis u otras enfermedades de las articulaciones, degeneración producida por el envejecimiento, etc. En el masaje, cuando se han relajado las articulaciones, se está a un tercio del camino para conseguir los objetivos.

2. Las uniones de las arterias y los nervios

En el cuerpo hay muchas uniones de arterias y de nervios, normalmente en los puntos donde una arteria o un nervio principal se ramifica en muchos más pequeños. Un ejemplo de esto es un punto que hay debajo de la oreja en el que se ramifican los

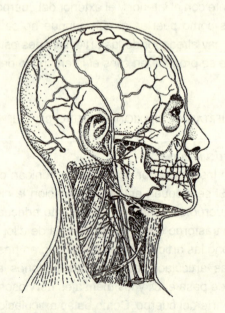

Figura 2-35. *Estructura anatómica de la cabeza.*

nervios y las arterias principales que suben por el cuello (Fig. 2-35). Cuando este punto está bloqueado, el cerebro no recibe oxígeno suficiente y sus células se secan o incluso mueren. Por tanto, es necesario aprender a dar masaje a esta zona para mantener la unión abierta. Aunque muchas uniones se encuentran situadas cerca de las articulaciones, hay otras muchas que no tienen ninguna relación con ellas, como ocurre con los temporales.

3. Las puertas de los nervios principales

Ya hemos explicado que, en Qigong, no se puede separar el sistema nervioso, la mente y el Qi. Dado que los nervios son el puente que une la mente y el Qi, el masaje Qigong dedica muchísima atención a dar masaje a los nervios.

Además de dar masaje a las terminaciones nerviosas, como las que se encuentran en la piel, el masaje general tiene también medios de dar masaje a los nervios principales. En el cuerpo hay muchos puntos por donde se puede llegar a ellos. Estas puertas suelen encontrarse en los lados Yin de las articulaciones, como la parte interior de los codos (Fig. 2-36) y la parte posterior de las rodillas y las axilas. Como estas puertas dan acceso al sistema nervioso central, es muy importante utilizar las técnicas correctas y la fuerza adecuada. Un estímulo demasiado fuerte sólo producirá más tensión y aumentará el estancamiento de Qi y de sangre.

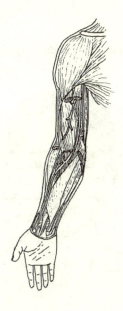

Figura 2-36. Estructura anatómica del brazo.

Masaje Qigong Chino

4. Las conexiones de Qi

En el cuerpo hay doce canales primarios de Qi. La circulación del Qi que fluye por ellos puede verse afectada por nuestro pensamiento, la tensión, una enfermedad o por los alimentos o el aire que tomamos. Hay algunos puntos en los que puede estancarse el Qi con más facilidad. La mayoría de estos puntos coinciden con las cavidades de acupuntura. Los médicos pueden insertar una aguja en la cavidad para llegar

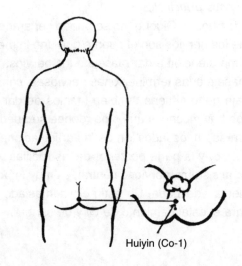

Figura 2-37. La cavidad Huiyin (Co-1).

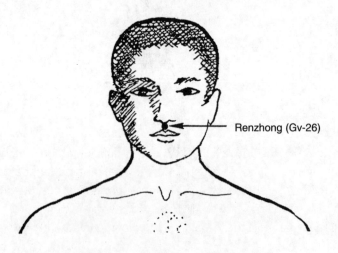

Figura 2-38. La cavidad Renzhong (Gv-26).

CAP. 2 - FUNDAMENTOS GENERALES

al estancamiento y liberarlo o también pueden dar masaje en la zona correspondiente, con los mismos resultados. En realidad, así es como trata las enfermedades el masaje Dian Xue.

Al estudiar el masaje Qigong, es necesario aprender los recorridos de los doce canales, así como los puntos en los que hay más posibilidad de estancamiento, y aprender a liberar el estancamiento estimulando las cavidades.

La medicina china y el Qigong consideran muy importantes para la salud las uniones de un canal o vaso que lleva Qi Yin con otro que lleva Qi Yang o viceversa. Se cree que, cuando el Qi no puede pasar suavemente de una fase a otra, podemos enfermar. Generalmente, estas transmisiones o cambios se producen siguiendo unos ciclos naturales, como el del día y la noche, el mes lunar, las estaciones o el año. Por ejemplo, el Qi circula con más fuerza por la parte delantera (Yin) del cuerpo durante el día, mientras que por la noche lo hace por la posterior (Yang).

En el masaje general Qigong hay dos cavidades que están consideradas como las más importantes para el intercambio de Yin y Yang. La primera es la cavidad Huiyin, situada en el perineo, entre los genitales y el ano (Fig. 2-37). La cavidad Huiyin es el punto donde se une el Vaso de la Concepción (Yin) con el Vaso Gobernador (Yang). La segunda es la cavidad Renzhong, que está situada debajo de la nariz (Fig. 2-38). Aunque esta cavidad no es el punto exacto donde se produce el intercambio Yin-Yang, que tiene lugar en el cielo de la boca, estimulando esta cavidad se mejora el intercambio. Además de regular la transmisión del Qi, estas dos cavidades se pueden utilizar también para levantar el espíritu de vitalidad, por ejemplo, para hacer que alguien se recupere de un desmayo.

2.6 PUNTOS IMPORTANTES EN EL MASAJE QIGONG

Cualquiera que sea el tipo de masaje Qigong que esté usted practicando, deberá tener en mente algunos puntos importantes:

1. La temperatura de la habitación debe ser lo suficientemente cálida para que el paciente se encuentre cómodo. Durante el masaje, ha de tener el cuerpo completa o parcialmente expuesto al aire. Si hace demasiado frío, puede estar tenso y resfriarse. Así nunca conseguirá que él colabore plenamente.
2. Deberá utilizar una mesa de masaje que sea cómoda para el paciente y que tenga una altura que le resulte cómoda a usted también. Si la mesa es demasiado alta o demasiado baja, le será incómoda y podrá hacer que pierda la concentración.

Masaje Qigong Chino

3. El paciente debe llevar ropa cómoda y holgada. Además, todo lo que lleve puesto debe estar hecho con fibra natural. Por ejemplo, si lleva una camisa de poliéster, se puede acumular en este material una gran masa de Qi (cargas estáticas) que puede afectar al tratamiento.
4. El aire debe circular suavemente. Si está estancado, tanto el paciente como usted se encontrarán incómodos.
5. No dé masaje a una persona que acaba de comer o que tenga hambre, ya que le resultaría incómodo, en especial al trabajar la zona del estómago.
6. No tenga la luz directamente sobre el paciente, ello haría que se sintiese incómodo.
7. La habitación debe estar lo más tranquila posible. El ruido perturba siempre el masaje, aunque, algunas veces, una música suave ayuda a relajarse.
8. El cuerpo del paciente debe estar limpio y las manos del masajista deben estar también limpias y calientes. Muchos masajistas ponen un pañuelo de seda en la zona a la que están dando masaje, para no tocar directamente la piel. Sin embargo, esto reduce la sensibilidad de su tacto y limita la comunicación del Qi entre el paciente y ellos.
9. Antes de empezar, hágase siempre las siguientes preguntas: ¿Para qué es este masaje? ¿Qué espera el paciente? ¿Es un masaje de relajación y placer o se da para tratar una enfermedad? ¿Estoy seguro de tener experiencia suficiente para dar este masaje? Recuerde que la clave del éxito en un tratamiento está en conocerse a sí mismo y al paciente.
10. Debe conocer siempre el cuerpo del paciente. Dependiendo de los pacientes y de los objetivos, se deben aplicar diferentes niveles de fuerza. También tendrá que variar las técnicas, dependiendo del paciente. Cuanto mejor conozca el cuerpo del paciente, mejor conocerá el campo de batalla en el que está luchando contra la enfermedad.
11. Debe diagnosticar siempre el caso con mucho cuidado y determinar la gravedad del problema. Por ejemplo, si se trata de una fractura de un hueso, no debe dar masaje con fuerza, ya que estaría entorpeciendo su curación. Los tratamientos erróneos sólo empeoran las cosas.
12. Al dar masaje a un paciente, no le produzca dolor ni cosquillas, pues con ello se pondría en tensión.
13. Si está dando al paciente un tratamiento externo con hierbas, no se las aplique en ningún punto de la piel donde haya cortes o arañazos, pues podría producirle una infección.
14. ¡Tenga las uñas cortas! Las uñas largas son un impedimento para utilizar las manos y pueden poner nervioso al paciente.

CAP. 2 - FUNDAMENTOS GENERALES

15. Si tiene que dar masaje en alguna zona pudorosa ha de llegar a un acuerdo con el paciente.
16. Pida permiso al paciente antes de dar un masaje con aceite. A algunas personas no les gusta.
17. Explique siempre al paciente o al compañero de masaje qué es lo que va a hacer. Esto le permitirá prepararse mentalmente y aumentará la confianza que tenga en usted.

Referencias

1. *The Body Electric*, de Robert O. Becker, M. D. y Gary Selden, Quill, William Morrow, Nueva York, 1985.

CAPÍTULO 3

Técnicas de masaje

3.1 INTRODUCCIÓN

Antes de entrar en los ejercicios concretos de cada categoría de masaje, quisiéramos presentar las técnicas más comunes. El uso de las técnicas adecuadas le ayudará a tratar los problemas con eficacia, mientras que, si aplica técnicas erróneas, lo más normal es que todo vaya peor. Es difícil dar opiniones generalizadas sobre las técnicas que se deben utilizar para tratar problemas concretos, ya que lo que funciona para una persona puede ser malo para otra. Es más, incluso con la misma técnica, puede utilizar una fuerza diferente con cada persona. Una persona puede ser muy sensible en una zona concreta, mientras que otra puede que no sienta nada más que una fuerza mayor. La experiencia es el mejor maestro. Cuanto mayor sea el número de personas a las que haya dado masaje, más fácil le resultará saber lo que tiene que hacer.

En este capítulo vamos a presentar algunas técnicas. A lo largo de los años se han desarrollado muchas más; pero, por limitaciones de espacio y porque algunas de estas técnicas tienen aplicaciones muy concretas, no podemos enumerarlas todas. Este capítulo pretende servir como referencia y ofrecerle ciertas directrices sobre cómo enfocar el masaje.

En la sección siguiente hablaremos de las partes del cuerpo que ha de utilizar para dar masaje y en la 3.3 analizaremos las técnicas.

3.2 LAS HERRAMIENTAS DEL MASAJE

Todo el mundo sabe que para dar masaje se utilizan varias zonas de las manos. Sin embargo, se pueden utilizar también otras partes del cuerpo, como los codos, los antebrazos y los talones.

1. LAS PUNTAS DE LOS DEDOS

La punta de un dedo cubre una zona muy pequeña, por lo que su fuerza puede penetrar a bastante profundidad. Por esta razón, las puntas de los dedos se utilizan normalmente para tratar lesiones profundas de dentro del cuerpo o para estimular la circulación de los canales primarios de Qi.

En el masaje Tui Na, se debe frotar normalmente con la punta de uno o varios dedos cuando la zona lesionada es pequeña o profunda, como en puntos concretos de la muñeca, el dorso de la mano y en la palma de la mano, entre las bases de los dedos (Fig. 3-1). También se usa la punta de uno o más dedos para apretar la piel hacia dentro y empujar a lo largo de los canales de Qi (Fig. 3-2). Se utilizan las puntas del pulgar, del índice y, algunas veces, del corazón.

En el masaje Dian Xue, se usa también generalmente la punta del dedo para presionar, casi siempre con una vibración o sacudida. Para ello, ponga la punta del dedo en la cavidad apropiada y concentre la mente para que la fuerza llegue al canal primario de Qi, bien sea para estimular o para calmar el Qi. En el masaje Yan Xue se suele utilizar la punta del pulgar (Fig. 3-3) o la del índice (Fig. 3-4). Algunas veces se utiliza también la punta del corazón (Fig. 3-5). Puesto que el canal primario de Qi del

CAP. 3 - TÉCNICAS DE MASAJE

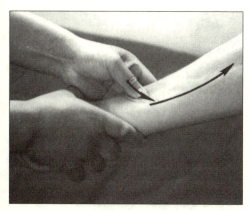

Figura 3-1

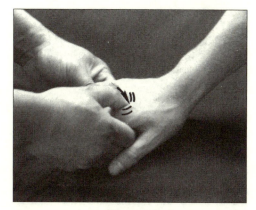

Figura 3-2

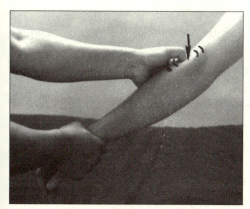

Figura 3-3

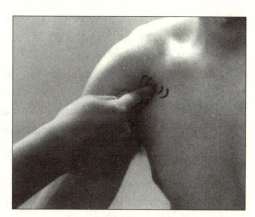

Figura 3-4

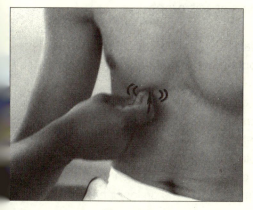

Figura 3-5

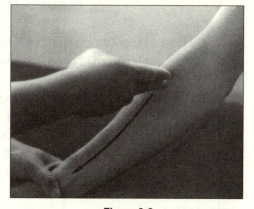

Figura 3-6

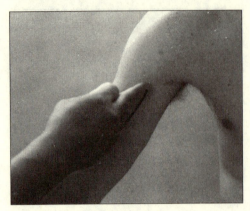 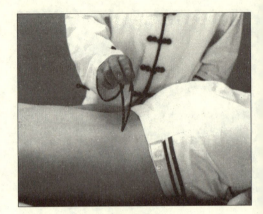

Figura 3-7 Figura 3-8

dedo corazón está conectado con el pericardio, que tiene relación con el corazón, el Qi suele ser más fuerte en él.

Además, como las puntas de los dedos son también puertas de Qi, se utilizan también muchas veces para seguir los canales de Qi y ajustar la circulación. Esto suele hacerse poniendo la mano en la posición de la «espada secreta», como en la Fig. 3-6. Algunas veces se utiliza solamente el dedo corazón (Fig. 3-7). Cuando se utilizan las puntas de los dedos para dar masaje Qi, rozan la piel muy suavemente o no llegan a tocarla.

En el masaje general o de relajación se suelen usar las puntas de los dedos para estimular la piel (Fig. 3-8), lo cual relaja al paciente y hace que aflore el Qi estancado.

2. La última falange de los dedos

La última falange de los dedos es la parte que más se utiliza para frotar y presionar. Cubre una zona más ancha que la punta, por lo que hace que el masaje sea más suave.

En el masaje Tui Na, es el medio más eficaz de descongestionar contusiones y estancamiento de Qi para eliminar materiales de desecho o aglomeraciones de Qi o de sangre. Se hace frotando con un movimiento circular o recto. Normalmente, se utiliza la última falange del pulgar (Fig. 3-9). Sin embargo, se utilizan también con este mismo propósito las últimas falanges de los dedos índice y corazón (Fig. 3-10). Estas zonas se utilizan también para presionar y apretar a lo largo de los canales de Qi para ajustarlos.

CAP. 3 - TÉCNICAS DE MASAJE

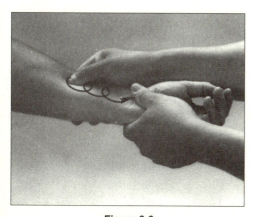

Figura 3-9

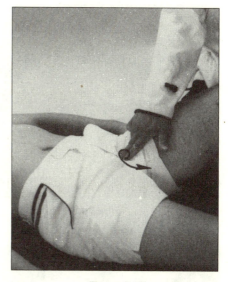

Figura 3-10

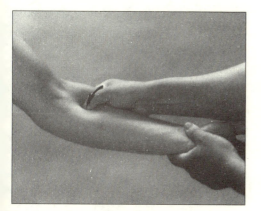

Figura 3-11

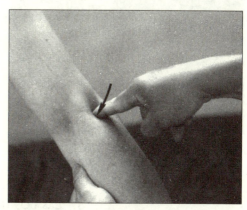

Figura 3-12

En el masaje Dian Xue, se usa generalmente la última falange, en especial la del pulgar (Fig. 3-11) y la del índice (Fig. 3-12), para presionar en las cavidades. Esto estimula una zona más amplia que la punta de un dedo, pero es el método preferido, por no ser tan doloroso para el paciente. Como permanece más relajado, se recupera antes.

Para el masaje de relajación o general, se utilizan las últimas falanges de los cinco dedos para sujetar la piel, mientras se hacen movimientos circulares para relajar una zona (Fig. 3-13). Algunas veces, se utiliza la última falange del pulgar (Fig. 3-14) o las del índice y el corazón (Fig. 3-15) para frotar una zona más pequeña y dispersar el ácido acumulado en los músculos y los tendones.

Masaje Qigong Chino

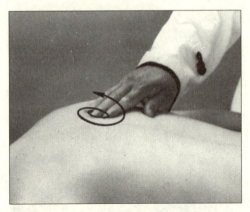

Figura 3-13

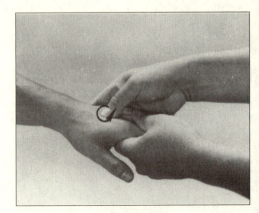

Figura 3-14

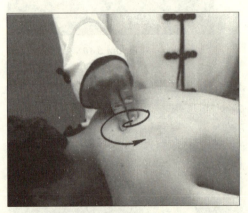

Figura 3-15

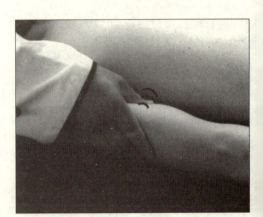

Figura 3-16

3. LAS DOS ÚLTIMAS FALANGES

Las dos últimas falanges de los dedos se suelen utilizar para coger los músculos o los tendones cuando se da el masaje Tui Na de relajación. Normalmente se hace con los cinco dedos al mismo tiempo. Se utilizan sobre todo para dar el masaje a los músculos de las articulaciones, como son los brazos (Fig. 3-16), los muslos (Fig. 3-17) y las pantorrillas (Fig. 3-18). También suelen usarse para dar masaje a los músculos grandes, como los que hay junto a las axilas (Fig. 3-19) y entre el cuello y los hombros (Fig. 3-20).

Este tipo de masaje se suele utilizar para eliminar el estancamiento de Qi y de sangre y para estimular zonas con el fin de relajar al paciente.

CAP. 3 - TÉCNICAS DE MASAJE

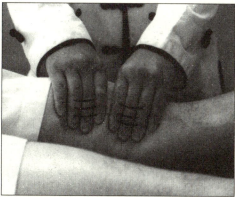

Figura 3-17

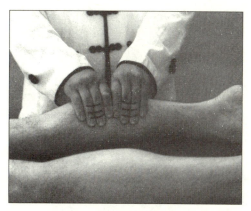

Figura 3-18

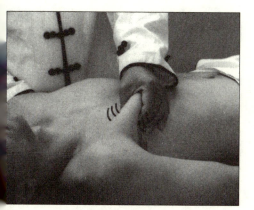

Figura 3-19

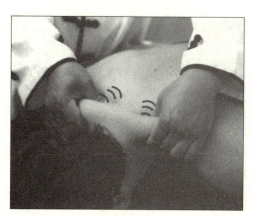

Figura 3-20

4. Los nudillos

Los nudillos suelen usarse en el masaje Tui Na y en el Dian Xue; pero en el masaje de relajación se usan sólo en raras ocasiones.

En el masaje Tui Na, se usa normalmente el nudillo del pulgar (Fig. 3-21) o el del índice (Fig. 3-22) para presionar y seguir después empujando a lo largo de los canales para estimular el Qi. Muchas veces, se utilizan todos los nudillos, menos el del pulgar, para hacer un movimiento circular y dar masaje a zonas en las que se han estancado el Qi y la sangre (Fig. 3-23).

En el masaje Dian Xue, se suelen usar los nudillos del pulgar (Fig. 3-24) o del índice (Fig. 3-25) para presionar hacia dentro por las cavidades y estimular la circulación

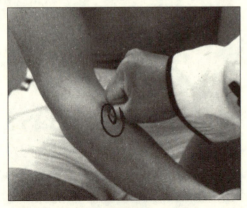
Figura 3-21

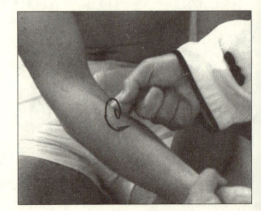
Figura 3-22

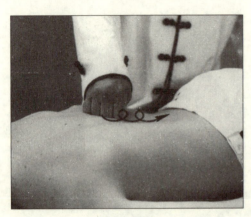
Figura 3-23

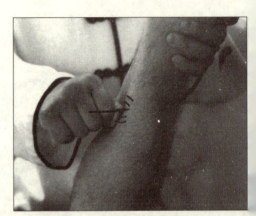
Figura 3-24

del Qi en los canales primarios. Es muy normal que se aplique un movimiento vibratorio junto con la presión.

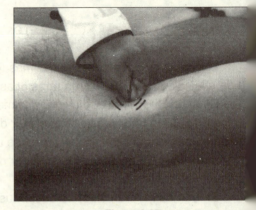
Figura 3-25

CAP. 3 - TÉCNICAS DE MASAJE

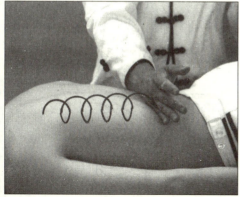

Figura 3-26

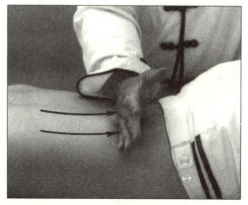

Figura 3-27

5. El canto de la mano

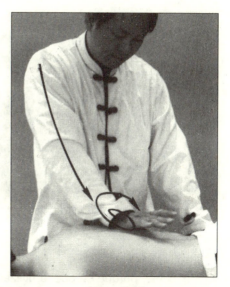

Figura 3-28

El canto de la mano se usa generalmente en los masajes Tui Na y de relajación. En el Tui Na, después de una estimulación profunda con otras técnicas, como el masaje de la punta de un dedo, se puede acumular Qi y sangre en la superficie y se utiliza el borde de la mano para extenderlos aún más. El canto de la mano cubre una zona amplia, por lo que se utiliza con músculos grandes del torso o en las articulaciones, como la cadera, la rodilla, el hombro o el cuello. Estas mismas técnicas se utilizan también en el masaje de relajación para extender el ácido acumulado en los músculos. Los cantos de las manos se utilizan también con frecuencia para frotar haciendo círculos (Fig. 3-26) o dar masaje empujando en línea recta (Fig. 3-27).

6. La base de la palma

Lo mismo que el canto de la mano, en el masaje Tui Na y en el de relajación se utiliza la base de la palma para cubrir un área mayor. La base de la palma es más fuerte

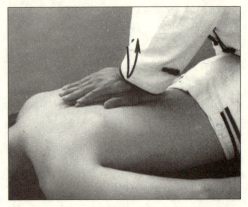

Figura 3-29

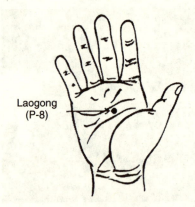

Laogong
(P-8)

Figura 3-30

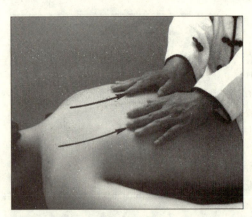

Figura 3-31

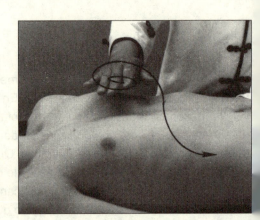

Figura 3-32

que el canto, porque se puede utilizar el cuerpo como apoyo de la técnica (Fig. 3-28), mientras que con el canto de la mano sólo se puede usar el hombro.

Las técnicas a emplear con la base de la palma son las mismas que con el canto de la mano. Sin embargo, hay una aplicación más, cuando se trabaja con la base, que se utiliza mucho y consiste en presionar sin frotar. Esta aplicación tiene una utilidad especial para soltar la espina dorsal, presionando hacia abajo en las articulaciones de las vértebras, una a una (Fig. 3-29). Esto no es fácil de hacer con el canto de la mano.

7. El centro de la palma

En el centro de la palma hay una cavidad o puerta de Qi llamada Laogong (Fig. 3-30) que se utiliza para disipar el calor excesivo del corazón. La cavidad Laogong está en el canal del pericardio, que es el conjunto de membranas que rodean el corazón. Cuando hay mucho «fuego» en el corazón (es demasiado Yang), el exceso de calor pasa por el pericardio al centro de las palmas. Cuando uno está sano, el Qi que tiene en el corazón es más positivo de lo necesario y el exceso se está liberando continuamente por las cavidades Laogong. Esto significa que el Qi es más fuerte en las cavidades Laogong que en ningún otro lugar y, por ello, esta es la cavidad que conviene usar para dirigir el Qi de un paciente.

El centro de la palma de la mano se suele usar para el masaje de relajación o el general, igual que para el masaje Qigong. En el masaje de relajación, se puede dirigir el Qi del paciente sólo con tocar ligeramente la piel (Fig. 3-31) ya que el Qi liberado por la cavidad Laogong puede tener fácil correspondencia con él. Lo único que tiene que hacer es frotar suavemente y dejar que sus manos se muevan lentamente por la piel para relajarlo y prepararlo para el tratamiento. La mano es su principal herramienta para regular las emociones del paciente y, por consiguiente, su Yi y su Qi. Si puede utilizar sus manos con habilidad para inducir al paciente a un estado de relajación, habrá realizado ya el cincuenta por ciento del tratamiento.

En el masaje de Qi, se utiliza el Qi liberado por el punto Laogong para influir en el Qi del cuerpo del paciente (Fig. 3-32). Esto hace que se restablezca una circulación sana y suave y se elimine el estancamiento de Qi producido por lesiones u otras causas.

8. El antebrazo y el codo

El antebrazo y el codo no se utilizan con frecuencia en el masaje, pero en algunas ocasiones son muy útiles. Se puede utilizar el antebrazo en el masaje de relajación para los músculos grandes, cuando la mano no tiene mucha fuerza: por ejemplo, los del tronco que hay en la espalda (Fig. 3-33) o los de los muslos (Fig. 3-34). El antebrazo se utiliza algunas veces en el Tui Na para dispersar acumulaciones de Qi y de sangre.

En el masaje Tui Na o en el Dian Xue se utiliza el codo algunas veces, porque su fuerza es mayor y más penetrante. Se emplea especialmente para cavidades situadas en zonas donde hay grandes músculos, como las caderas y los muslos (Fig. 3-35).

Masaje Qigong Chino

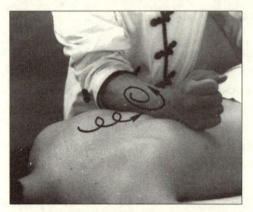

Figura 3-33

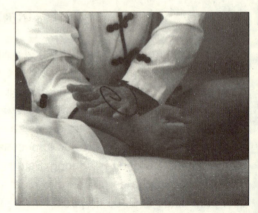

Figura 3-34

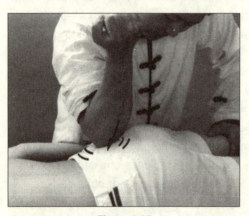

Figura 3-35

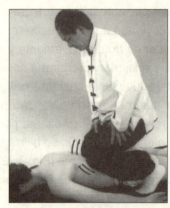

Figura 3-36

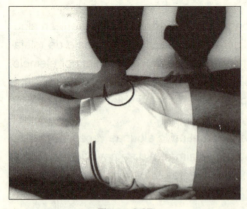

Figura 3-37

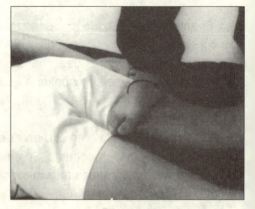

Figura 3-38

CAP. 3 - TÉCNICAS DE MASAJE

9. La rodilla y la planta del pie

La rodilla y la planta del pie las utilizan muchas veces personas de poca corpulencia, tanto en el masaje chino como en el japonés. Se pueden utilizar principalmente para la espalda, las caderas y los muslos (Fig. 3-36, 3-37 y 3-38), donde los músculos tienen un tamaño y una fuerza especiales y el masajista necesita unas manos fuertes si quiere que la fuerza penetre.

3.3 TÉCNICAS DE MASAJE Y ENTRENAMIENTO

En esta sección, vamos a presentar cincuenta técnicas básicas de masaje utilizadas en el masaje Qigong chino. Naturalmente, algunas de ellas son más eficaces para un tipo de masaje que para otro. Cuando haya estudiado estas técnicas, podrá descubrir otras que son útiles en algunos casos.

1. Frotar (Rou o Mo) 揉．摩

La palabra china «Rou» está formada por dos caracteres: «mano» (扌) y «suave» (中). Esto quiere decir que la técnica de frotar, masajea o frota suavemente con la mano. También quiere decir que la mano que realiza esta técnica debe ser «suave» o estar relajada, con una presión que procede de todo el cuerpo, guiada por la mente relajada y concentrada. No hay un término exacto para traducir este concepto. «Mo» significa casi lo mismo, pero supone un movimiento ligeramente mayor y cierta fricción. «Rou» es generalmente un movimiento circular, mientras que «Mo» es recto, para atrás y para delante. En la práctica real, casi no existe diferencia entre ambos.

La técnica de frotar es la más común y se puede utilizar en el masaje general, en el Tui Na y en el Dian Xue. Naturalmente, aunque la teoría y el movimiento básico sean los mismos, las aplicaciones pueden variar de una categoría a otra. Por ejemplo, cuando se frota para aliviar una lesión, se hace sobre una zona más amplia para dispersar hematomas y estancamiento de Qi localizados en dicha zona. Sin embargo, cuando se frota para curar una enfermedad, su fuerza se centra en los canales primarios o cavidades para equilibrar la circulación de Qi. Además, la parte de la mano que se utiliza para frotar puede variar según la aplicación.

Normalmente se suele frotar con un movimiento circular. Puede usar la última falange del dedo pulgar (Fig. 3-39) o de uno o varios de los demás dedos (Fig. 3-40),

Masaje Qigong Chino

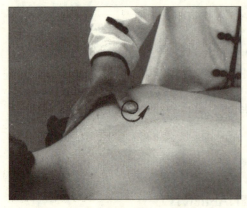

Figura 3-39

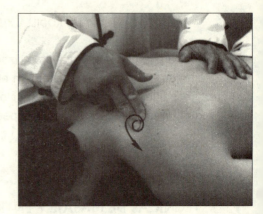

Figura 3-40

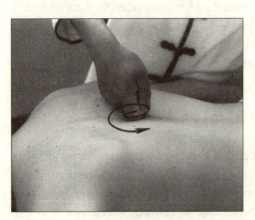

Figura 3-41

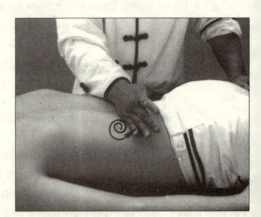

Figura 3-42

la última articulación de los dedos (Fig. 3-41), el canto de la mano (Fig. 3-42), la base de la palma (Fig. 3-43) o el antebrazo (Fig. 3-44).

Cuando aplica la técnica de frotar, en realidad no está frotando la piel del paciente. Lo que está haciendo es poner sus manos en contacto con su piel y mover las dos cosas juntas, es decir, aquello que está frotando se encuentra debajo de la piel. Esto le permite eliminar el estancamiento de Qi y sangre de la fascia, que se encuentra entre la piel y los músculos. Como su fuerza penetra debajo de la piel, puede dirigirla a los músculos, a la fascia que se encuentra entre los músculos o incluso a la que está entre los músculos y los huesos.

En términos generales, si frota con la mano derecha en el sentido de las agujas del reloj (desde su punto de vista), está pasando Qi al paciente. Desde el punto de

CAP. 3 - TÉCNICAS DE MASAJE

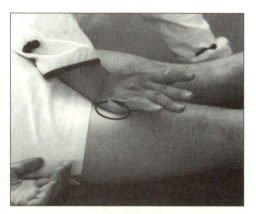

Figura 3-43

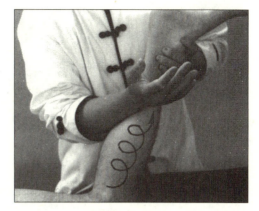

Figura 3-44

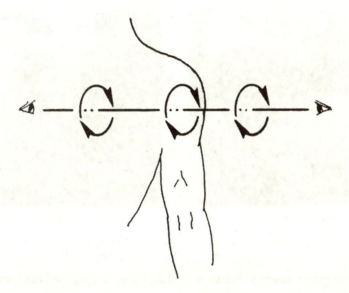

Figura 3-45. Diferentes puntos de vista para la dirección del masaje.

vista del paciente, sus manos se mueven al sentido contrario al de las agujas del reloj y el paciente está absorbiendo el Qi (Fig. 3-45). Si frota en un sentido contrario al de las agujas del reloj con la mano derecha, está absorbiendo Qi del paciente. Se suele frotar para relajar los músculos o las zonas lesionadas y mejorar con ello la circulación del Qi y de la sangre. Frotando se elimina mejor el estancamiento de Qi y de sangre y se hace que estos afloren a la piel. Finalmente, el frotamiento extiende el Qi y la sangre

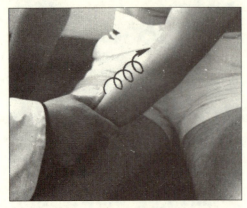

Figura 3-46

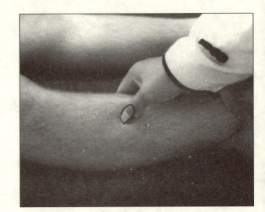

Figura 3-47

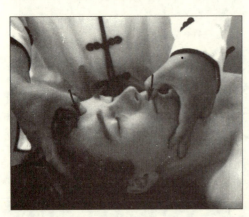

Figura 3-48

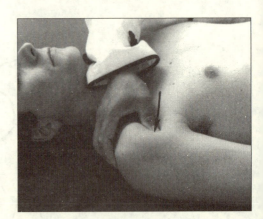

Figura 3-49

aún más, para que el cuerpo pueda retirarlos. Frotar es muy eficaz para eliminar el ácido que se acumula en los músculos al hacer ejercicio.

El masaje Tui Na se utiliza con frecuencia para lesiones de las articulaciones. Se suele frotar, en primer lugar, para hacer que afloren a la superficie las acumulaciones de Qi y de sangre, frotando después en sentido circular y rectilíneo (Fig. 3-46) para eliminar de la articulación el estancamiento de Qi y sangre, con el fin de que el cuerpo pueda encargarse de los residuos.

En el masaje Dian Xue, el movimiento circular es muy pequeño. Normalmente, se utiliza la primera falange del dedo para presionar con fuerza en una cavidad, aplicando después un movimiento circular pequeño para guiar la fuerza hacia la cavidad (Fig. 3-47).

CAP. 3 - TÉCNICAS DE MASAJE

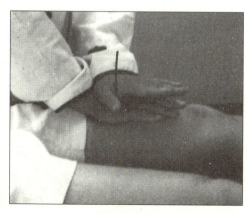

Figura 3-50

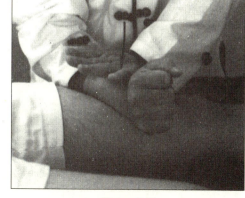

Figura 3-51

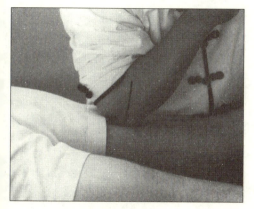

Figura 3-52

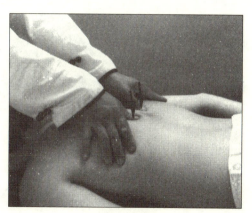

Figura 3-53

2. Presionar (An) (山)

La presión hacia dentro se llama «An». Suele utilizarse junto con otras técnicas. Por ejemplo, en la de frotar, hay que presionar para ajustar la profundidad. La presión se puede aplicar con las puntas de los dedos (Fig. 3-48), la última falange (Fig. 3-49), la base de la palma (Fig. 3-50), el antebrazo (Fig. 3-51) o el codo (Fig. 3-52). El masaje Dian Xue utiliza normalmente la presión con las puntas de los dedos y la última falange, especialmente la del pulgar y el índice, (Fig. 3-53). En el masaje Tui Na o en el general, se suele usar la base de la palma o el antebrazo para ejercer presión en la espina dorsal, en los músculos del tronco o incluso en los riñones.

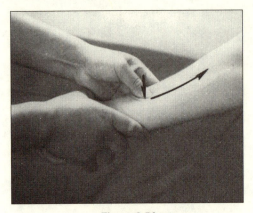
Figura 3-54

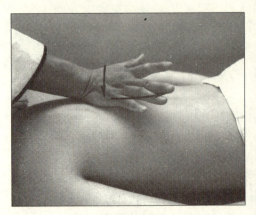
Figura 3-55

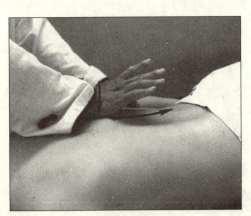
Figura 3-56

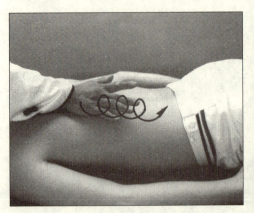
Figura 3-57

En el masaje Dian Xue se aplica presión con esta técnica y, después, se libera. Haciendo esto varias veces se estimula esta zona o cavidad y se influye en la circulación del Qi que pasa por allí.

3. Empujar (Tui) (推)

El empuje combina la presión con movimientos rectos. Se suele usar normalmente después de frotar en sentido circular. Se puede hacer el empuje con la última falange de los dedos, en especial la del pulgar (Fig. 3-54), el canto de la mano (Fig. 3-55), la base de la palma (Fig. 3-56) o el antebrazo. También se puede combinar con otras técnicas, como frotar (Fig. 3-57) o vibrar. El empuje se utiliza normalmente tanto en el

CAP. 3 - TÉCNICAS DE MASAJE

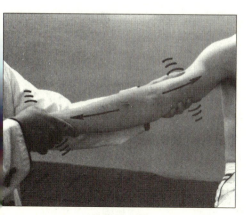

Figura 3-58

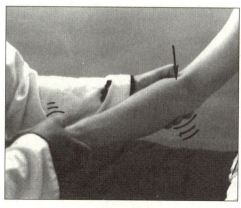

Figura 3-59

masaje general como en el Tui Na. En el general, se aplica para desplazar y extender el ácido acumulado en los músculos. En el masaje Tui Na se hace un movimiento recto de empuje para deshacer acumulaciones de sangre y de Qi estancados. Cuanto más se extiendan los hematomas y el Qi estancado, con más facilidad circulará de forma natural la sangre y el Qi para ayudar en la curación.

En general, lo que se pretende es que el estancamiento no esté centrado en una zona pequeña, porque así resulta más difícil de curar siguiendo el proceso curativo normal del cuerpo.

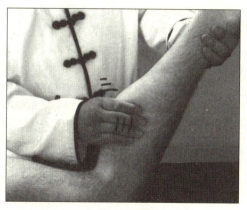

Figura 3-60

4. Agarrar (Na) (拿)

Se puede agarrar con una o con las dos manos. Se agarra para estabilizar una extremidad para empujar, para corregir articulaciones dislocadas o para empalmar huesos rotos (Fig. 3-58). También se agarran las extremidades para realizar la presión de las cavidades. El pulgar presiona en la cavidad, mientras que los otros cuatro dedos le proporcionan apoyo (Fig. 3-59). Otra técnica consiste en agarrar un músculo y frotarlo o sacudirlo. Esto se hace de forma particular en los músculos que hay al lado de la axila, en los del brazo, los del muslo y los de la pantorrilla (Fig. 3-60).

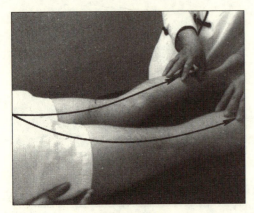
Figura 3-61

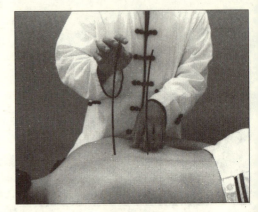
Figura 3-62

5. Acariciar (Mo) (漠)

Tocando ligeramente la piel del paciente se puede hacer que se relaje y se le puede producir una sensación muy agradable. Limítese a mover las manos suavemente recorriendo la zona a la que quiera dar masaje. Si quiere producir una sensación más delicada y sensual, utilice solamente las puntas de los dedos (Fig. 3-61). Siga las reglas simples y dé masaje de arriba abajo y del centro a los costados y las extremidades. Esto ayudará al paciente a conducir el Qi desde lo alto de la cabeza hasta los pies y finalmente al suelo, al mismo tiempo que ayuda también a eliminar estancamientos de Qi, haciendo que salga del cuerpo por las extremidades.

6. Dar golpecitos en un punto (Dian Da, Qiao) (按摩大)

Se trata de golpear con las puntas de los dedos zonas o cavidades concretas (Fig. 3-62). Esto estimula la piel o cavidad y hace que afloren a la superficie Qi y sangre estancados.

7. La vibración (Zhen Zhan) (張仲)

La vibración es una sacudida rápida. Normalmente se aplica este movimiento de sacudida junto con otra técnica. Por ejemplo, en el masaje Dian Xue se presiona con frecuencia en una cavidad con un dedo y se sacude o se vibra el dedo para elevar rápidamente el nivel de energía de dicha cavidad (Fig. 3-63). En el masaje general y en el

CAP. 3 - TÉCNICAS DE MASAJE

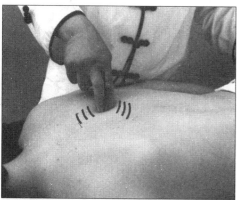

Figura 3-63

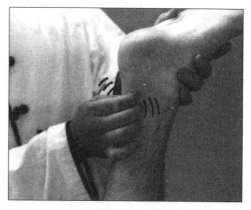

Figura 3-64

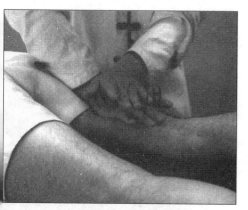

Figura 3-65

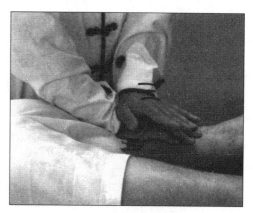

Figura 3-66

Tui Na, se puede agarrar un músculo o tendón y sacudirlo para estimularlo (Fig. 3-64). También se puede presionar con la base de la palma en músculos grandes, como los del tronco y los de los muslos, y sacudirlos para relajarlos (Fig. 3-65).

La vibración se hace también generalmente con un movimiento hacia arriba y hacia abajo para estimular la piel y los músculos y aumentar la circulación de Qi y de sangre (Fig. 3-66). Los maestros de Qigong utilizan muchas veces esta técnica para dirigir el Qi al cuerpo del paciente para nutrirlo.

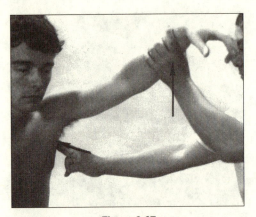

Figura 3-67

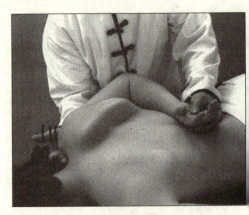

Figura 3-68

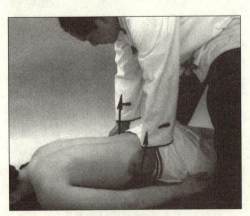

Figura 3-69

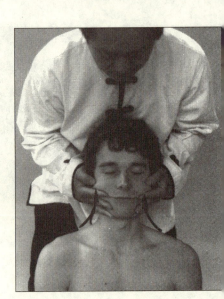

Figura 3-70

8. LA SUJECIÓN (DUAN) (按)

La sujeción se utiliza para mantener una parte del cuerpo en una posición determinada, ya que diferentes posiciones harán que el cuerpo del paciente responda de diversos modos. Por ejemplo, cuando se está trabajando con la axila, hay que mantener el brazo del paciente en alto. Aunque estén un poco más tensos los músculos de la axila, será mucho más fácil profundizar en el cuerpo (Fig. 3-67). En el masaje Tui Na se utiliza la sujeción para estabilizar el cuerpo cuando se colocan en su sitio huesos dislocados.

Cuando se sujeta parte del cuerpo, se puede mover de distintas formas para relajarlo. Por ejemplo, en el masaje general se puede levantar el hombro y moverlo para relajar el omóplato y el hombro (Fig. 3-68).

CAP. 3 - TÉCNICAS DE MASAJE

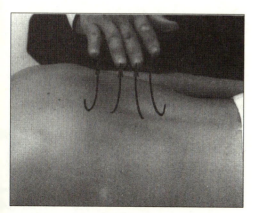

Figura 3-71

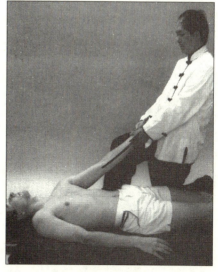

Figura 3-72

9. Levantar o elevar (Ti) (素)

Consiste en mover parte del cuerpo hacia arriba. Por ejemplo, cuando un paciente está echado boca abajo, se le puede levantar y bajar la zona de la cintura para relajar sus músculos (Fig. 3-69). También se puede levantar la cabeza de un paciente para relajar los músculos del cuello y la espina dorsal (Fig. 3-70) o levantarle los brazos o las piernas para relajar las articulaciones en el masaje general.

En el masaje Qi, el maestro de Qigong coloca las palmas en una cavidad y empuja hacia abajo suavemente y con firmeza, para después, en coordinación con la respiración, levantar rápidamente las palmas (Fig. 3-71). Este cambio repentino que se produce en la superficie de la piel afecta al Qi del cuerpo del paciente.

10. Tirar (La) (異)

La técnica de tirar se aplica generalmente a las extremidades. En el masaje general se tira de los brazos y las piernas para fortalecer los músculos y los tendones (Fig. 3-72). En el Tui Na se suele tirar para empalmar huesos fracturados.

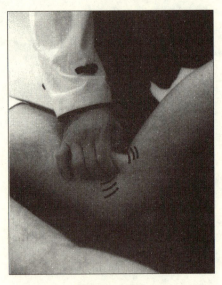

Figura 3-73

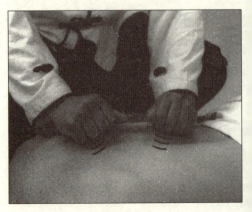

Figura 3-74

11. AMASAR (NIE) (捻)

Se hace utilizando el pulgar y uno o más de los demás dedos para coger una parte del cuerpo del paciente y estrujarlo o frotarlo. Es distinto de agarrar, que se utiliza para zonas más amplias. La técnica de amasar se utiliza normalmente en músculos de la parte posterior del cuello, en los que hay entre el cuello y los hombros, en los que hay al lado de la axila y en los de los brazos y las piernas. En el masaje Tui Na, con mucha frecuencia se amasan también algunos tendones, como los de los tobillos y los de las corvas (Fig. 3-73). Algunas veces se amasa la piel, en especial la de la espalda, para estimular en ella el Qi (Fig. 3-74).

12. APOYAR (DING) (墊)

«Ding» significa apoyo y es distinto de sujetar o levantar. El apoyo consiste en utilizar parte de nuestro cuerpo para soportar parte del cuerpo del paciente y darle masaje con mas facilidad. Por ejemplo, puede poner el brazo del paciente en su hombro y darle masaje (Fig. 3-75). También puede utilizar la pierna para apoyar en ella la del paciente y relajar los músculos del muslo (Fig. 3-76).

CAP. 3 - TÉCNICAS DE MASAJE

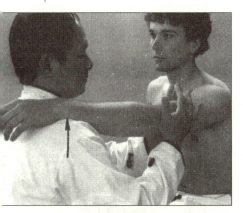

Figura 3-75

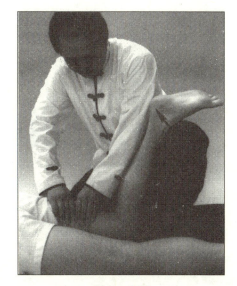

Figura 3-76

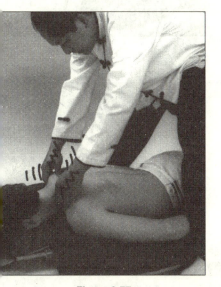

Figura 3-77

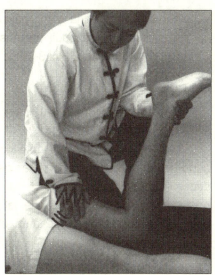

Figura 3-78

13. Sacudir (Yao) (摇)

«Yao» significa sacudir, pero es distinto de la vibración, que ya hemos comentado. El movimiento de vibración es rápido y se hace a una escala mucho menor, mientras que el de sacudida es más lento y tiene mayor amplitud. Se puede agarrar un músculo y sacudirlo, como ocurre con los músculos que hay entre el cuello y el hombro (Fig. 3-77) o el músculo de la parte posterior del muslo (Fig. 3-78). Incluso puede limitarse a utilizar

Masaje Qigong Chino

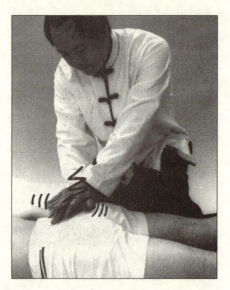

Figura 3-79

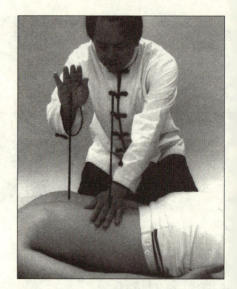

Figura 3-80

el pulgar o la base de la mano para presionar hacia abajo y sacudir un músculo con el fin de estimularlo (Fig. 3-79).

14. Dar palmadas (Pai) (縛)

Las palmadas se dan tanto con la parte delantera como con el dorso de los dedos (Fig. 3-80). Después de dar palmadas para estimular el Qi de la piel, puede empujar suavemente para eliminar su estancamiento.

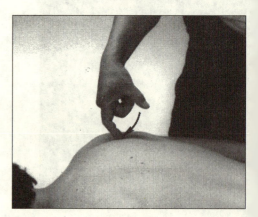

Figura 3-81

15. Dar golpecitos rápidos (Tan) (彈)

Para dar golpecitos rápidos, se sujeta el dedo índice o el corazón con el pulgar y se suelta para que choque contra la piel (Fig. 3-81). Esto mejora las células cutáneas y la circulación de Qi por la piel.

CAP. 3 - TÉCNICAS DE MASAJE

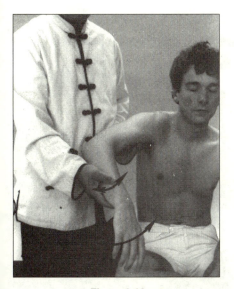

Figura 3-82

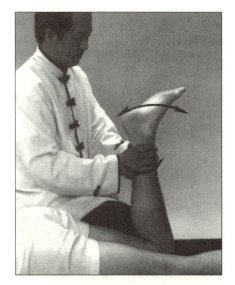

Figura 3-83

16. El balanceo (Shuai) (捧)

El balanceo se utiliza generalmente para las extremidades. Por ejemplo, se puede agarrar suavemente el hombro o la parte superior del brazo y balancear el antebrazo y la muñeca (Fig. 3-82). También se puede sujetar la pantorrilla y balancear el tobillo (Fig. 3-83). El balanceo relaja una articulación para darle masaje con más facilidad.

17. Restregar (Cuo) (搓)

Consiste en frotar la piel con el canto de la mano o con el antebrazo (Fig. 3-84). Se diferencia de empujar en que está frotando la piel para estimularla y producir calor. Abre los poros y libera el Qi acumulado debajo de la piel.

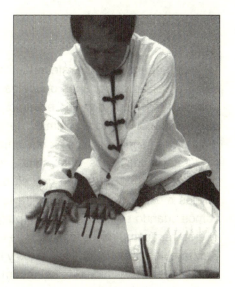

Figura 3-84

Masaje Qigong Chino

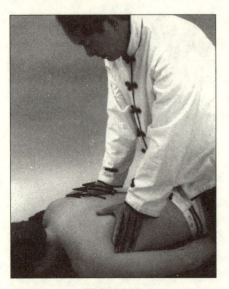

Figura 3-85

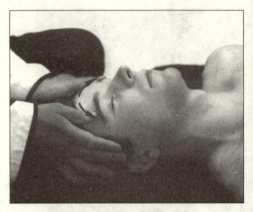

Figura 3-86

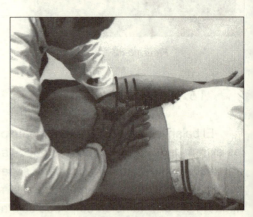

Figura 3-87

18. La separación (Fen) (分)

La separación consiste en utilizar dos fuerzas en direcciones opuestas en una parte del cuerpo. Por ejemplo, se pueden poner las dos palmas de las manos en la espalda del paciente, empujando hacia los lados para soltar después (Fig. 3-85). Esto hace que se estiren los músculos y, cuando suelta la presión, resultan estimulados. Otro ejemplo lo vemos cuando se utilizan los dos pulgares para empujar y extender el Qi y la sangre que se ha acumulado a los lados de la frente (Fig. 3-86). La separación se puede utilizar también para estirar los brazos y las piernas. Estirar y soltar los músculos los estimula y ayuda a eliminar los estancamientos de Qi y de sangre.

19. La combinación (He) (合)

La combinación consiste en utilizar dos fuerzas para apretar o juntar partes del cuerpo. Por ejemplo, se pueden utilizar las dos manos para empujar los músculos o la piel de los lados de la espalda hacia el centro (Fig. 3-87).

CAP. 3 - TÉCNICAS DE MASAJE

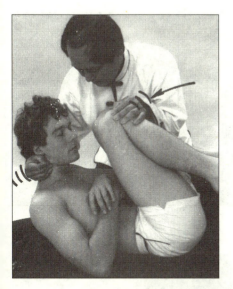

Figura 3-88

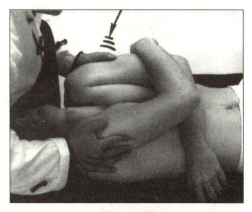

Figura 3-89

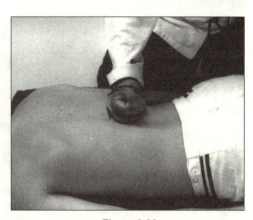

Figura 3-90

20. PLEGAR (DIE) (㩒)

La técnica de doblar se usa generalmente para soltar las articulaciones de la espina dorsal o del pecho. Por ejemplo, se pueden utilizar las dos manos para doblar todo el cuerpo y soltar después para que se relajen (Fig. 3-88). También se puede presionar en los dos hombros hacia delante para que se plieguen en la zona del pecho y liberar después la presión. Con esto se relaja el pecho (Fig. 3-89).

21. EL RODILLO (GUN) (榀)

El rodillo se hace con la parte del dorso de la mano cercana a los nudillos. Ponga la mano ligeramente redondeada y manténgala relajada mientras hace con ella un movimiento de rotación hacia delante y hacia atrás en la zona que está tratando (Fig. 3-90). Si necesita aplicar más fuerza, se puede poner la otra mano sobre la que utiliza para girar, aprovechando así la fuerza de los dos brazos (Fig. 3-91). Para hacer el rodillo en grandes zonas del cuerpo, como la espalda o el muslo, se puede utilizar un

Masaje Qigong Chino

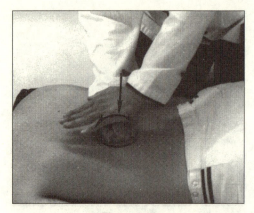

Figura 3-91

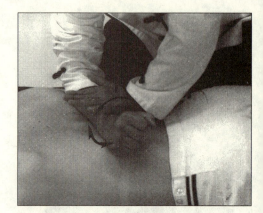

Figura 3-92

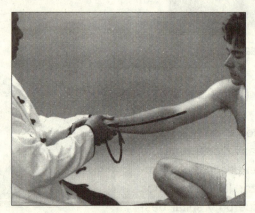

Figura 3-93

antebrazo (Fig. 3-92). El masaje de rodillo aumenta la circulación de Qi y de sangre, elimina el ácido láctico que se ha acumulado en los músculos y restablece la sensibilidad en las zonas entumecidas.

22. LA ONDULACIÓN (DOU) (抖)

La ondulación se distingue de la sacudida o la vibración en que es un movimiento más lento y más amplio. Para hacerlo, basta con coger una extremidad del paciente y sacudirla con un movimiento amplio y lento (Fig. 3-93). La ondulación suelta las articulaciones, estira los músculos y los tendones y aumenta la circulación de Qi y de sangre.

CAP. 3 - TÉCNICAS DE MASAJE

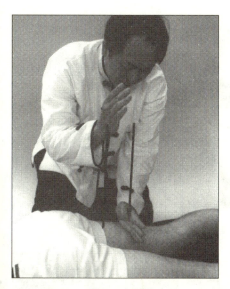

Figura 3-94

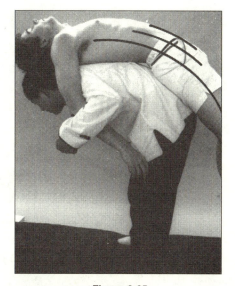

Figura 3-95

23. CORTAR (PI) (劈)

Consiste en golpear con el canto de la mano (Fig. 3-94). Se utiliza cuando hace falta que penetre más fuerza para estimular los músculos profundos. Suele aplicarse en los músculos de la parte posterior del tronco, en los de los muslos y, algunas veces, en los de las pantorrillas.

24. LLEVAR CARGADO (BEI) (背)

Llevar cargado a la espalda es una técnica que se utiliza para tratar problemas de espina dorsal. Como indica su nombre, se lleva al paciente cargado a la espalda, bien

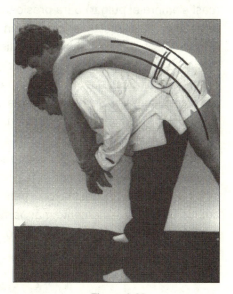

Figura 3-96

sea mirando hacia arriba (Fig. 3-95) o hacia abajo (Fig. 3-96), balanceándolo o sacudiéndolo suavemente. Esta técnica estira los músculos de la espina dorsal y del tronco del paciente y libera cualquier tirantez de la espinal dorsal.

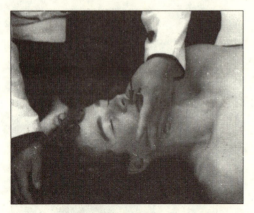
Figura 3-97

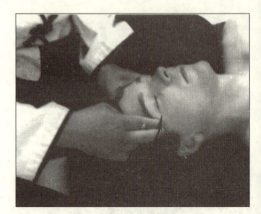
Figura 3-98

25. Perforación (Qia) (掐)

La perforación utiliza la uña de un dedo (casi siempre el pulgar) para presionar en las cavidades y estimular la circulación del Qi (Fig. 3-97). Naturalmente la uña no tiene que arañar la piel. La perforación la utilizan algunas veces médicos que no disponen de agujas de acupuntura. Se usa de forma general tanto en el masaje Tui Na como en el Dian Xue. Presionar con una uña puede estimular rápidamente una cavidad, por lo que se suele aplicar para que se recuperen las personas que han sufrido un desmayo o para que el cuerpo se haga rápidamente más Yang, como cuando el paciente tiene un resfriado.

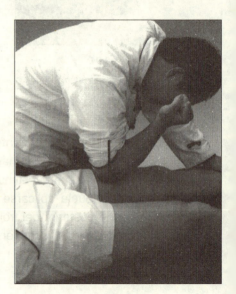
Figura 3-99

26. Señalar (Dian) (點)

Se suele señalar con un dedo (normalmente el pulgar, el índice o el corazón) o con dos (el índice y el corazón, casi siempre), para presionar con fuerza en una cavidad (Fig. 3-98). No es lo mismo que la presión que hemos visto antes. La zona cubierta con la presión puede ser grande o pequeña; pero, al señalar, se cubre una zona mucho más pequeña y su fuerza es más penetrante. Algunas veces se utiliza el codo, cuando se necesita que penetre más

CAP. 3 - TÉCNICAS DE MASAJE

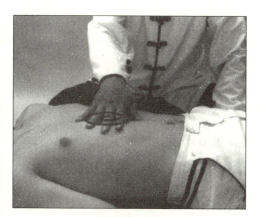

Figura 3-100

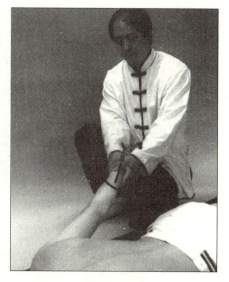

Figura 3-101

fuerza en una cavidad que está cubierta por una gruesa capa de músculos, como ocurre en los muslos (Fig. 3-99). Esta técnica puede ser un recurso cuando no se dispone de agujas de acupuntura y se utiliza principalmente en el masaje Tui Na y en el Dian Xue.

27. El transporte (Yun) (運)

El transporte utiliza los dedos para frotar repetidamente en línea recta o haciendo círculos, hasta que se calienta la piel (Fig. 3-100). Esta técnica se suele aplicar con los niños pequeños. Sin embargo, se utiliza algunas veces con adultos para dar masaje al pecho, al abdomen o a la cara. Cuando estés haciendo la técnica del transporte, los dedos deben tocar ligeramente la piel, mientras frotan haciendo un movimiento más bien rápido.

28. El tirón (Che) (扯)

La técnica del tirón se utiliza normalmente para relajar las articulaciones de los brazos y las piernas. Para ello, coja un dedo, una muñeca o un tobillo y muévalo girando para soltarlo y darle después un tirón rápido (Fig. 3-101). Esta técnica es distinta de la de tirar descrita en el N° 10. Mientras que al tirar se aplica una fuerza uniforme y firme, en el tirón se da un impulso rápido. El tirón se suele utilizar en personas fuertes que tienen las articulaciones muy tensas.

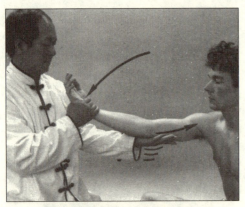
Figura 3-102

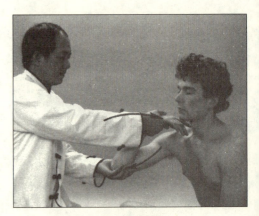
Figura 3-103

29. Estirar (Shen) (伸)

Se usa para fortalecer un miembro torcido. El dolor muchas veces provoca que se contraigan los músculos y los tendones, lo que hace que el brazo o la pierna se doblen. Se requiere la extensión para fortalecer dicha extremidad. Para ello, coja la extremidad por ambos lados de la articulación contraída y tire en ambas direcciones con una fuerza firme y uniforme (Fig. 3-102). No utilice la violencia porque con ella sólo producirá más tensión.

30. Doblar (Qu) (曲)

Doblar es lo contrario de extender. Cuando el brazo o la pierna de un paciente están rectos y no se pueden doblar porque están rígidos, trate de doblarlos para liberar las articulaciones. Coja la extremidad por ambos lados de la articulación y dóblela con una fuerza firme y uniforme (Fig. 3-103). Lo normal es repetir las acciones de doblar y extender hasta que la articulación esté completamente suelta.

31. Golpear (Da) (打)

Consiste en dar golpes con los puños en una zona (Fig. 3-104). Tiene que calcular la fuerza con mucho cuidado, ya que, si da muy fuerte, se le pueden producir al paciente cardenales u otras lesiones, mientras que si da muy flojo, es posible que no consiga ningún efecto. Se trata de estimular el sistema nervioso y el del Qi sin producir

CAP. 3 - TÉCNICAS DE MASAJE

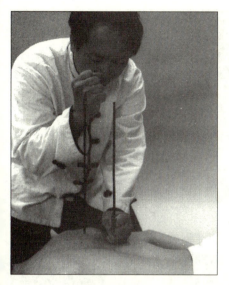

Figura 3-104

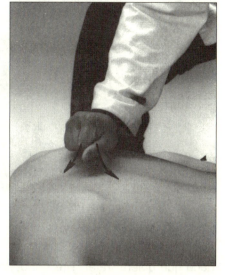

Figura 3-105

daño. Esta técnica se utiliza para estimular rápidamente una zona, del mismo modo que, cuando se nos duerme una pierna, la pellizcamos para recuperar la sensibilidad.

32. Cambio y deslizamiento (Nuo) (挪)

Para hacer el cambio, coja una porción de piel con una o con las dos manos y sacúdala o déjela escapar de su mano (Fig. 3-105). El cambio se utiliza para estimular la piel, pero hay que tener cuidado para no hacer daño. Suele aplicarse en la espalda.

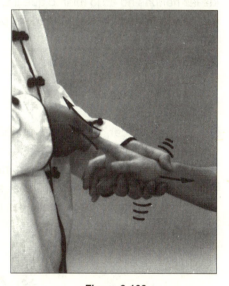

Figura 3-106

33. Tirar de las riendas (Le) (勒)

Se usa normalmente para estirar los músculos o tendones de las articulaciones de los dedos de las manos y de los pies. Para realizar esta técnica, coja con una mano la muñeca o el tobillo del paciente y sujete con los dedos pulgar e índice de la otra el

Masaje Qigong Chino

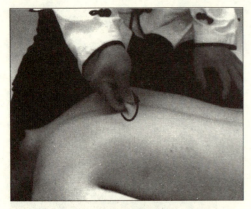

Figura 3-107

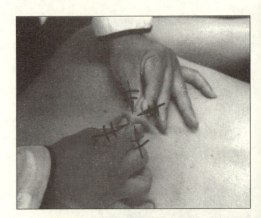

Figura 3-108

dedo que quiera tratar. Tire del dedo y suéltelo después rápidamente (Fig. 3-106). Tirar de las riendas no es lo mismo que tirar, donde sujeta con firmeza la extremidad del paciente, sin dejar que se le escape.

34. Arrancar (Ba) (拔)

Para arrancar, coja la piel, un músculo o un tendón y tire apartándolo del cuerpo (Fig. 3-107.) Esta técnica es de uso común para estimular la piel o los músculos situados debajo de la axila, entre el cuello y el hombro, en los codos o en las caderas.

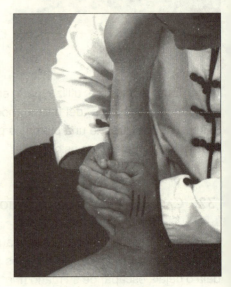

Figura 3-109

35. Apretar (Ji) (擠)

Se hace generalmente con los dedos o las palmas de las manos. Los dedos se utilizan en zonas de piel más reducidas, como la frente, o en articulaciones más pequeñas, como las vértebras del cuello (Fig. 3-108). Las palmas de las manos se utilizan para apretar los grandes músculos de los brazos y las piernas (Fig. 3-109).

CAP. 3 - TÉCNICAS DE MASAJE

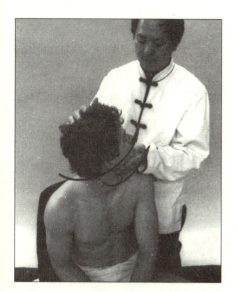

Figura 3-110

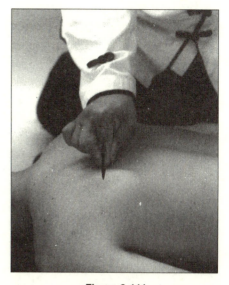

Figura 3-111

36. Girar (Ban) (扳)

El giro se utiliza normalmente para el cuello. Se sujeta la base de la cabeza y la barbilla y se le da un giro rápido hacia un lado con las dos manos (Fig. 3-110). El giro se aplica para soltar las articulaciones del cuello y estirar sus músculos y los tendones.

37. Aplastar (Dao) (搗)

Suele hacerse para estimular una cavidad o una zona pequeña concreta, con un movimiento continuo de arriba abajo o hacia los lados. Para ello se utiliza el dedo índice, apoyado en el pulgar y el corazón (Fig. 3-111)

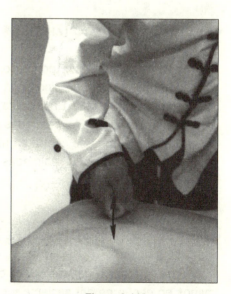

Figura 3-112

o una falange del índice (Fig. 3-112). Presione en la cavidad o la zona que se quiera tratar y mueva el dedo de arriba abajo o hacia los lados con una velocidad uniforme, hasta que esté suficientemente estimulada la zona.

Masaje Qigong Chino

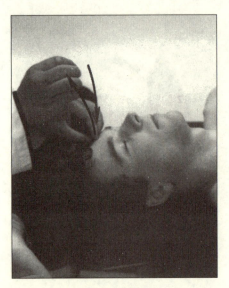

Figura 3-113

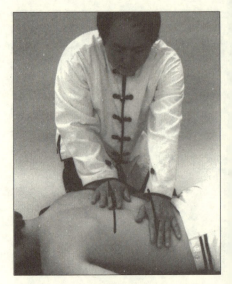

Figura 3-114

38. EL PICOTAZO (ZHUO) (啄)

Para dar el picotazo, ponga los dedos formando una especie de pico, a fin de estimular la piel (Fig. 3-113). El picotazo se diferencia de la técnica de dar palmadas descrita anteriormente en que se centra en una zona menor, mientras que las palmadas cubren una más amplia.

39. EL VAIVÉN (HUANG) (晃)

Para la técnica del vaivén, coloque las manos en el cuerpo del paciente y mueva la piel para delante y para atrás con un movimiento muy lento (Fig. 3-114). El vaivén se utiliza para relajar al paciente física y mentalmente. Asegúrese de que no frota la piel y limítese a moverla para delante y para atrás.

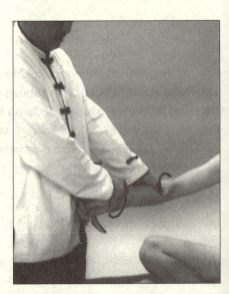

Figura 3-115

CAP. 3 - TÉCNICAS DE MASAJE

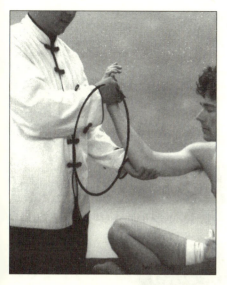

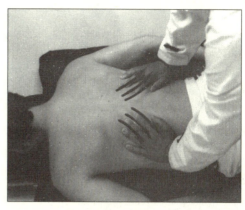

Figura 3-117

Figura 3-116

40. La rotación (Xuan) (旋)

La rotación suele aplicarse en las articulaciones de las extremidades. Coja la extremidad por ambos lados de la articulación y tuérzala (Fig. 3-115) o dele un giro (Fig. 3-116). Al girar la extremidad se estiran sus músculos y, al hacer que rote la articulación, se sueltan.

41. Peinar (Shu) (梳)

Esta técnica utiliza los dedos o las puntas de los dedos para peinar a lo largo de las costillas, desde el centro del cuerpo a los costados (Fig. 3-117). El peinado es una de las técnicas más importantes para pasar el Qi del centro del cuerpo a los costados.

42. Arañar (Sao) (搔)

La técnica de arañar, que se hace como indica su nombre, se utiliza en zonas concretas, como la cabeza (Fig. 3-118). Esta técnica se aplica para estimular una zona o pasar Qi a ella. Si se realiza con suavidad, relaja y, si se hace con fuerza, estimula.

Masaje Qigong Chino

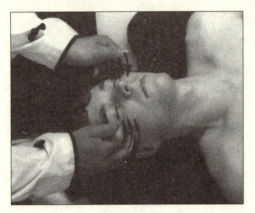

Figura 3-118

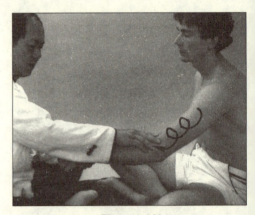

Figura 3-119

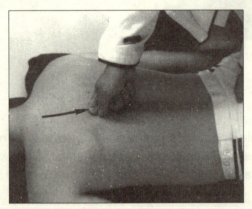

Figura 3-120

43. EL CARRETE (CHAN) (纏)

El carrete utiliza la sección media de los dedos y las palmas de las manos para dar masaje siguiendo un movimiento circular a lo largo de una línea recta (Fig. 3-119). Se puede aplicar en casi todo el cuerpo, en zonas como la espalda, el pecho y las extremidades.

44. RASPAR (GUA) (刮)

Esta técnica utiliza las uñas o los nudillos para raspar la piel (Fig. 3-120). Se aplica normalmente en el Tui Na, siguiendo el recorrido de los canales de Qi o en zonas que correspondan a órganos internos concretos, para regular el Qi de estos.

CAP. 3 - TÉCNICAS DE MASAJE

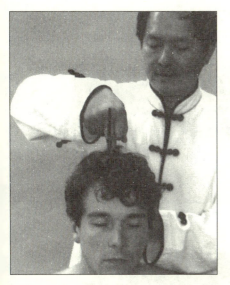

Figura 3-121

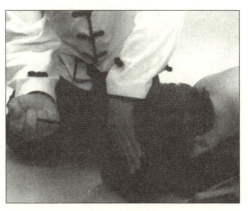

Figura 3-122

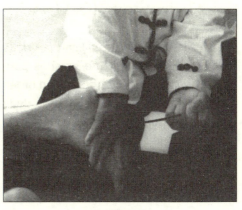

Figura 3-123

45. EL PINCHAZO (LU) (戮)

El pinchazo utiliza la punta de un dedo para presionar a fondo en una cavidad con el fin de estimularla (Fig. 3-121). Suele hacerse con la punta del dedo índice o la del corazón. Es una técnica común del masaje Dian Xue y algunas veces se considera como parte de la técnica de señalar. La principal diferencia es que el pinchazo se aplica siempre hacia abajo.

46. MACHACAR (GUAN) (貫)

Es una técnica que sirve para aplicar indirectamente la fuerza de un golpe de puño. Normalmente se pone una mano en la zona que se va a tratar y se golpea con el puño de la otra. Esta técnica suele usarse en lo alto de la cabeza (Fig. 3-122) o en las plantas de los pies (Fig. 3-123) y sólo con una fuerza suave.

Masaje Qigong Chino

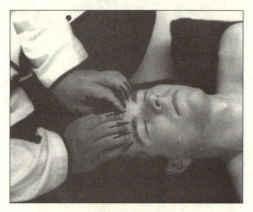

Figura 3-124

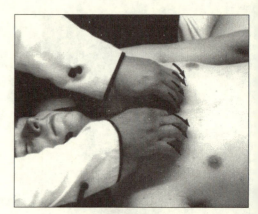

Figura 3-125

47. La cascada (Qie) (切)

En la cascada se utilizan las uñas para estimular lentamente muchos puntos de una zona del cuerpo con un orden especial (Fig. 3-124 y 3-125). Cada dedo estimula un punto en orden sucesivo, lo mismo que una cascada que cae entre las rocas. Esto estimula mucho la piel y hace que salga el Qi de debajo de la piel a la superficie.

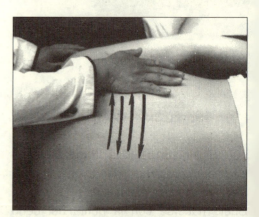

Figura 3-126

48. Limpiar (Cha) (擦)

Se utilizan los dedos o la palma de la mano para limpiar o barrer de un lado a otro la zona a la que se está dando masaje (Fig. 3-126). Es una forma fácil de estimular las células de la piel. Normalmente se utiliza para fortalecer un Qi Guardián deficiente.

49. Dragar (Tao) (掏)

Se utiliza el pulgar o la última falange de uno o más dedos para presionar en una cavidad y tirar después hacia fuera (Fig. 3-127). Esta técnica suele aplicarse normalmente en los masajes Tui Na y Dian Xue. Cuando la aplique, tenga cuidado de que no se rompa la piel.

CAP. 3 - TÉCNICAS DE MASAJE

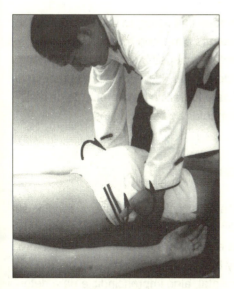
Figura 3-127

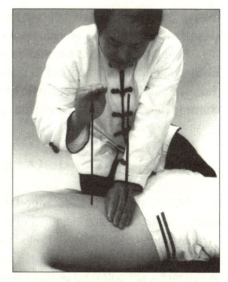
Figura 3-128

50. Golpear con las manos huecas (Kou) (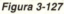)

Ponga las manos huecas con los dedos juntos y golpee la zona donde esté dando el tratamiento (Fig. 3-128). Con ello se puede estimular la piel muy bien sin hacer daño.

Estas no son más que algunas de las muchas técnicas utilizadas por los masajistas de todo el mundo. Esta sección sólo pretende ofrecer unas normas y unos ejemplos que le ayuden a comprender las técnicas de masaje. Siempre que tenga en cuenta la finalidad del masaje y la teoría en que se apoya, podrá aplicar con éxito todas estas diferentes técnicas.

3.4 LAS CLAVES DEL ÉXITO EN EL MASAJE

El mejor modo de dominar el masaje es conocer su teoría y aplicarla en la práctica. Para el principiante, la mejor forma de adquirir experiencia es practicar consigo mismo. Esto le hará sentir la fuerza, saber cómo responde el cuerpo y comprobar los resultados. El paso siguiente consiste en aprovechar cualquier oportunidad de dar masaje a alguien que esté también interesado en dárselo a usted. El intercambio mutuo de experiencias e ideas le ayudará a captar los puntos clave con mucha facilidad.

Para lograr un nivel elevado de entrenamiento, es necesario practicar el Qigong. El Qigong da mucha importancia a los métodos de regular el cuerpo, la respiración, la mente, el Qi y el espíritu. Todo esto es necesario para lograr un nivel profundo de conocimiento del masaje. Seguidamente, vamos a comentar estos requisitos.

1. La regulación del cuerpo

Hemos mencionado lo importante que es ayudar a los pacientes a regular su cuerpo hasta que esté relajado, centrado y equilibrado. Sin embargo, tiene que hacerlo también con usted mismo. Tanto si se da masaje a sí mismo como si se lo da a otro, lo primero que debe hacer es relajar su cuerpo y hallar la posición más cómoda. Esto le ayudará a encontrar su centro y su equilibrio mental, algo imprescindible para determinar las necesidades de su paciente y valorar los resultados de su masaje. Si está tenso y nervioso, su paciente estará tenso también y el masaje será inútil.

2. La regulación de la respiración

Cuando dé masaje a usted mismo o a otro, debe recordar que el masaje es una parte del Qigong chino y que, en muchos casos, es incluso más difícil de practicar que el Qigong. Cuando está dando masaje a alguien, no está tratando su propio cuerpo físico y de Qi, sino los de otra persona. Ha de ser capaz de llegar a la mente del paciente y captar sus sensaciones, unificándose con ellas, no sólo mentalmente, sino en la realidad.

En el Qigong, la respiración es la estrategia clave para utilizar la mente con el fin de dirigir el Qi. El propósito de la práctica del Qigong es unir su cuerpo, su respiración y su mente, lo que hace que su cuerpo de Qi se distribuya con suavidad y armonía por su cuerpo físico. La estrategia de la respiración tiene también una misión crucial en el masaje Qigong. Por ejemplo, cuando un paciente está espirando, está llevando Qi instintivamente a la superficie de la piel y, cuando está inspirando, está dirigiendo el Qi a las zonas profundas del cuerpo. Si coordina su fuerza con la respiración del paciente, el masaje puede llegar a zonas profundas del cuerpo. Por ejemplo, en el masaje Dian Xue, su fuerza puede penetrar con más profundidad si la aplica cuando el paciente está inspirando.

CAP. 3 - TÉCNICAS DE MASAJE

La otra cara de la moneda es su forma de respirar cuando está dando un masaje. Al espirar, manda Qi a las extremidades con mucha más fuerza que cuando inspira. Por ejemplo, cuando aplica el masaje Dian Xue, si quiere utilizar su propio Qi para nutrir el Qi del paciente, para hacerlo mejor tiene que presionar cuando está espirando. Naturalmente, si quiere eliminar el exceso de Qi del paciente, debe hacerlo cuando está inspirando. Como se puede ver, no es sólo su mente la que establece el puente entre su paciente y usted, sino también su respiración.

3. La regulación de la mente

La mente es el general que dirige todo el masaje. Es la que coordina todos los aspectos de lo que está ocurriendo. En el masaje Qigong, cuando la mente se encuentra en estado meditativo, el masaje está mucho mejor coordinado y tiene un conocimiento mucho más profundo de todo el proceso. Por tanto, para que el masaje sea eficaz, su mente debe estar concentrada y ha de ser capaz de llegar a la mente del paciente.

4. La regulación del Qi

Si quiere utilizar el masaje para regular el Qi del paciente, tiene que empezar por regular el suyo propio. Si su circulación de Qi es anormal y está desequilibrada ¿cómo va a poder regular el Qi del paciente? Si intenta ayudar a alguien a regular su Qi y el suyo no está sano, no será capaz de juzgar la situación con claridad y lo único que hará será empeorarla. Es más, algunas veces el exceso de Qi del paciente pasará a su propio cuerpo. Si no sabe regular este problema, puede llegar a perjudicarle. Esta es la razón de que muchas personas que practican el masaje Qigong sean también practicantes del Qigong.

5. La regulación del Shen (espíritu)

El espíritu es un producto de la mente, de la voluntad de compartir, de sus intenciones y de su sinceridad. Si tiene un buen nivel de comunicación de Qi con su paciente, se puede empezar también a incrementar el grado de comunicación espiritual. Esto hace de catalizador y potencia la eficacia del tratamiento. La principal fuente de curación está en el paciente. Si levanta su espíritu, tendrá más confianza en la curación y su Qi se moverá de una forma más eficaz. Esta es la clave para realizar una curación espiritual eficaz.

Estos conceptos preparatorios le darán una idea de cómo se pueden lograr los niveles superiores del masaje. Sin embargo, alcanzarlos en realidad puede requerir mucho tiempo. En la medida en que recuerde estos cinco criterios de masaje y trabaje con ellos, acumulará mas experiencia e irá mejorando. En el masaje general o en el de relajación estos requisitos no suelen ser tan críticos. Sin embargo, cuando se trata del masaje Tui Na, el Dian Xue o el de Qi, se convierten en la clave del éxito.

Referencias

1. *The Body Electric*, de Robert O. Becker, M. D. y Gary Selden, Quill, William Morrow, Nueva York, 1985.

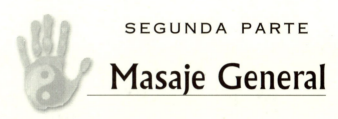

SEGUNDA PARTE

Masaje General

CAPÍTULO 4

Conceptos generales

4.1 INTRODUCCIÓN

Una de las experiencias más gratas de la vida es recibir un masaje general para relajarse y recuperarse de la fatiga. A diferencia de los masajes Tui Na o Dian Xue, que están ideados para curar, el masaje general puede ayudar a relajarnos mental y espiritualmente, al mismo tiempo que en el plano físico puede ayudar a dispersar el estancamiento de Qi y de sangre, acelerando la recuperación de la fatiga. Este tipo de masaje es especialmente beneficioso para las personas de edad, ya que ayuda a mantener uniforme la circulación de Qi y de sangre, retrasando de este modo el proceso de envejecimiento. Normalmente, la circulación de Qi y de sangre se va haciendo cada vez más lenta, según vamos envejeciendo.

Masaje Qigong Chino

El sibaritismo de un masaje general se conoce en casi todas las culturas, por lo que hay muchas variaciones tanto en la teoría como en las técnicas. Sólo en China, hay innumerables estilos de masaje general para la relajación. Sin embargo, todos ellos comparten la misma teoría básica. Yo creo que, cuando ya se domina la teoría y las técnicas de un estilo, resulta fácil captar la clave de otro. Recuerde que, cuando aprenda algo, **no es bueno aprender muchas cosas superficialmente, sino pocas en profundidad**. Al aprender algo a fondo, captamos su teoría, que es su raíz. Si su conocimiento es amplio y superficial, es porque se ha quedado en las ramas.

Para dominar el masaje general, tiene que conocer y analizar la teoría, estudiar las técnicas y adquirir mucha experiencia. Cuanto más piense y analice, más profundo será su entendimiento; cuanto más practique, mayor será su habilidad; cuanto más experiencia acumule, más amplio será su conocimiento. Estas tres máximas son las claves del éxito. Siga el camino y sea humilde, perseverante y paciente. Un día descubrirá que los frutos de la semilla que ha sembrado son mayores y más dulces que los de ninguna otra.

La mayoría de las personas que aprenden el masaje empiezan con el masaje general, porque no se necesita un conocimiento profundo del sistema de circulación del Qi ni un alto nivel de habilidad. El masaje general le enseña la estructura del cuerpo y le permite sentir el circuito del flujo de Qi en el cuerpo de energía. Estos conocimientos son cruciales si quiere aprender el masaje Tui Na y el Dian Xue.

El masaje general puede dárselo uno mismo o compartirlo con un compañero. Desde el punto de vista del entrenamiento, el automasaje le pone en el sendero para dominar las tácticas de masaje y comenzar a acumular experiencia. Por tanto, se aconseja empezar con el automasaje.

Sin embargo, para nuestro análisis, vamos a empezar con el masaje con un compañero. Es importante para el principiante tener un buen conocimiento de la estructura del cuerpo, así como una idea general de todo el proceso del masaje, cosa que es difícil de aprender en el automasaje, ya que no se logra fácilmente llegar a muchas partes de nuestro propio cuerpo, como la espalda y las caderas.

En este capítulo, empezaremos por repasar los objetivos principales del masaje general, para seguir con su teoría y terminar con sus procedimientos y reglas. En el capítulo 5 estudiaremos las técnicas utilizadas para dar masaje a diversas partes del cuerpo de un compañero. Antes de presentar las técnicas adecuadas para cada parte del cuerpo, repasaremos la estructura de nuestros cuerpos físico y de Qi. Prestaremos especial atención a las redes del sistema nervioso y de los sistemas de circulación del Qi, de la sangre y de la linfa, así como a las puertas o uniones. Finalmente, en el capítulo 6 veremos el automasaje. Como ya habremos estudiado la teoría básica y las reglas, no las repetiremos allí. El automasaje quedará dividido en tres secciones: automasaje externo, automasaje de órganos internos con la mano y, finalmente, automasaje de órganos internos con el movimiento.

4.2 OBJETIVOS DEL MASAJE GENERAL

Antes de empezar a practicar el masaje general, debe analizar varios puntos:

1. ¿Por qué quiere practicar el masaje general y qué pretende con ello?
2. ¿Cómo espera lograr estos objetivos?
3. ¿Cuál es la teoría en que se basa el masaje general?

La respuesta a la primera pregunta le dirá qué es lo que le motiva y cuál es su meta. Si ignora la respuesta a esta pregunta, su mente estará insegura y confusa. Las respuestas a las otras dos preguntas no pueden ir separadas. La teoría es el aspecto Yin de la práctica y le proporciona el conocimiento estructural que sirve de base a la técnica. Para poder elegir los métodos y las técnicas idóneas para lograr los objetivos hay que tener un profundo conocimiento de la teoría. Estos métodos y técnicas son el «cómo», que es el Yang, la manifestación del Yin.

En esta sección y en las siguientes, analizaremos el «porqué» y el «qué» del masaje general. Después de explicar la teoría, relacionaremos algunas normas generales sacadas del análisis teórico. Cuando hayamos sentado estos cimientos teóricos, analizaremos el «cómo» en los capítulos siguientes. Aunque ya hemos analizado los propósitos del masaje general en otro capítulo anterior, me gustaría resumirlos aquí de nuevo, para establecer una conexión con los temas que siguen a continuación.

A. LIBERAR LA TENSIÓN MENTAL

La tensión mental se genera en el pensamiento (en su mente). Según el Qigong chino, la mente es el «general» que dirige el entrenamiento Qigong, ya que controla todo su ser, incluidos los cuerpos de Qi y físico. Siempre que se altere la paz de su mente, se ve afectada inmediatamente la circulación del Qi por su cuerpo. Por ejemplo, si su mente se ve perturbada por la tristeza, su Qi es dirigido hacia dentro para almacenarse en la médula ósea. Siempre que ocurra esto sentirá frío, porque hay falta de Qi en la piel y en los músculos (el Qi Guardián está condensado y es débil). Y a la inversa, si su mente está excitada por la alegría, se produce un exceso de Qi en los músculos y en la piel y siente calor (el Qi Guardián se expande y es fuerte). Siempre que haya una deficiencia de Qi (Yin) o un exceso (Yang), el cuerpo físico reaccionará oportunamente, ya que su estado viene decidido por el Qi. Siempre que sea anormal el suministro de Qi al cuerpo físico (tanto Yin cómo Yang), este se pondrá en tensión y esta tensión hará que se retrase la circulación del Qi y de la sangre.

Por tanto, el primer objetivo del masaje general es eliminar la tensión mental. Con ello se restablece la circulación normal de Qi y se asegura que las células del cuerpo físico reciban la cantidad adecuada de nutrición de Qi. El mayor beneficio de relajar la tensión mental es que se alivia el estrés y la depresión, con lo que la felicidad vuelve a su vida.

B. Eliminar el estancamiento de Qi y de sangre

El estancamiento de Qi y de sangre puede tener muchas causas, como el estrés mental y la tensión, un estilo de vida inadecuado, la fatiga, el envejecimiento y la enfermedad.

Un mal sistema de vida puede deberse a los alimentos que tomamos, el aire que respiramos y las horas de acostarnos y levantarnos. En el Qigong chino, el alimento y el aire son las esencias post-natales que se pueden convertir en Qi. Si consumimos alimentos inadecuados y respiramos aire sucio, el cuerpo producirá Qi de mala calidad. Es más, pueden quedarse en el cuerpo algunos materiales indeseables. Por ejemplo, la grasa que no se digiere puede almacenarse en el cuerpo. Sabemos que la grasa puede hacer que sea más lenta la circulación de Qi y de sangre. Nuestra circulación de Qi puede verse afectada también por la hora del día (por el Qi del sol). Por tanto, trabajar de noche puede alterar el Qi. Otro ejemplo es que normalmente se necesitan, por lo menos, siete u ocho horas de sueño para rellenar las energías del cerebro y del cuerpo. Si no se duerme lo suficiente, la circulación de Qi puede verse afectada y puede empobrecerse la calidad de las células sanguíneas.

Otra causa frecuente de que la circulación de Qi y de sangre sea más lenta es el exceso de trabajo y la fatiga. El exceso de trabajo hace que el cuerpo produzca desperdicios (como el ácido láctico) en cantidad mayor que la que puede eliminar la sangre. Cuando se acumula el ácido en los músculos, se encuentra uno cansado y el cuerpo se pone más tenso, lo que afecta aún más a la circulación de Qi. Uno de los medios más eficaces para recuperarse de la fatiga, además del descanso, es el masaje general.

El envejecimiento es la causa siguiente de estancamiento de la circulación del Qi y de la sangre. A medida que uno se hace mayor, especialmente a partir de los treinta años que es cuando el cuerpo deja de producir hormonas del crecimiento, comienzan a envejecer las células de la sangre y de los músculos. Las células de la sangre

CAP. 4 - CONCEPTOS GENERALES

no son tan frescas ni el Qi es tan abundante como cuando se era joven. Cuando esto ocurre, se entorpece la circulación del Qi y de la sangre. El masaje general mantendrá y mejorará la circulación. Finalmente, la circulación del Qi y de la sangre puede verse afectada por la enfermedad. Esto lo analizaremos más tarde, al tratar el masaje Tui Na y Dian Xue.

C. Mantener un sistema nervioso sano

Cuando la circulación de Qi y de sangre es fluida y sana, proporciona el alimento adecuado a todo el cuerpo, incluido el sistema nervioso. Los nervios conectan el cerebro con todo el cuerpo y le permiten gobernarlo, al mismo tiempo que sirven de medio para que el cuerpo responda al cerebro. Sin un buen sistema de comunicaciones, tiene perdida la guerra contra la enfermedad y el envejecimiento. El masaje general ayuda al sistema nervioso a funcionar correctamente, asegurándole que recibe la cantidad adecuada de Qi para su nutrición.

D. Aumentar la producción de hormonas y fortalecer el sistema inmunológico

La producción de hormonas y el estado del sistema linfático están íntimamente relacionados con el sistema inmunológico. Aunque seguimos sin saber exactamente cómo actúan las hormonas, sabemos que aportan beneficios significativos. Hace poco se ha descubierto que la hormona del crecimiento puede aumentar considerablemente la duración de la vida.

Los sistemas endocrino y linfático son como fábricas. Si queremos mantener o aumentar la producción, hemos de pensar en el modo de aumentar el suministro de energía que llega a ellas. El sistema linfático es una parte importante de la defensa de nuestro cuerpo contra las bacterias. Quisiera destacar que el sistema de circulación de Qi (el sistema Yin) es la base de todos los demás sistemas circulatorios.

E. Por placer

El hecho de que sea tan agradable puede ser la principal razón de que muchas personas se sientan atraídas por el masaje general. No sólo les ayuda a tranquilizar la mente y encontrar la paz, sino que también les induce a un estado de relajación profunda y una sensación de completa comodidad. Al principio, es difícil hacer que su compañero entre en este estado; pero, según vaya profundizando en el conocimiento del Qigong y vaya adquiriendo experiencia, descubrirá que cada vez ocurre con más facilidad.

Para terminar, el masaje general es beneficioso en tres campos: mental, del Qi y físico. El campo mental está relacionado con la mente; el del Qi, con la energía interior, que es la raíz de la vida, y el físico es el cuerpo que manifiesta la vida. Aunque analicemos estos tres campos de forma independiente, están íntimamente relacionados y no pueden separarse. Para mantener y mejorar la salud, tiene que prestar atención a los tres.

4.3 TEORÍA DEL MASAJE GENERAL

En la primera parte hemos explicado que cada tipo de masaje posee objetivos diferentes, por lo que cada uno de ellos tiene su propia teoría, que es única, y medios diferentes de lograr sus objetivos. En el masaje general, para conseguir el máximo resultado, hay que empezar dando masaje al cuerpo mental; después, al físico, y, finalmente, al cuerpo de Qi. Por mucho que trate de dar masaje a una persona o por muy fuerte que sea su Qi, si su mente no está tranquila y en paz, estará perdiendo el tiempo. Sin embargo, cuando su compañero puede coordinarse mentalmente con su masaje, podrá relajarse profundamente y colaborar con su trabajo. Cuando el cuerpo está relajado, el Qi puede circular mejor y se puede guiar con más facilidad. Tiene que dar masaje a la mente de su compañero antes de hacerlo con el cuerpo físico. Como ve, cuando está dando masaje lo hace con tres cuerpos diferentes, pero tiene que tratarlos como uno solo pues están relacionados entre sí y no se pueden separar.

1. DAR MASAJE AL CUERPO MENTAL

Al dar masaje a alguien, su primera preocupación debe ser conseguir su plena colaboración mental y física. Como el primer propósito del masaje es mejorar la circulación del Qi y de la sangre, si la mente de su compañero está tensa, su cuerpo físico estará tenso también y su circulación de Qi se estancará.

Además, la tensión muscular puede hacer que se acelere el pulso e incluso aumente la presión sanguínea. Recuerde que **en un buen masaje, la persona que lo recibe debe encontrarse en un estado semihipnótico, relajado y meditativo**. Cuando esto ocurre, se reduce el ritmo cardíaco y la mente está muy tranquila. Ello no

CAP. 4 - CONCEPTOS GENERALES

quiere decir que la persona que recibe el masaje deba estar dormida. Si quiere mejorar eficazmente su circulación de Qi y de sangre, necesita su cooperación incondicional. Recuerde que es **el Yin quien guía al Qi**. Cuando el Yin (mente) de su compañero está con su masaje, se puede regular su Qi de un modo más eficaz y su masaje será más efectivo. Sin embargo, si se duerme, el masaje no tendrá el mismo éxito.

Es más, al dar masaje a alguien, querrá que éste llegue más allá de la piel y los músculos y profundice en su cuerpo hasta los órganos internos y la médula ósea. Sin embargo, cuando la gente da masajes generales, muchas veces no puede conseguir que su fuerza penetre con suficiente profundidad. La causa del problema está casi siempre en la persona que recibe el masaje. Debe estar tranquila, relajada y equilibrada tanto mental como físicamente y, lo más importante de todo, debe utilizar su propia mente meditativa para regular la circulación del Qi y de la sangre.

Cuando cuenta con la colaboración de su compañero de masaje, su Qi se une con el suyo, su mente su une con la suya y los dos disfrutan. Como puede ver, en el masaje general, lo primero que tiene que hacer es dar masaje a la mente y al espíritu de su compañero, antes de empezar a hacerlo con el cuerpo físico.

2. Dar masaje al cuerpo físico

La finalidad principal del masaje físico es estimular las células del cuerpo, potenciando la circulación de Qi y de sangre y eliminando los estancamientos. El masaje al cuerpo físico incluye el masaje de las terminaciones nerviosas (la piel), de los órganos de los sentidos (oídos, ojos, nariz y boca), de la fascia, los músculos y las articulaciones, incluida la espinal dorsal, de los órganos internos y de la médula ósea.

A. El masaje de las terminaciones nerviosas

Cuando da masaje a las terminaciones nerviosas, en realidad está dando masaje a las terminaciones de los canales de Qi de la piel. El sistema nervioso comunica al cerebro sensaciones y el cerebro dirige el Qi. Como el sistema nervioso y el de Qi están tan íntimamente relacionados, no ha de sorprender que las técnicas de masaje utilizadas en la piel sirvan para ajustar ambos sistemas.

Al dar masaje a las terminaciones nerviosas que hay en la piel, estará manteniendo e incluso mejorando la conexión que existe entre éstas y el cerebro. Normalmente, cuando se toca la piel de la forma adecuada, puede relajar toda la parte del sistema nervioso que está relacionada con esa zona. Por eso nos servimos del tacto para manifestar nuestras emociones y producir sensaciones tan variadas en nuestros compañeros. Muchos sentimientos de amor se pueden comunicar por el sentido del tacto.

Hay tres formas de dar masaje físico a la piel. La primera es tocar suavemente a lo largo de los circuitos de masaje (de arriba abajo o del centro a los lados). Este masaje puede relajar a su compañero e inducirlo a un estado meditativo. Generalmente, este masaje de piel se hace para empezar.

La segunda forma de aplicar masaje a la piel es dando palmadas, agarrando y sacudiendo o incluso azotando el cuerpo con el equipo adecuado. Este masaje produce algo de dolor, pero estimula mucho las terminaciones nerviosas y hace que el Qi y la sangre que se encuentran ocultos en las zonas profundas o debajo de los músculos afloren a la superficie de la piel y se dispersen. En Grecia se da este masaje golpeando suavemente la piel con ramitas. Este tipo de masaje de piel se hace casi al final, cuando ya se han liberado el Qi y la sangre acumulados en lo profundo del cuerpo. Dar palmaditas o azotar ligeramente la piel hará que afloren a su superficie el Qi y la sangre, para dispersarse. La tercera forma de dar masaje a la piel es frotarla con las manos para producir calor, lo que lleva a la piel el Qi y la sangre acumulados y los difunde.

B. *El masaje de los órganos de los sentidos*

Además de dar masaje a la piel, que es el órgano del sentido del tacto, tenemos que dar masaje a los órganos de los demás sentidos: los ojos, los oídos, la nariz y la boca. En la medicina china las zonas que se encuentran cerca de estos órganos están consideradas como terminaciones de los canales de Qi. Según vamos envejeciendo, se va debilitando la circulación de Qi hacia estos órganos y no funcionan ya igual. La degeneración de la vista y del oído es algo muy frecuente en edades avanzadas. Por ello, el masaje general concede mucha importancia a dar masaje a los órganos de los sentidos.

Al dar masaje alrededor de los órganos de los sentidos se estimula considerablemente el sistema nervioso para que les lleve Qi y sangre. En realidad, muchas personas han mejorado su vista y su oído con el masaje, tras varios años de deterioro.

C. *El masaje de los músculos y de la fascia*

Dar masaje a los músculos y a la fascia es, posiblemente, lo más importante del masaje general para la fatiga, aunque, naturalmente, también puede relajar mucho, aunque no se esté cansado. Cuando se está cansado, en los músculos se acumula una cantidad excesiva de ácido láctico. Esto produce dolores musculares y acumulación de Qi y sangre. Cuando da masaje a los músculos, está dándoselo también a la fascia que hay entre la piel y ellos y entre distintas capas de músculos. La grasa que se almacena en la fascia dificulta la circulación del Qi y de la sangre. El masaje general puede eliminar gran parte de esta acumulación de grasa. Cuando da masaje a los músculos y a la fascia, los estimula y aumenta la circulación de Qi y de sangre. Esto elimina el ácido láctico y lo extiende para poder expulsarlo del sistema. Como la

CAP. 4 - CONCEPTOS GENERALES

mayoría de los canales de Qi están dentro de los músculos, también restablece la fluidez de la circulación de Qi, que es uno de los mejores medios de retrasar el proceso de envejecimiento.

D. El masaje de la espina dorsal

La espina dorsal está formada por las siete vértebras cervicales del cuello, las doce vértebras torácicas de la espalda, las cinco vértebras lumbares de la cintura, además del sacro y el cóccix. Los nervios se ramifican en la médula espinal hacia las extremidades y los órganos internos. Cualquier problema que se produzca en la médula espinal interfiere en la capacidad del cerebro para tener sensibilidad y dirigir el cuerpo.

Dentro de la columna vertebral hay un vaso de Qi (el Vaso Impulsor) que conecta el cerebro con la cavidad Huiyin y se comunica con los otros dos vasos principales (el de la Concepción y el Gobernador). Estos tres vasos son los más importantes del cuerpo y están íntimamente relacionados con la salud y la longevidad. Cuando el nivel de Qi de estos tres vasos es bajo, todo el cuerpo recibe una nutrición de Qi insuficiente y, por ello, no puede funcionar con normalidad (incluido el sistema nervioso).

Para hacer que entre continuamente Qi suficiente en el sistema nervioso central, la espina dorsal debe estar relajada y hay que eliminar el Qi o la sangre que se haya acumulado en ella. Como los músculos del tronco que hay alrededor de la espinal dorsal tienen una influencia muy grande en el estado de esta, dar masaje a los músculos del tronco es un aspecto muy importante del masaje de la espina dorsal.

E. El masaje de las articulaciones

Nos referimos a las articulaciones de los brazos y las piernas. Ya sabemos que en las articulaciones hay puertas que permiten el intercambio de Qi entre el cuerpo y el entorno. Además, alrededor de las articulaciones hay zonas por las que podemos llegar a los principales nervios y arterias y, naturalmente, las articulaciones nos permiten mover libremente nuestras extremidades. Siempre que hay un estancamiento de Qi o de sangre en las articulaciones o un defecto físico, como la artritis, sentimos dolor y nuestra movilidad queda limitada. Las lesiones y la edad afectan a las articulaciones mucho más que a las demás partes de los huesos. Por consiguiente, el masaje general concede mucha importancia a mantener las articulaciones sanas y en buen estado de funcionamiento.

F. El masaje de los órganos internos

A los órganos internos se les puede dar masaje con las manos y con el movimiento. Otra persona puede utilizar con usted el primer método, sin embargo usted puede aplicarse cualquiera de los dos.

Masaje Qigong Chino

Para dar masaje con las manos, póngalas en la piel por encima del órgano y frote suavemente siguiendo un recorrido concreto para relajar los músculos que se hallan alrededor del órgano. El suave movimiento de las manos produce Qi debajo de la piel. Este Qi sigue el movimiento de las manos y, por consiguiente, se puede dirigir hacia el órgano. Naturalmente, si la persona que recibe el masaje utiliza su mente para relajar los músculos y dirigir el Qi, los resultados serán mucho mayores.

El masaje por el movimiento utiliza principalmente los músculos del tronco y el movimiento ascendente y descendente del diafragma (de la respiración profunda) para dar masaje a los órganos internos. Los músculos del torso rodean los órganos internos. Cuando estos músculos están tensos, el Qi y la sangre que circulan por los órganos internos se estancan. Por consiguiente, el primer paso del automasaje de los órganos internos por movimiento es aprender a relajar los músculos del tronco y aprovechar después su movimiento para dar masaje a los órganos internos. También tiene que aprender a respirar profundamente para mover el diafragma lentamente y con suavidad manteniéndolo relajado, a fin de dar masaje a los órganos que están debajo de él.

En el Qigong es conveniente aprender a controlar los músculos de la región abdominal para poder mover el abdomen sacándolo y recogiéndolo. Con esto se da más eficacia al masaje de órganos internos.

G. El masaje de la médula ósea

El masaje de la médula ósea es una de las facetas más difíciles del masaje general. La finalidad principal del masaje de la médula ósea es llevar el Qi a la médula para mantener la producción normal de células sanguíneas sanas. En el Qigong chino, uno de los medios más eficaces de llevar Qi a la médula es corregir las técnicas de respiración y algunos métodos de meditación. Esto se estudia en el libro *Qigong, el secreto de la juventud*, publicado por esta misma editorial.

Como la teoría es difícil de comprender, la mayoría de los que practican el masaje Qigong han pasado por alto el masaje de médula. Quiero presentar aquí algunas técnicas de masaje que pueden estimular la circulación del Qi por la médula.

La primera consiste en estimular los huesos en la zona de las articulaciones, que es donde están más expuestos y más cerca de la piel. La caña del hueso está protegida por los músculos y es difícil llegar a ella. Para estimular el hueso en la articulación, presione en él con las uñas poniendo los dedos en círculo (Fig. 4-1). Haga que se mueva la piel con las uñas para no arañarla. Esto puede producir un ligero dolor en algunas zonas, como las rodillas, y provocará una sensación excitante y estimulante dentro del cuerpo. Puede utilizar también los dientes para estimular los huesos de las articulaciones o de lugares donde no haya una capa gruesa de músculos, como la

CAP. 4 - CONCEPTOS GENERALES

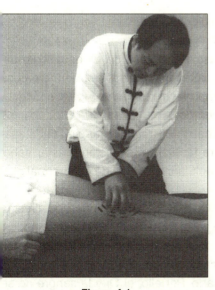

Figura 4-1

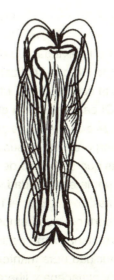

Figura 4-2 Respiración ósea, mediante estimulación muscular.

espinilla. Hágalo con mucho cuidado. No se produzca mucho dolor ni se haga cardenales, porque con esto sólo tendría el cuerpo más tenso y no lograría sus propósitos. En las zonas que están protegidas por una gruesa capa de músculos, puede aumentar el intercambio de Qi estimulando los músculos para que pase el Qi de la médula a la piel (Fig. 4-2). Cuando esto ocurre, el hueso absorbe Qi fresco por la articulación. La forma más fácil de hacerlo es utilizar un latiguillo de cables o una barra (Fig. 4-3) para golpear suavemente los músculos hasta que se calienten.

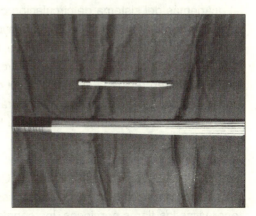

Figura 4-3 Látigo de alambres.

Masaje Qigong Chino

3. Dar masaje al cuerpo de Qi

En primer lugar, quiero indicar que dar masaje al cuerpo de Qi es distinto del masaje de Qi, que analizaremos en el segundo volumen de este libro. Cuando damos masaje al cuerpo de Qi, utilizamos al mismo tiempo técnicas físicas y correspondencia de Qi para regular el del compañero. Sin embargo, en el masaje de Qi, hacemos que nuestro Qi se adapte al del compañero para regularlo y reequilibrarlo. Al dar masaje al cuerpo de Qi se suaviza su circulación para facilitar la relajación y estar sano, mientras que el masaje de Qi se utiliza para corregir la circulación de Qi anormal producida por la enfermedad o por una lesión.

Antes de analizar el masaje del cuerpo de Qi, quiero recordar una observación muy importante que hemos hecho en la primera parte de este libro. Según la medicina, tanto china como occidental, todas las células sanguíneas necesitan tener Qi o bioelectricidad para mantenerse vivas. Es más, cada una de ellas funciona como una batería y almacena y libera Qi según sea necesario. Por ello, el Qi y la sangre no se pueden separar totalmente y, cuando analizamos algunas de estas dos cosas, la otra suele estar involucrada hasta cierto punto.

Además del sistema de circulación de la sangre, hay en el cuerpo doce canales primarios por los que circula el Qi. La mayor parte del recorrido de estos canales pasa por el interior de los músculos, por lo que, cuando tenemos tensos los músculos, estamos limitando la circulación de Qi a los órganos que están conectados con estos canales y no pueden recibir la cantidad de Qi que necesitan. Por ello tener el cuerpo relajado es una de las principales claves para estar sano.

A continuación, vamos a estudiar la teoría del masaje del cuerpo de Qi.

A. Masaje de las terminaciones de Qi

El masaje de las terminaciones de Qi no puede separarse del masaje de las terminaciones nerviosas. La razón es muy sencilla. Como el Qi es necesario para mantener vivas las fibras nerviosas, los canales pequeños de Qi abastecen a los nervios y las terminaciones de estos canales diminutos se encuentran cerca de las terminaciones nerviosas.

La piel separa el interior de nuestro cuerpo del entorno exterior y tiene millares de poros, capilares, terminaciones nerviosas y pequeños canales de Qi por donde entran y salen el aire y el Qi. Según la medicina china todas las terminaciones de los canales de Qi que hay en nuestra piel están relacionadas con los órganos internos. Estimulando la piel se puede mantener el intercambio de aire y Qi entre nuestro interior y el mundo exterior y también se pueden estimular los órganos internos.

Para dar masaje a las terminaciones de Qi de la piel, basta con tocar ligeramente al compañero y mover las manos por los circuitos de masaje, que son también los recorridos de los canales de Qi y de los nervios. Haga el movimiento de arriba abajo y del centro hacia los lados. Esto hace que ocurran varias cosas. Si su Qi está en correspondencia con el de su compañero, él podrá utilizar su propia mente para dirigir el Qi en sincronía con los movimientos que usted haga. Este contacto piel a piel deja también que pase el Qi entre su compañero y usted para alimentarse recíprocamente. Esta alimentación mutua de Qi es uno de los métodos que utiliza el Qigong chino para equilibrar situaciones irregulares de Qi. Por ejemplo, cuando está triste, el Qi de su cuerpo es Yin y está débil. Si un amigo le coge las manos o lo abraza, inmediatamente recibe Qi de él. Esto le permite suavizar su propio Qi y le ayuda a relajarse. El tacto es un método natural e instintivo de curación Qigong.

B. Masaje de las puertas de Qi

En el masaje general, hay que sacar del cuerpo de su compañero el exceso de Qi para liberar la tensión. Para ello, tiene que conocer todas las puertas y uniones de Qi. Entre estas puertas figuran las que hay entre el cuerpo y el entorno y las puertas y uniones que hay dentro del cuerpo. Al estimular las puertas sucesivamente a lo largo de los canales estará pasando el exceso de Qi a las extremidades y finalmente hará que salga del cuerpo.

C. Masaje de las glándulas endocrinas

Una finalidad importante del masaje general es aumentar la producción de hormonas y reforzar el sistema inmunológico. La producción de hormonas se puede aumentar en dos puntos, en el hombre, y en uno, en la mujer. En el hombre, se puede hacer en las glándulas adrenales, que están encima de los riñones y en los testículos. En la mujer sólo se puede llegar con facilidad a las glándulas adrenales. Al dar masaje a los músculos que hay alrededor de los riñones y a los testículos, se lleva el Qi a ellos y se aumenta la producción de hormonas, con lo que se hace que circule el Qi con fluidez alrededor de ellos.

4.4 REGLAS DEL MASAJE GENERAL

Ahora que conoce la teoría, es posible que ya tenga una idea del procedimiento a seguir. En este apartado, quiero resumir los procedimientos del masaje general, así como los recorridos que debe seguir, además de comentar la fuerza que se debe aplicar.

Masaje Qigong Chino

1. Procedimientos

Al dar masaje, a no ser que sólo dé masaje a una parte del cuerpo, debe seguir los procedimientos normales que le dicen dónde ha de empezar y dónde ha de terminar. Si sigue los procedimientos correctos, el masaje será más eficaz y más agradable.

A. El masaje mental

Para conseguir la máxima eficacia y llegar a los sitios más profundos del cuerpo, su compañero debe encontrase en un estado meditativo semihipnótico. Esto le permitirá relajar el cuerpo todo lo posible, con lo que la fuerza del masaje podrá penetrar al máximo de profundidad. Cuando la mente está tranquila, se encuentra en condiciones de regular su propio Qi y su cuerpo físico. Por tanto, antes de dar el masaje físico, debe dar masaje al cuerpo mental de su compañero y ayudarle a entrar en un estado de meditación profunda.

B. Cabeza y cuello

En el masaje físico, es muy importante empezar por la cabeza, porque en ella está el «cuartel general del individuo». Dentro de la cabeza está el cerebro, que controla todo el cuerpo mediante el sistema nervioso. Si la cabeza está tensa, también lo estará la mente, igual que el resto del cuerpo.

El cuello es el lugar de paso del Qi y de la sangre. Cuando el cuello está tenso, se estanca la circulación de Qi y de sangre y el cerebro no recibe el alimento adecuado. La mejor forma de eliminar el exceso de Qi y de sangre que se acumula en la cabeza y de aportarle el máximo de alimento es relajar el cuello y mantener abiertos todos los vasos de Qi y de sangre.

C. La espalda

El lugar al que seguidamente se da masaje es la espalda. La espina dorsal es la línea central de abastecimiento de Qi, por la que corre el Vaso Gobernador, que sube por su parte posterior. El Vaso Gobernador controla los seis canales primarios Yang del cuerpo. Además, en el centro de la espina dorsal, está el Vaso Impulsor, por el que se comunica el Qi entre la parte inferior del cuerpo y el cerebro. Es más, la médula espinal es una parte importante del sistema nervioso central y todos los sistemas nerviosos periféricos se ramifican saliendo de ella. Siempre que haya algún problema en la espina dorsal, habrá alguna disfunción en la parte del cuerpo que le corresponda. Por ello relajar la espina dorsal y mejorar la circulación de Qi es una parte importante del masaje general. Después de relajar la espina, el paso siguiente es sacar de ella el Qi o la sangre que se haya acumulado. Este Qi y esta sangre, que se han acumulado en lo más profundo de las articulaciones de la espina dorsal son la causa principal de problemas del sistema nervioso. El Qi y la sangre han de aflorar a la piel y extenderse hacia los lados y hacia abajo.

D. La parte posterior de las piernas

El exceso de Qi se libera del cuerpo por las puntas de las extremidades. El Qi que se ha liberado de la espalda se debe pasar a las extremidades. Después se suele dar masaje a las piernas, porque los canales de Qi que hay en ellas están más abiertos que los de los brazos. Además, es más fácil pasar el Qi hacia abajo que hacia los lados. Por tanto, el siguiente paso es dirigir el Qi hacia las plantas de los pies.

E. La parte posterior de los brazos

Después de dar masaje a las piernas y a los pies, siga dándoselo a los brazos, para suavizar el flujo de Qi y sacar del cuerpo cualquier exceso. Pasar el Qi a los brazos es uno de los medios más eficaces de liberar el exceso de Qi de la cabeza, simplemente porque los brazos están más cerca de la cabeza que las piernas.

F. Pecho y abdomen

Cuando haya terminado el masaje de la parte posterior del cuerpo, haga que su compañero se vuelva boca arriba.

Antes de empezar a dar masaje al pecho y al abdomen, tiene que ayudar a su compañero a entrar de nuevo en estado de meditación, del cual posiblemente haya salido al darse la vuelta. Dedique unos instantes a darle masaje en la cabeza para ayudarle a recuperar ese estado.

El pecho y el abdomen, que contienen la mayoría de los órganos internos, son la tercera zona en orden de importancia para el masaje general. Lo que pretende al dar masaje a esta zona es soltar y relajar los músculos de la parte delantera del cuerpo y mejorar la circulación de Qi en los órganos internos. La salud está determinada, en gran medida, por el estado en que se encuentren los órganos internos. Al extender el Qi y la sangre que se han acumulado en los órganos internos y alrededor de ellos, se mejora la circulación de Qi y se hace que se mantengan sanos los órganos.

G. La parte delantera de las piernas

Después de relajar el pecho y el abdomen y hacer que afloren a la superficie el Qi y la sangre acumulados, dirija el Qi y la sangre a lo largo de las piernas hasta la planta de los pies. Siga la misma teoría que se ha empleado para la parte posterior de las piernas.

H. La parte delantera de los brazos

Finalmente, dé masaje a los brazos y dirija el Qi desde la cabeza y la parte delantera del cuerpo hacia ellos, para liberarse de él.

Este procedimiento de masaje para todo el cuerpo que recomendamos se ha sacado del conocimiento teórico de los cuerpos de Qi y físico. Si no tiene tiempo para dar masaje a todo el cuerpo, siga la misma secuencia con las partes a las que se lo dé. Por ejemplo, al dar masaje a la cabeza para quitar una jaqueca, dé masaje también a la espalda y a los brazos para encauzar el Qi hacia abajo y hacia los lados. Si no lo hace, el Qi y la sangre se quedarán en la cabeza. De un modo parecido, al dar masaje a la espalda para quitar el dolor que haya en ella, dé masaje también a las piernas para que siga bajando el Qi.

2. Recorrido

Uno de los factores más importantes para tener éxito en el masaje Qigong es seguir los recorridos correctos. Esto tiene una importancia especial en el masaje Tui Na, en el Dian Xue y en el de Qi. En esta sección vamos a estudiar sólo los recorridos que se utilizan en el masaje general. Recuerde que el masaje general tiene como objetivos eliminar el exceso de Qi, suavizar su circulación y relajar los cuerpos mental y físico. Estos objetivos nos dan la lógica de los recorridos.

A. El movimiento de arriba hacia abajo

La primera norma general para establecer los recorridos del masaje es hacer que baje el Qi para liberar el que se haya acumulado en la cabeza y en el cuerpo (Fig. 4-4 y 4-5.) Por tanto, cuando está dando masaje, debe mover las manos desde la parte superior a la parte inferior del cuerpo. Si invierte el sentido, estará alimentando el Qi y dirigiéndolo hacia arriba. Esto impedirá la liberación del Qi y hará que el cuerpo sea más Yang, lo que, a su vez, producirá más tensión, tanto en el cuerpo mental como en el físico.

B. Movimiento desde el centro hacia los lados

La siguiente regla general para liberar el Qi acumulado en el cuerpo consiste en dar masaje desde el centro hacia los lados (Fig. 4-4 y 4-5). Por tanto, al dar masaje, ha de mover las manos desde el centro del torso hacia fuera, hacia los lados. Si invierte el sentido estará llenando el cuerpo de Qi y evitando que se libere. Esto hará que el cuerpo sea más Yang y producirá más tensión, tanto en el cuerpo mental como en el físico.

CAP. 4 - CONCEPTOS GENERALES

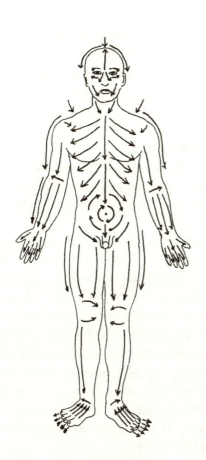

Figura 4-4. Circuitos de masaje de la parte frontal del cuerpo, para el masaje general.

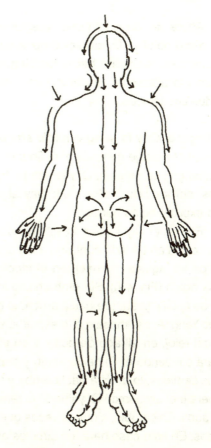

Figura 4-5 Circuitos de masaje de la parte posterior del cuerpo, para el masaje general.

C. Movimiento circular

Hay muchas normas diferentes para dar masaje en círculos, lo que puede llegar a ser confuso. La forma de hacer los círculos suele ser más importante en el masaje Tui Na, en el Dian Xue y en el de Qi, que están más relacionados con la situación del Qi del cuerpo. La dirección de los círculos determina si está introduciendo o sacando Qi y puede tener una influencia considerable en el lugar donde se produce la curación. La dirección en que se hacen los círculos está determinada por las mentes del sanador y del paciente y, además por el canal (tanto si es Yin como si es Yang), las cavidades que se utilicen y la hora del día. Como puede ver, es mucho más fácil aprender el masaje general que los curativos.

Ahora vamos a limitarnos a estudiar sólo las reglas del masaje general que tienen como objetivo la liberación de la tensión mental y física. Si tiene dudas sobre la dirección en que debe hacer los círculos, dedique algún tiempo a pensar en ello y observe la diferencia que existe entre las sensaciones que le producen cada una de las dos direcciones.

a) Dirigir el Qi y la sangre hacia abajo y hacia los lados

En el masaje general, para liberar el exceso de Qi y mejorar la circulación de Qi y de sangre, se dirige el Qi y la sangre hacia abajo, hasta los pies, y también hacia los lados, por los brazos. Para ello hay algunas normas simples. Veamos dos ejemplos para explicar estas normas:

En primer lugar, cuando esté dando masaje a la parte posterior del cuello, si hace los círculos en sentido contrario a las agujas del reloj, en el lado derecho, y en el sentido de las agujas del reloj, en el lado izquierdo, estará dirigiendo el Qi y la sangre hacia abajo (Fig. 4-6). Sin embargo, si invierte el sentido en ambos lados, estará dirigiendo el Qi y la sangre hacia arriba, lo que puede hacer que la cabeza resulte demasiado Yang. Al dar masaje a la espalda, si lo hace en el sentido contrario al de las agujas del reloj, en el lado derecho, y en el de las agujas del reloj, en el lado izquierdo, estará dirigiendo el Qi hacia abajo y hacia los lados (Fig. 4-7). Sin embargo, si invierte los sentidos, lo dirigirá hacia arriba y también hacia los lados. Si lo que pretende es dispersar el exceso de Qi y liberar la tensión, necesitas pasar el Qi hacia abajo y hacia los lados. En cambio, algunas veces querrá pasar el Qi y la sangre de la espalda a los brazos. En este caso hará los círculos en el sentido contrario.

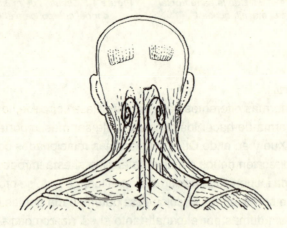

Figura 4-6.
Circuitos de masaje de la parte posterior del cuello.

CAP. 4 - CONCEPTOS GENERALES

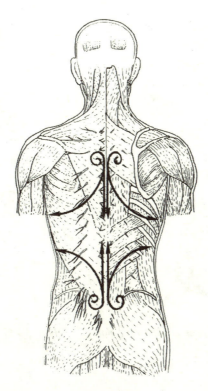

Figura 4-7.
Circuitos de masaje de la parte posterior del cuerpo.

b) Dar masaje a las conexiones sanguíneas y nerviosas

Las conexiones sanguíneas y nerviosas se ponen en tensión muchas veces. Por ejemplo, debajo de las orejas hay una conexión en la que se ramifican las arterias y los nervios para extenderse por la parte superior de la cabeza. Si las partes superior y laterales del cuello están tensas, se verá afectada la circulación de Qi y de sangre. Dando masaje a estas conexiones o nudos conseguirá que se extienda la sangre suavemente y se reduzca la presión. Por tanto, al dar masaje, puede hacer círculos en el sentido de las agujas del reloj y empujar hacia arriba; pero también puede hacer los círculos en sentido contrario al de las agujas del reloj y empujar hacia abajo (Fig. 4-8). Con esto se estiran ligeramente los músculos que hay alrededor de la conexión y se suaviza la circulación de Qi y de sangre.

La regla general es que, al dar masaje con la mano derecha, haga círculos en el sentido de las agujas del reloj para extender el Qi y la sangre hacia arriba o hacia la derecha (Fig. 4-9) y, en sentido contrario al de las agujas del reloj, para dirigir el Qi y la sangre hacia abajo o hacia la derecha. Sin embargo, si lo hace con la mano izquierda,

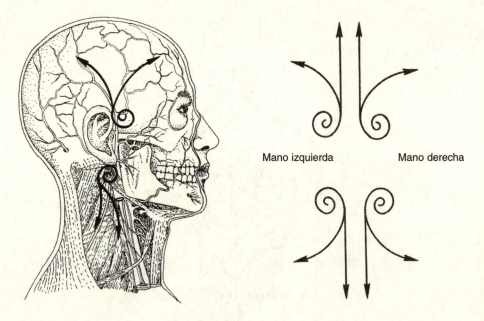

Figura 4-8. Circuitos de masaje de alrededor del oído.   *Figura 4-9.* Circuitos de masaje general.

al moverla en sentido contrario al de las agujas del reloj, el Qi y la sangre se extienden hacia arriba y hacia la izquierda, mientras que el sentido de las agujas del reloj hace que pasen hacia abajo o hacia la izquierda.

3. La fuerza

La intensidad de la fuerza que se utiliza es, tal vez, el factor más crítico del masaje. El masaje general actúa en muchos lugares, como la piel, la fascia que hay entre la piel y los músculos, la que está entre músculos, la que se halla entre los músculos y los huesos, los propios músculos, los tendones que hay en las articulaciones, los órganos internos y la médula ósea. La profundidad del masaje varía desde la superficie del cuerpo hasta las partes profundas del interior. La forma de llegar a estos lugares depende no sólo de las técnicas que se utilicen, sino también de la fuerza que se aplique.

La principal regla del masaje general es relajar al compañero. Si le aplica demasiada fuerza y le produce dolor, se pondrá en tensión y se perturbará su mente. En cambio, si aplica una fuerza demasiado débil, el masaje no será eficaz. Hay algunas normas generales que le ayudarán a lograr sus objetivos. En primer lugar, la fuerza y

CAP. 4 - CONCEPTOS GENERALES

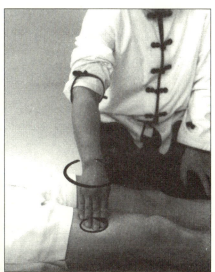

Figura 4-10

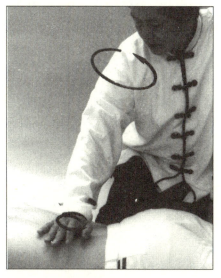

Figura 4-11

el tipo de masaje han de ser continuos. De este modo, su compañero sabrá lo que le va a hacer y podrá relajarse con más facilidad. La segunda es que empiece a dar masaje suavemente y vaya aumentando poco a poco la fuerza. Una fuerza suave estimula ligeramente los nervios y los suaviza, con lo que no tienen tanta rapidez para mandar mensajes al cerebro. Entonces puede aplicar más fuerza sin molestar por eso a su compañero. La tercera es que dé el masaje desde las zonas superficiales a las profundas. Al estimular las capas exteriores del cuerpo de su compañero, se hace más lenta la reacción de los nervios y se puede mantener el cuerpo relajado mientras va aumentando la fuerza y llega a otra capa más profunda. En cuarto lugar, para terminar, hay que pasar de las zonas profundas a las superficiales. Una vez que la fuerza puede profundizar y eliminar el estancamiento de Qi y de sangre, es necesario dirigir esta acumulación de Qi, sangre y ácido a la superficie de la piel para que se extienda.

Finalmente, para que el masaje sea suave y placentero, el masajista debe tener las manos relajadas. El truco es que, cuando utilice los dedos para dar masaje, produzca la fuerza y el movimiento desde la muñeca (Fig. 4-11) y, cuando utilice la palma de la mano o su base, produzca la fuerza desde el codo y el hombro (Fig. 4-11). Si pretende producir fuerza con la parte de su cuerpo con la que está dando el masaje, se producirá tensión y no será capaz de aplicar las técnicas con suavidad. La mejor forma de dar masaje es utilizar todo el cuerpo para hacer fuerza y no recurrir sólo a la fuerza muscular. Además de ser la forma más eficaz de dar masaje, le resultará muy agradable, porque podrá sentir cómo se mueve su cuerpo con armonía y, además, no se cansará tanto.

CAPÍTULO 5

Masaje general

5.1 INTRODUCCIÓN

En este capítulo y en el siguiente vamos a presentar el «cómo» del masaje general. A medida que vaya practicando se le irán ocurriendo muchas preguntas como: **1.** ¿Cuáles son los problemas generales que nos impiden conseguir nuestros objetivos? **2.** ¿Cómo resolvemos estos problemas? **3.** ¿Conseguimos los resultados que podemos esperar según la teoría?

Si mantiene en su mente estas preguntas al dar masaje, podrá valorar sus progresos y cambiar de idea cuando sea necesario. En el capítulo tercero hemos presentado muchas técnicas de masaje. Con la práctica puede comprobarlas o incluso crear otras nuevas.

Masaje Qigong Chino

Empezaremos hablando de las técnicas mentales del masaje general. Se utilizan para tranquilizar al compañero y ayudarle a relajarse, tanto en lo mental como en lo físico. Después, analizaremos el aspecto físico del masaje general, dividiéndolo en cinco secciones: la cabeza, la espalda, la parte posterior de las extremidades, el pecho y el abdomen y la parte delantera de las extremidades. En la primera parte de este libro hemos visto los requisitos ambientales generales para dar un masaje. Es importante crear un ambiente relajado y cómodo tanto para usted como para su compañero. Insisto en que conviene que estudie esta sección con mucho cuidado.

En el masaje general con un compañero se tarda normalmente unas dos horas en dar masaje a todo el cuerpo. Mientras que es algo muy placentero para el compañero, el masajista, en cambio, ha de tener mucha paciencia y entusiasmo. La mayoría del tiempo no se hace más que repetir parte del trabajo general, centrándose en lo que necesita el compañero. La cabeza y el cuello son las zonas que suelen necesitar con más frecuencia el tratamiento. Las zonas siguientes más comunes son las piernas y los brazos, seguidos por el pecho y la parte superior del abdomen. La parte inferior del abdomen se suele tratar en raras ocasiones, simplemente porque está cerca de los órganos sexuales y a la mayoría de la gente le resulta incómodo, a no ser que tengan mucha confianza con el masajista.

Al dar masaje a todo el cuerpo de su compañero, si no es tímido, es mejor que se desnude. Esto permitirá una mejor comunicación de Qi. Normalmente se pone una toalla para cubrir las zonas en las que no se está trabajando, para evitar que coja un resfriado. A muchas personas les gusta llevar un pantalón corto cuando les dan masaje. Puede estorbar un poco cuando se da masaje al bajo vientre o a las caderas. Al dar un masaje general sólo en una parte del cuerpo, es mejor descubrir la zona con la que esté trabajando. Esto le ayudará a intercambiar el Qi con su compañero y le dará más sensibilidad en las manos. Sin embargo, no es necesario que lo haga así y, si a su compañero le resulta desagradable exponer alguna parte de su cuerpo, no debe insistir.

Como el masaje general no pretende curar lesiones, no se suelen usar licores de hierbas ni ungüentos. Algunos utilizan aceite, como aceite para niños o de oliva, para dar masaje en zonas distintas de la cabeza. Aunque puede lubricar la piel y hacer que se muevan las manos por ella con más suavidad, también cierra los poros. Puede perturbar la comunicación de Qi que se establece entre la persona a la que dé masaje y usted. Por ello, a muchos masajistas profesionales chinos no les gusta utilizar el aceite. En cambio, muchas veces suelen poner un fino tejido de seda para suavizar el movimiento.

Antes de entrar de lleno en el masaje general, quisiera que viésemos sobre qué descansa el paciente, tanto si es en el suelo, en una cama o en una mesa de madera de diseño especial. Lo primero que hemos de tener en cuenta es el material que hay

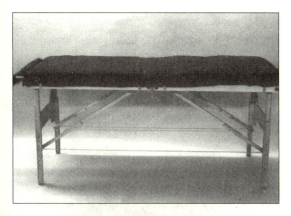

Figura 5-1. La mesa de masaje.

Figura 5-2. Extensión de cabeza para una mesa de masaje.

debajo del paciente. Si está dando el masaje con el paciente sobre el suelo, necesitará un material que le proporcione un buen aislamiento. Lo mejor es que sea algo natural, como el algodón o la lana. El grosor del aislante es también muy importante. Si es muy delgado, el paciente seguirá sintiendo el aspecto Yin del suelo y no dejará de perder Qi con él. Si está hecho con material sintético, como el poliéster, se pueden acumular cargas estáticas que hagan que el paciente se sienta incómodo.

Si utiliza una cama para dar masaje, no debe ser demasiado blanda, ya que perjudicaría el masaje de la espina dorsal. Hoy día disponemos de diferentes modelos de mesas de madera almohadilladas, muy asequibles (Fig. 5-1).

Lo que debe preocuparnos en segundo lugar es la zona del cuello. Cuando una persona está echada boca abajo sobre una superficie plana, tiene que girar la cabeza hacia un lado. Al cabo de un rato, los músculos del cuello están tensos y doloridos y el paciente se encuentra muy incómodo. Por ello, muchas mesas de masaje tienen un suplemento que permite al paciente echarse cómodamente boca abajo (Fig. 5-2). En tercer lugar está la altura de la mesa de masaje. Si es demasiado alta puede costarnos mucho trabajo dar masaje a la espina dorsal. Hay que aplicar la fuerza uniformemente y con comodidad y tiene especial importancia que la fuerza con que presionemos sea la misma a ambos lados de las articulaciones de la columna.

Por consiguiente, conviene que la mesa se pueda bajar para que el masajista se ponga a horcajadas encima del paciente cuando trabaje con su espalda (Fig. 5-3). Sin embargo, al dar masaje a otras zonas, como los músculos del tronco, los muslos o el pecho y el abdomen, es posible que prefiera que la mesa esté a la altura de su cintura

Masaje Qigong Chino

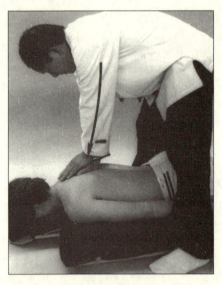

Figura 5-3

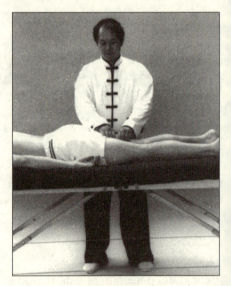

Figura 5-4

para no tener que estar inclinado continuamente (Fig. 5-4). La mesa ha de tener la altura idónea para el masajista, a fin de poder utilizar todo su cuerpo al dar el masaje sin realizar demasiado esfuerzo. La mejor solución es una mesa de patas ajustables.

5-2 DAR MASAJE AL CUERPO MENTAL

Como ya hemos dicho, los mejores resultados se consiguen cuando la persona que recibe el masaje utiliza su propia mente para regular su cuerpo y su Qi. Por tanto, el primer paso es dar masaje a la mente y al espíritu del compañero. Cuando haya llegado a su espíritu, podrá inducirlo a un profundo estado meditativo e hipnótico. Esto hará que los pensamientos de él sean libres y su mente esté relajada. Su cuerpo físico estará también relajado, permitiéndole a usted darle masaje y regular su Qi con eficacia.

Al dar masaje a la mente de su paciente tiene que hacer algunas cosas: lo primero es conseguir que se sienta relajado y cómodo. En esto influye el ambiente, así como la relación que haya entre ustedes dos. Su compañero debe poder relajarse totalmente para estar en condiciones de fijar su atención en el estado de su cuerpo y entrar en un estado meditativo.

Después, tiene que conseguir que su compañero aparte la mente de todas las distracciones externas y se concentre en su propio cuerpo. Su atención debe estar

CAP. 5 - MASAJE GENERAL

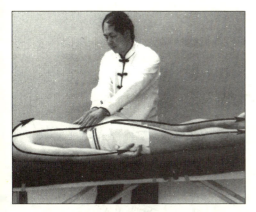

Figura 5-5

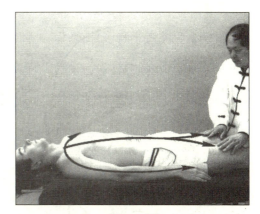

Figura 5-6

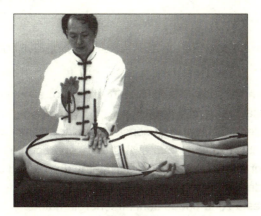

Figura 5-7

completamente pendiente de su Qi y del masaje que está recibiendo. Hay dos formas normales de lograr este objetivo. Una es pedirle que se eche boca abajo, cierre los ojos y trate de relajarse todo lo posible, para barrer suavemente después su cuerpo con sus manos siguiendo los circuitos de masaje, desde la cabeza hasta los pies y del centro del cuerpo a las extremidades (Fig. 5-5). Repítalo varias veces. A continuación, haga que su compañero se ponga boca arriba y repita este proceso varias veces (Fig. 5-6). Antes de poner las manos en contacto con su cuerpo, no deje de frotárselas para que se calienten. Hay pocas cosas que impresionen tanto como el contacto de unas manos frías en la propia piel. Cuando haya barrido a su compañero varias veces, le resultará muy fácil atraer su atención a las manos de usted.

Algunos utilizan un método distinto. En lugar de barrer suavemente con sus manos el cuerpo del paciente, dan ligeras palmaditas o golpes siguiendo los circuitos

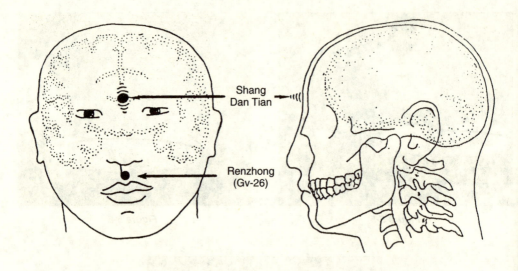

Figura 5-8. El Shang Dan Tian (Dan Tian Superior) y la cavidad Renzhong.

de masaje antes mencionados (Fig. 5-7). Sin embargo, según mi experiencia, este método no es tan eficaz como el anterior.

El último paso del masaje mental consiste en dar masaje al centro espiritual de su compañero. El centro espiritual está en la frente, en el punto llamado «Shang Dan Tian» (campo de elixir superior), por los practicantes del Qigong chino, y «tercer ojo», por los practicantes del Qigong occidental. Tanto la cultura occidental como la asiática han reconocido que esta zona puede sentir la energía natural y es el centro y el cuartel general del espíritu. En cuanto a la estructura física, este punto es lo que separa los dos lóbulos del cerebro (Fig. 5-8). En el Qigong chino se cree que el Qi que hay en el cerebro puede salir al mundo exterior por este centro, permitiéndonos sentir y establecer comunicación con la energía natural. Algunos que hacen entrenamiento con esta zona, pueden desarrollar su intuición y su facultad para sentir cosas que otros no captan, algo así como si pudiesen ver por un ojo extraordinario o especial. Por tanto, el Dan Tian superior o tercer ojo está considerado como la puerta que permite llegar al centro mental y calmar la mente.

Otro enfoque frecuente al dar masaje al Dan Tian superior es estimular también la cavidad Renzhong, que se encuentra debajo de la nariz (Fig. 5-8). Los médicos chinos y los practicantes del Qigong saben que la estimulación de la cavidad Renzhong eleva el espíritu de vitalidad y revive a quien haya sufrido un desfallecimiento. En el masaje, la estimulación de esta cavidad junto con el Dan Tian superior le ayudará a guiar con más facilidad la mente de su compañero a su centro.

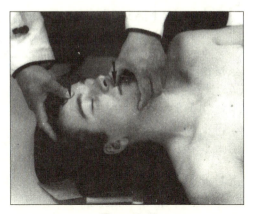

Figura 5-10

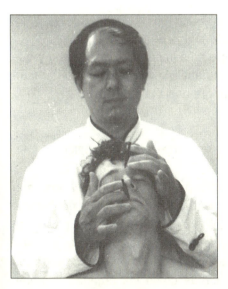

Figura 5-9

Para dar masaje al centro espiritual y a la cavidad Renzhong de su compañero, ayúdele a sentarse y dígale que eche la cabeza hacia atrás para apoyarla cómodamente contra su cuerpo. Después, utilice los dedos o el centro de la palma de la mano para dar masaje al tercer ojo o Dan Tian superior lenta y suavemente y, al mismo tiempo, presione con firmeza en la cavidad Renzhong con el dedo índice o el corazón de la otra mano (Fig. 5-9). También puede hacer esto estando su compañero echado (Fig. 5-10).

Cuando esté dando masaje al centro espiritual, debe pedirle que preste atención a sus manos, que relaje su cuerpo físico todo lo que pueda y que realice inspiraciones y espiraciones profundas. De este modo entrará mejor en un estado semihipnótico. Los que se hayan entrenado en la meditación podrán hacerlo con más facilidad. Después de dar masaje al Dan Tian superior durante unos minutos, debe estar en condiciones de inducir a su compañero a algún nivel de meditación. Naturalmente, para ello es imprescindible su colaboración.

Cuando haya inducido a su compañero a un estado de meditación, puede empezar a dar masaje a sus cuerpos físico y de Qi. En las secciones siguientes, analizaremos las técnicas de masaje para la cabeza, la espalda, la parte posterior de las extremidades, el pecho y el abdomen y la parte frontal de las extremidades. En cada sección empezaremos por el estudio de la estructura anatómica de la parte a la que se da masaje, para seguir con la teoría del masaje, presentar las puertas y uniones y acabar explicando las técnicas de masaje.

5-3 DAR MASAJE A LA CABEZA

Hemos dicho antes que la cabeza es la parte más importante del cuerpo y que es la primera a tratar en el masaje general. En este análisis vamos a considerar también el cuello, que es zona de paso del Qi y la sangre hacia la cabeza.

Estructura anatómica de la cabeza y su sistema circulatorio

Al mirar la cabeza, lo que vemos es el pelo o la piel, pero debajo hay una capa de grasa. El Qi, el oxígeno y la nutrición llegan al pelo y a la piel a través de millares de pequeños capilares de Qi. La piel posee también innumerables nervios pequeños que permiten al cerebro conocer el estado en que se encuentra. Debajo de la piel está la fascia, que es el tejido que se suele encontrar rodeando los músculos, entre los músculos y los huesos y rodeando otras estructuras como los órganos internos. Debajo de la fascia podemos ver músculos, arterias, venas, vasos linfáticos y glándulas. Los músculos de la parte superior de la cabeza suelen ser muy delgados, pero los distintos grupos de músculos de la cara son más gruesos a fin de controlar los movimientos de los ojos, la nariz y la boca. Debajo de los músculos se halla el esqueleto y dentro del esqueleto hay también muchas arterias, venas y nervios que están conectados con el cerebro. Cuando miramos la parte frontal de la cabeza, encontramos debajo de los músculos del cuello grandes arterias, nervios, venas, vasos linfáticos y glándulas y detrás de ellos está la garganta (Fig. 5-11). A los lados del cuello hay muchos grupos de músculos y debajo de ellos grandes arterias, venas y nervios (Fig. 5-12). Como puede ver en las figuras, todos los sistemas de circulación salen de la base del cuello y de ahí pasan al cerebro y a la parte superior de la cabeza.

Mirando la cabeza y el cuello por detrás, volvemos a ver muchas arterias, venas y nervios, que extienden también sus redes desde el cuello a la parte alta de la cabeza (Fig. 5-13). En la parte posterior del cuello tenemos, en el centro, la espinal dorsal, con dos grandes grupos de músculos a los lados. En cada una de las articulaciones de la espinal dorsal hay de nuevo arterias, venas y nervios, que se extienden desde la médula espinal hasta la superficie de los músculos.

Recuerde que todos estos sistemas circulatorios son físicos y, por consiguiente, visibles. Sin embargo, para poder funcionar, estos sistemas físicos necesitan un sistema invisible que les suministre el Qi o la bioelectricidad. Las Fig. 5-14, 5-15 y 5-16 nos muestran la vista frontal, lateral y posterior y superior del sistema de circulación de Qi de la cabeza.

CAP. 5 - MASAJE GENERAL

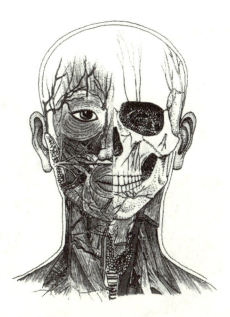

Figura 5-11. Estructura anatómica de la cabeza (vista frontal).

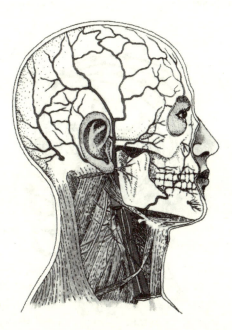

Figura 5-12. Estructura anatómica de la cabeza (vista lateral).

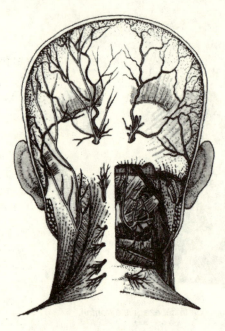

Figura 5-13. Estructura anatómica de la cabeza (vista posterior).

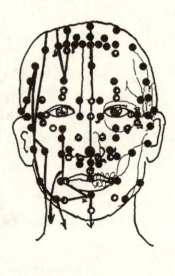

Figura 5-14. Canales primarios de Qi y cavidades de acupuntura de la cabeza (vista frontal).

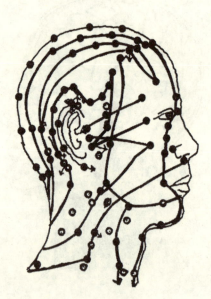

Figura 5-15. Canales primarios de Qi y cavidades de acupuntura de la cabeza (vista lateral).

CAP. 5 - MASAJE GENERAL

Teoría

La cabeza es el centro de todo el ser y rige el cuerpo mental, el de Qi y el físico. Cuando da masaje empezando por la cabeza y la relaja, se sosiega la mente de su compañero y todo su cuerpo se queda relajado. Una célula del cerebro necesita diez veces más oxígeno que cualquier otra célula. Cuando da masaje a la cabeza correctamente, relaja los músculos y tranquiliza el sistema nervioso. Esto hace que los vasos sanguíneos se ensanchen y aumente el flujo de sangre, aportando así el oxígeno requerido. Además, cuando se relajan los músculos y la red de nervios de la cabeza, se abren totalmente los canales de Qi y éste puede circular con fluidez por el cerebro. Una circulación uniforme de Qi y de sangre puede evitar e incluso curar dolores de cabeza. Además, al proporcionar a las células del cerebro el Qi suficiente, se retrasa el proceso natural de degeneración. Los que practican el Qigong chino creen que el primer requisito para poseer un cuerpo sano es tener sanas las células del cerebro.

Cuando las células del cerebro consiguen oxígeno y Qi suficientes, pueden pensar con más claridad. Esto, a su vez, hace que aumente la aportación de Qi al espíritu y se eleve el espíritu de vitalidad, que es la clave de la longevidad y de la salud.

Para el masaje, la cabeza se divide en tres secciones:

1. La coronilla, los laterales y la parte de atrás.
2. La cara.
3. El cuello.

La primera sección tiene, como acabamos de ver, muchos nervios, vasos sanguíneos y canales de Qi ocultos en la delgada capa de músculos existente entre la piel y el cráneo. Si, por cualquier razón, los nervios están en tensión, los músculos se contraen y dificultan la circulación uniforme del Qi y de la sangre al cerebro. Esto puede producir una insuficiencia de Qi y sangre en la coronilla y en los lados de la cabeza, con lo que la piel y el cabello no reciben la cantidad necesaria de Qi y otros nutrientes. Se cree que esta deficiencia es una de las principales causas de las canas y la calvicie.

El masaje de la segunda sección, la cara, ayuda a mantener los ojos y los oídos en buen estado de funcionamiento. Estos dos sentidos tienden a fallar progresivamente, según vamos envejeciendo. El masaje de la cara puede aumentar también la circulación de Qi y de sangre a las zonas de la nariz y a la boca, para que sigan funcionando con normalidad.

Finalmente, el cuello es la zona de paso o puerta por donde circulan el Qi y la sangre que van a la cabeza. Anatómicamente, está formado por un centro de hueso,

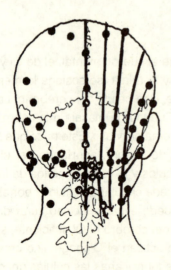 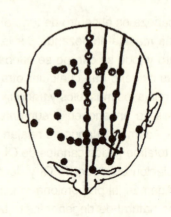

Figura 5-16. Canales primarios de Qi y cavidades de acupuntura de la cabeza (vistas posterior y superior).

rodeado por muchas capas de músculos. Entre estas capas de músculos hay nervios, canales de Qi y vasos sanguíneos. Lo que se pretende al dar masaje al cuello es relajarlo y abrir todos sus canales y vasos.

Además de la puerta del cuello, en la cabeza hay otras muchas puertas pequeñas o circuitos. Al dar masaje a la cabeza debe tratar de dar masaje a estos puntos y liberar su tensión. Son lugares donde se pueden bloquear el Qi y la sangre, produciendo problemas como dolor de cabeza (exceso de Qi y sangre) o mareos (falta de Qi y sangre). A continuación vamos a estudiar las puertas que hay en la cabeza.

PUERTAS:

1. Biliang:

Biliang no es una cavidad de acupuntura, sino una puerta importante de masaje. Esta puerta que se encuentra en el puente de la nariz, está conectada con los senos frontales donde se encuentra el Dan Tian superior (Fig. 5-17). Cuando tiene problemas de senos, se le tapona la nariz. Cuando esto le ocurra, puede dar un ligero masaje al puente de la nariz para relajar los músculos que hay alrededor de los senos y de la nariz, con lo que muchas veces se relajan también los nervios de la zona. La dificultad para respirar altera el Dan Tian superior y la mente pierde claridad.

CAP. 5 - MASAJE GENERAL

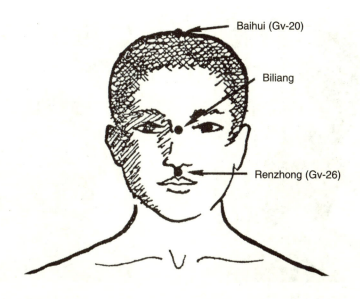

Figura 5-17. Las cavidades Baihui, Biliang y Renzhong.

El puente de la nariz se encuentra inmediatamente encima de la cavidad nasal, por la que entra y sale el aire del cuerpo. Cuando esta zona está tensa, la membrana que hay dentro de la nariz se hincha y dificulta el flujo libre del aire. Esto es lo que suele ocurrir cuando se tiene un resfriado.

La forma más normal de dar masaje al puente de la nariz es presionar ligeramente con los dos dedos índice o corazón en los lados del puente y hacer circulitos alrededor. Al hacer los círculos, los dedos deben juntarse hacia el centro, en la parte de arriba, y separarse hacia fuera, en la de abajo, para volver a subir hacia el Dan Tian superior (Fig. 5-18). Así se lleva el Qi hacia arriba, a la frente, y se hace que se extienda hacia arriba o hacia los lados. Lo normal es hacer círculos varias veces en el puente de la nariz y pasar después el Qi al Dan Tian Superior. Después, se utilizan los dedos corazón para hacer varios círculos en el puente de la nariz, en la dirección mencionada en el párrafo anterior, bajando seguidamente las manos a los lados de la nariz (Fig. 5-19). Para terminar, se extiende el Qi por los lados de la cara. Al dar este masaje, su tacto debe ser suave. Recuerde que **un tacto suave ayuda a relajarse, mientras que una presión más fuerte puede poner los músculos en tensión.** El movimiento ha de ser suave y continuo. Esto le permite guiar la mente de su compañero para que siga el masaje y le ayuda a utilizar su propio Yi para guiar su Qi.

Masaje Qigong Chino

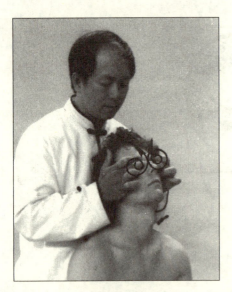

Figura 5-18

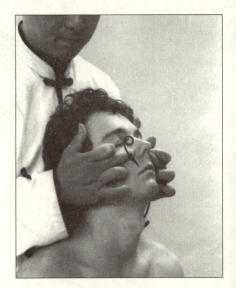

Figura 5-19

2. Renzhong (Gv-26):

La cavidad Renzhong (filtro) está debajo de la nariz y es muy conocida por los médicos chinos y por los practicantes de Qigong por su facultad para estimular el conocimiento y despertar a la persona (Fig. 5-17). Al estimular esta cavidad, aumenta el Qi de la cabeza y se acaba estornudando, con lo que se eleva el espíritu e inmediatamente una persona que haya caído en un desmayo se recupera. Dando masaje a la cavidad Renzhong se desbloquean los canales de Qi de la cabeza. Para dar masaje en el punto Renzhong basta con aplicar el pulgar o la punta del dedo medio para presionar firmemente hacia dentro y hacer un movimiento de vibración (Fig. 5-20).

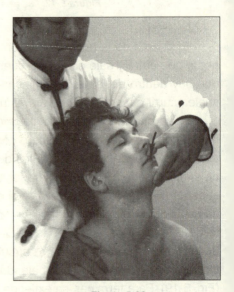

Figura 5-20

CAP. 5 - MASAJE GENERAL

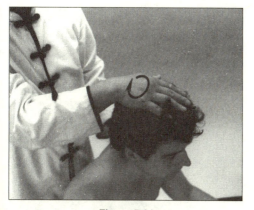

Figura 5-21

3. Baihui (Gv-20):

El punto Baihui (cien encuentros) es la cavidad o puerta de Qi que hay en lo alto de la cabeza y permite que se comunique el cerebro con el Qi de la naturaleza (Fig. 5-17). Por esta puerta el Qi puede llegar fácilmente al cerebro, para alimentarlo.

Para darle masaje, basta con poner el centro de la palma derecha en la coronilla y hacer suavemente círculos en el sentido de las agujas del reloj para nutrir

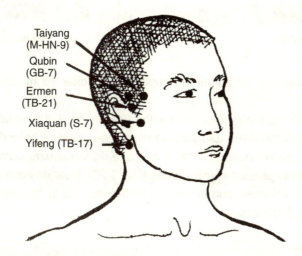

Figura 5-22. Las cavidades Taiyang, Qubin, Ermen, Xiaquan y Yifeng.

el cerebro (Fig. 5-21). Si se hacen los círculos en sentido contrario, sale Qi del cerebro y se alivian los dolores de cabeza.

4. Taiyang (M-HN-9):

Las cavidades Taiyang (sol) se conocen también como los temporales (Fig. 5-22). Cuando tiene el cerebro cansado por exceso de preocupaciones o por pensar mucho, se ponen en tensión los músculos de los temporales. Esto puede alterar el suministro de Qi y sangre y producir dolor de cabeza. Por ello, es muy importante abrir esta puerta,

Masaje Qigong Chino

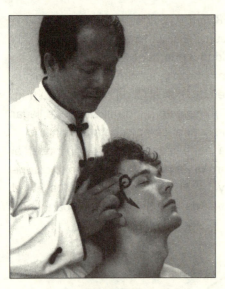

Figura 5-23

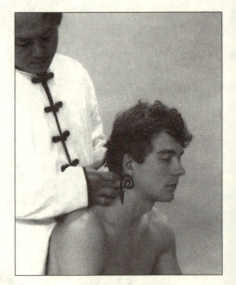

Figura 5-24

dando un ligero masaje a las zonas temporales para soltar los músculos y dejar que la sangre circule.

Para dar masaje a los temporales suelen usarse los dedos índice y medio, con un movimiento circular. Al dar masaje a los temporales, puede ir bajando con los círculos hacia el cuello, subir hacia la frente y a lo alto de la cabeza, para terminar en la parte de atrás con una presión suave y ligera (Fig. 5-23). Cuando haya hecho los círculos varias veces, desplácese con el masaje hacia abajo, a la barbilla, para relajar la presión de las zonas temporales.

5. Yifeng (TB-17):

Las dos cavidades Yifeng (viento protector) son unas puertas muy importantes que están situadas debajo de los oídos. Por debajo de cada oído corre una arteria importante que pasa al cerebro (Fig. 5-22). Cuando los músculos de los lados del cuello están tensos, oprimen las arterias y el cerebro no recibe suficiente oxígeno. Esto produce mareo. La constricción de esta zona puede impedir el retorno de la sangre de la cabeza al corazón y producir dolor de cabeza.

Dé masaje con los pulgares o los dedos corazón, con un movimiento circular que suba por delante y baje por detrás (Fig. 5-24). Con esto se extiende el estancamiento de Qi hacia atrás, a los músculos del cuello. Después de hacer varios círculos, presione hacia abajo, hacia la parte inferior del cuello. Repítalo varias veces hasta que sienta relajadas las zonas de debajo de los oídos.

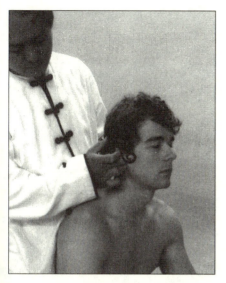
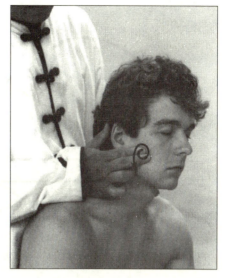

Figura 5-25   Figura 5-26

6. Ermen (TB-21):

El punto Ermen (puerta del oído), que está situado delante de la oreja, está en la arteria que viene desde la cavidad Yifeng (Fig. 5-22). En el masaje, las cavidades Yifeng, Ermen y Qubin se tratan muchas veces como una sola, ya que están formando una línea en la arteria principal.

Mientras que a la cavidad Yifeng se le dé masaje hacia abajo, a la Ermen y la Qubin se les da hacia arriba. Esto ayuda a distribuir la sangre desde los oídos a la coronilla. Para dar masaje al punto Ermen, basta con frotar suavemente con los dedos índice o corazón en la cavidad, haciendo un movimiento circular varias veces, y empujar después hacia arriba. Pase por el punto Qubin y frótelo algunas veces, para terminar empujando hacia arriba, guiando el Qi y la sangre hacia la coronilla (Fig. 5-25). Debe hacer los círculos bajando hacia el cuello, pasando hacia atrás, a la parte posterior del cuello, para subir hacia arriba y terminar hacia delante. Esto guiará con facilidad el Qi y la sangre acumulados hacia arriba, a la coronilla.

7. Qubin (GB- 7):

Como hemos dicho antes, el Qubin (cayado del temporal) se trata normalmente junto con el Yifeng y el Ermen (Fig. 5-22). Los chinos creen que, cuando envejece una persona y le salen canas a los lados de la cabeza, se debe a que la sangre y el Qi no circulan bien por estas cavidades. Lea el párrafo anterior para ver cómo se le da masaje a esta cavidad.

Masaje Qigong Chino

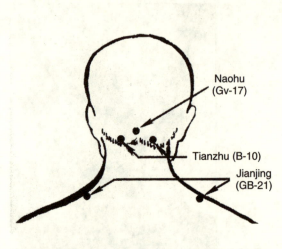

Figura 5-27. Las cavidades Naohu, Tianxhu y Jianjing.

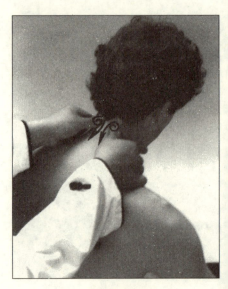

Figura 5-28

8. Xiaguan (S-7):

El punto Xiaguan (bisagra inferior) está situado en la articulación de la mandíbula (Fig. 5-22). Al dar masaje a este punto se puede eliminar cualquier estancamiento de Qi y de sangre que haya en la mandíbula, manteniendo también en funcionamiento normal la glándula parótida. Haga el masaje utilizando los dedos índice y corazón para frotar esta cavidad con un movimiento circular. Frote hacia arriba, para atrás, y hacia abajo y, para delante (Fig. 5-26). Haga unos cuantos círculos y empuje después suavemente hacia la barbilla.

9. Tianzhu (B-10):

Tianzhu significa «pilar del cielo», refiriéndose en esta ocasión el término «cielo» a la cabeza. El punto Tianzhu está situado en la parte de atrás del cuello (Fig. 5-27).

El cuello es la puerta por donde pasan el Qi y la sangre que van del cuerpo a la cabeza y cualquier tensión que se produzca en él puede impedir esta circulación. Tiene que dar masaje al cuello y relajar los músculos para que la cabeza pueda estar verdaderamente relajada.

En la parte posterior del cuello hay dos grupos principales de músculos que sujetan la cabeza. Al dar masaje al cuello, casi toda su atención debe estar pendiente de estos dos grupos de músculos. Aunque hay algunos músculos a los lados del cuello, sólo sirven para girar la cabeza y no necesita perder mucho tiempo con ellos. Un masaje ligero y breve puede ser suficiente para que su compañero se relaje más a

CAP. 5 - MASAJE GENERAL

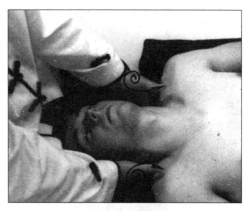

Figura 5-30

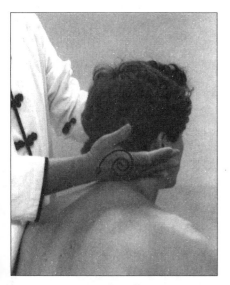

Figura 5-29

fondo. Puede tocar ligeramente la parte frontal del cuello y desplazar la mano por él; pero no le dé masaje, ya que no hay en ella músculos importantes.

Al dar masaje a las cavidades Tianzhu, podrá soltar los músculos del cuello con facilidad. A la cavidad Tianzhu se le da masaje siempre junto con la Naohu, que veremos más adelante. Si su compañero está sentado, puede presionar suavemente con los pulgares en las cavidades y hacer un movimiento circular varias veces, para terminar empujando suavemente hacia abajo, hacia la parte posterior del cuerpo. La dirección del círculo debe ser hacia abajo en el centro del cuello, a los lados, hacia arriba y hacia el centro (Fig. 5-28). Como alternativa, puede utilizar una mano para sujetar la cabeza de su compañero, mientras le da masaje con el canto de la otra, en la dirección antes mencionada (Fig. 5-29). Normalmente puede conseguir relajar al máximo el cuello dándole masaje estando su compañero echado boca arriba. Como los músculos del cuello no están sujetando la cabeza, ya están relajados. Siéntese o arrodíllese y presione suavemente hacia arriba en las cavidades con los dedos índice y corazón. Mueva los dedos haciendo círculos en la dirección mencionada, empujando después el Qi hacia los hombros (Fig. 5-30).

10. Naohu (Gv17):

Naohu significa «hogar del cerebro». Esta cavidad está situada en el centro de la parte posterior del cuello, entre los dos músculos principales e inmediatamente debajo del cráneo (Fig. 5-27). Se llama «hogar del cerebro» por ser el lugar por donde entra el Qi en él. Se cree que dar masaje a esta puerta y relajar los músculos que hay en ella mejora la comunicación de Qi entre el cerebro y el cuerpo.

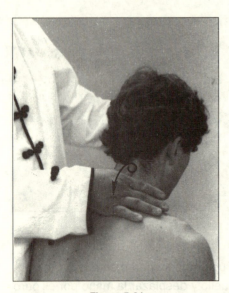 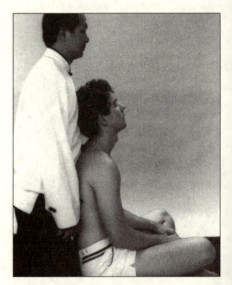

Figura 5-31 *Figura 5-32*

Para dar masaje a esta cavidad basta con presionar suavemente en ella con el pulgar de la mano derecha (cuando el compañero está sentado) o con el dedo corazón de la misma mano (cuando está echado), frotando con un movimiento circular (Fig. 5-31). El movimiento en el sentido de las agujas del reloj sirve para suministro, mientras que el contrario es para liberación.

Estas diez puertas son las primeras que debería tratar al dar masaje a la cabeza. Si están tensos los músculos que hay alrededor de ellas, se verá afectado el Qi y la circulación de la sangre. Al dar masaje a estas puertas, procure no lastimar, ya que con ello lo único que lograría sería poner los músculos más tensos. Limítese a darles masaje con suavidad en la dirección adecuada, antes de pasar a los circuitos. Recuerde que tiene que frotarse las manos para que se calienten, antes de tocar a su compañero.

TÉCNICA

A continuación, vamos a presentar algunas técnicas de masaje y circuitos comunes de la cabeza que se utilizan en el masaje general. Hay dos posiciones normales que se pueden adoptar para dar masaje a la cabeza: sentado y echado boca arriba.

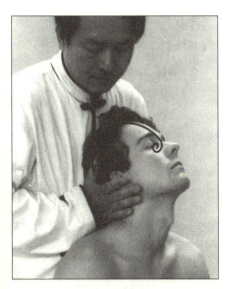

Figura 5-33

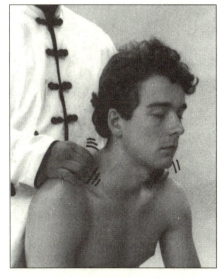

Figura 5-34

1. Con el compañero sentado

El compañero puede sentarse en el suelo con las piernas cruzadas y usted puede arrodillarse detrás de él. También puede sentarse en una silla, en cuyo caso, usted estaría en pie, detrás de él. Él debe estar lo más cómodo posible. Si le deja que apoye la cabeza contra usted, podrá relajar la cabeza y la espina dorsal (Fig. 5-32).

Paso primero:

Dé un suave masaje al puente de la nariz con los dedos corazón, haciendo un movimiento circular, durante unos cinco minutos. Haga círculos siguiendo las normas que ya hemos explicado. A continuación golpee con los dedos hacia arriba dirigiéndose al centro de la frente. Para terminar, golpee suavemente con las manos en la coronilla de su compañero, bajando por la parte posterior del cuello y dirigiéndose después hacia los lados (Fig. 5-33). Hágalo entre cinco y diez veces. Este recorrido suaviza la circulación superficial del Qi y la sangre de la cabeza. Para sacar el Qi del cuello y de la cabeza, después de terminar cada movimiento, agarre la cavidad Jianjing (pozo del hombro) con el pulgar y con todos los dedos y dé masaje a sus músculos (Fig. 5-34). Esto hará que salga el Qi de la zona del cuello y pase a los hombros. También puede dar masaje a la cavidad Gaohuang, que está en la espalda, y pasar el Qi del cuello a la espalda (Fig. 5-35). Las cavidades Jianjing y Gaohuang son importantes puertas para el masaje de espalda.

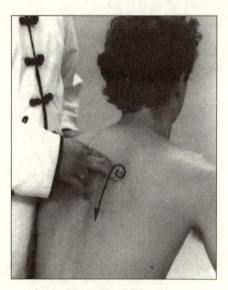

Figura 5-35

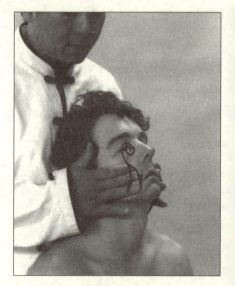

Figura 5-36

Una vez terminado este recorrido del masaje, haga círculos de nuevo en el puente de la nariz con los dedos corazón en la misma dirección y, después, presione y barra hacia abajo, a los lados de la nariz. Repítalo varias veces. Finalmente, utilice los dedos para extender desde la zona de la nariz a las mejillas (Fig. 5-36). Este masaje liberará la tensión en la zona de los senos, mejorará la circulación de Qi y de sangre en toda su zona y extenderá, hacia arriba y hacia abajo, el Qi y la sangre acumulados,

Paso segundo:

Haga de nuevo círculos con los dedos corazón en el puente de la nariz de su compañero unas cinco veces y después vaya subiendo hasta la frente. Barra con los dedos índice y corazón hacia los lados de la frente. Haga círculos varias veces en los temporales (Taiyang), barra hacia las mejillas y haga algunos círculos más, para terminar barriendo la parte delantera del cuello hacia el pecho (Fig. 5-37). Repítalo entre cinco y diez veces. Este recorrido puede relajar la zona de los temporales y las mejillas y mejorar la circulación del Qi y de la sangre por la cara.

Paso tercero:

Comience también por el puente de la nariz. Haga círculos con los dedos corazón cinco veces y, después, haga círculos suavemente con los dedos índice y corazón alrededor de los ojos. Para terminar, frote hacia los lados de los ojos y hacia la mejilla (Fig. 5-38). Repita este proceso entre cinco y diez veces. Después, frótese las manos

CAP. 5 - MASAJE GENERAL

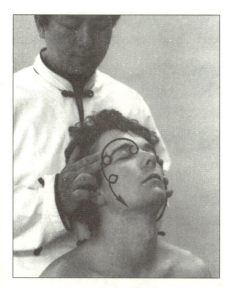

Figura 5-37

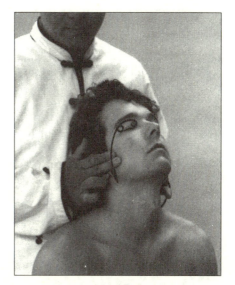

Figura 5-38

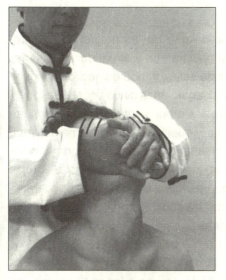

Figura 5-39

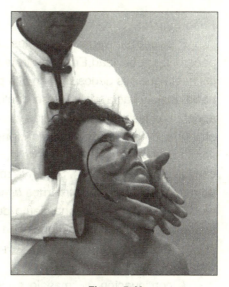

Figura 5-40

hasta que estén calientes y coloque suavemente la base de las palmas en los ojos de su compañero para pasarle el Qi desde sus manos (Fig. 5-39). A continuación, golpee hacia los lados con la base de las palmas, dirigiéndose hacia los temporales para bajar a las mejillas (Fig. 5-40). A esto se le llama «planchar los ojos» (Tang Yan). Este recorrido mejora la circulación del Qi y la sangre alrededor de los ojos y retrasa su deterioro.

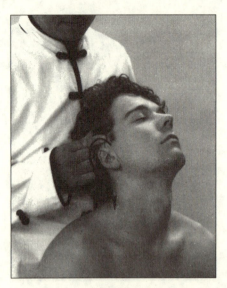 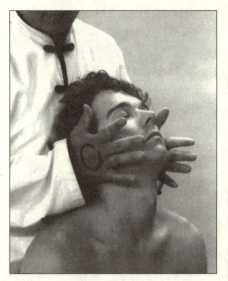

Figura 5-41   Figura 5-42

Paso cuarto:

Presione suavemente con los dedos índice delante de las orejas de su compañero, en la cavidad Ermen, y frote ligeramente hacia arriba y alrededor de las orejas hasta que sus dedos lleguen a la parte inferior de estas, dando golpecitos después hacia abajo y hacia los lados del cuello (Fig. 5-41). Hágalo unas cinco veces. Después, apriete con las manos sus orejas y haga cinco círculos en un sentido y otros cinco, en otro (Fig. 5-42). Terminado esto, apriete las orejas y suéltelas inmediatamente, repitiendo esta operación varias veces (Fig. 5-43). Finalmente, dé masaje a toda la oreja con los dedos (Fig. 5-44). Según la medicina china, las diferentes zonas de las orejas corresponden a órganos internos diferentes. Al dar masaje a las orejas se puede estimular y mejorar el funcionamiento de los órganos internos. Este circuito de masaje puede hacer que los oídos funcionen correctamente.

Paso quinto:

A continuación, dé masaje a los músculos de la parte posterior del cuello, en especial en las zonas de las puertas. Al dar masaje a la parte posterior del cuello, deje que su compañero incline ligeramente la cabeza hacia atrás, para relajar los músculos. Empezando por la base del cráneo, presione y empuje con los pulgares hacia abajo, a lo largo de los músculos del cuello, a ambos lados de la espinal dorsal (Fig. 5-45). Puede cambiar la posición del masaje y utilizar una mano para sujetar la cabeza de su compañero, presionando suavemente en la frente y utilizando el borde de la

CAP. 5 - MASAJE GENERAL

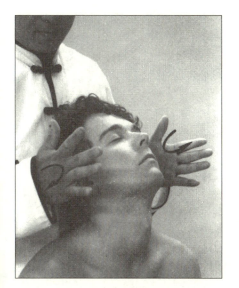

Figura 5-43

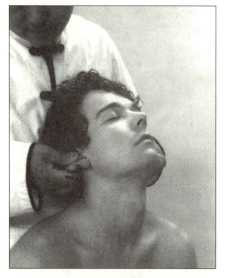

Figura 5-44

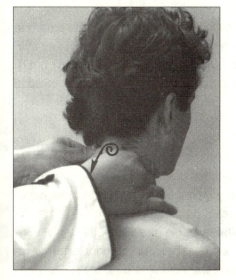

Figura 5-45

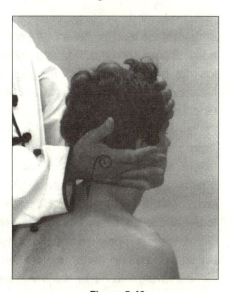

Figura 5-46

otra mano para frotar ligeramente hacia abajo en la parte posterior del cuello (Fig. 5-46). Repítalo diez veces.

Después, agarre con el pulgar y los demás dedos de una mano la parte posterior del cuello diez veces, prestando especial atención a las cavidades Tianzhu y Naohu. Esto suelta el cuello y deja que pasen el Qi y la sangre por él con más suavidad. Sin

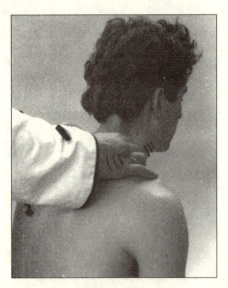 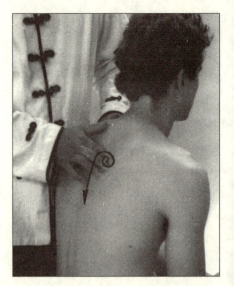

Figura 5-47   Figura 5-48

embargo, también se tiene que sacar de la cabeza cualquier exceso de Qi, para que no se estanque en ella. Por tanto, tiene que agarrar con los dedos de nuevo los músculos del hombro (cavidad Jianjing) de ambos lados y darles masaje (Fig. 5-47). Naturalmente, también puede enviar el Qi a la espalda, dando masaje a la cavidad Gaohuang, que se encuentra en ella (Fig. 5-48).

Paso sexto:

Este es el recorrido final del masaje de la cabeza. Después de soltar todas las puertas y músculos de la cabeza y el cuello, es posible que necesite sacar a la superficie el Qi que se ha acumulado debajo de la piel y en los músculos, para poder bajarlo por el cuello y extenderlo por la espalda y el resto del cuerpo.

El primer medio de hacerlo consiste en soltar la fascia que hay entre la piel y los huesos. Basta con poner una o las dos manos en la cabeza de su compañero. Presione suavemente hacia abajo y mueva la piel haciendo círculos (Fig. 5-49). Después de hacer algunos círculos, dé golpecitos hacia abajo. Haga círculos hacia el centro y hacia abajo, para pasar a la parte posterior del cuello (Fig. 5-50). También puede hacer círculos en sentido contrario, para que baje el Qi de la frente a la cara; pero la experiencia demuestra que es mejor bajar el Qi por detrás que por delante.

Después de esto, dé ligeros golpecitos con las puntas de los dedos por toda la cabeza (Fig. 5-51). Esto hará que pase el Qi a la superficie de la piel. Al dar golpecitos, debe empezar siempre por el centro e ir hacia los lados y hacia atrás. Cuando

CAP. 5 - MASAJE GENERAL

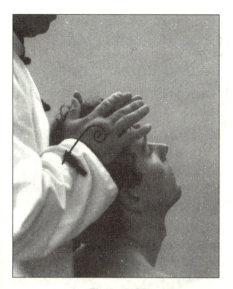

Figura 5-49

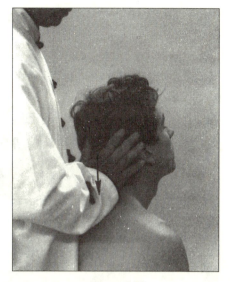

Figura 5-50

haya terminado los golpes, barra la cabeza con las palmas de las manos, desde arriba hacia la parte posterior del cuello, para terminar bajando a los hombros y a la espalda.

2. Con el compañero acostado

Para dar masaje al cuello, su compañero puede estar echado boca arriba. Esta posición tiene varias ventajas si se compara con la de sentado. En primer lugar, los músculos del cuello pueden estar muy relajados, simplemente porque no tienen que sostener la cabeza. Esto le permitirá penetrar con más profundidad en el cuello. En segundo lugar, estar echado es más relajado y cómodo para la persona que recibe el masaje y, por consiguiente, puede resultarle más agradable.

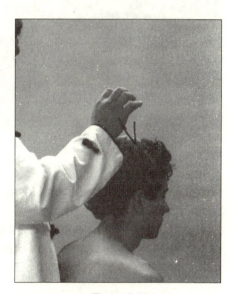

Figura 5-51

Al dar masaje a alguien que esté echado, no puede utilizar las mismas técnicas que cuando está sentado y, algunas veces, utilizará partes diferentes de la mano para dar masaje a una zona determinada. Sin embargo, cualquiera que sea la posición que

Masaje Qigong Chino

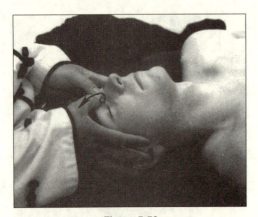
Figura 5-52

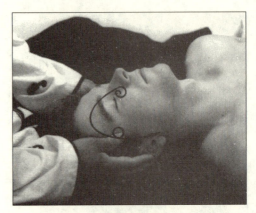
Figura 5-53

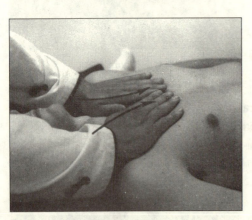
Figura 5-54

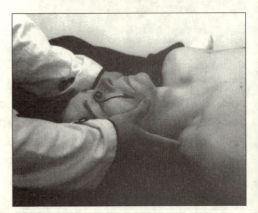
Figura 5-55

adopten usted y su compañero, los objetivos y la teoría del masaje siguen siendo los mismos.

Usted debe estar sentado o arrodillado, en una postura cómoda para dar masaje a la cabeza de su compañero. Si él está desnudo, debe cubrir su cuerpo con una toalla para que no coja frío.

Paso primero:

Utilice los pulgares para darle masaje suavemente en el puente de la nariz haciendo cinco veces un movimiento circular (Fig. 5-52). El sentido de los círculos debe seguir las reglas que hemos visto en el capítulo cuatro, al hablar de los recorridos. Después, suba los pulgares al centro de la frente y dé unos ligeros golpecitos. Para terminar, golpee suavemente con las manos los lados de la cabeza de su compañero y

CAP. 5 - MASAJE GENERAL

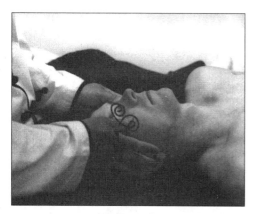

Figura 5-56

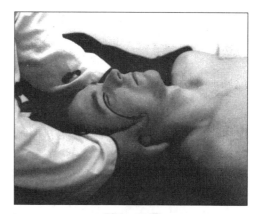

Figura 5-57

haga algunos círculos en los temporales (Fig. 5-53), bajando luego a los lados del cuello, para salir hacia el pecho (Fig. 5-54). Hágalo entre cinco y diez veces.

Cuando haya terminado este recorrido, utilice los pulgares o los dedos corazón para hacer círculos en el puente de la nariz en la misma dirección y, después, presione suavemente y barra hacia abajo ambos lados de la nariz. Finalmente, utilice las manos para extender desde la zona de la nariz a las mejillas (Fig. 5-55). Repítalo varias veces.

Este masaje libera la tensión de la zona de los senos, mejora la circulación del Qi y de la sangre en ella y dispersa hacia arriba y hacia abajo el Qi y la sangre que se hayan acumulado.

Paso segundo:

Comience también por el puente de la nariz. Haga círculos cinco veces con los pulgares y después, con estos mismos dedos, haga otros cinco círculos suavemente alrededor de los ojos (Fig. 5-56). Para terminar, frote los lados de los ojos, bajando hacia las mejillas (Fig. 5-57). Repita este proceso entre cinco y diez veces. Después, frótese las manos hasta que estén calientes y ponga la base de los pulgares en los ojos para nutrirlos con el Qi de sus palmas (Fig. 5-58). A continuación, golpee suavemente con la base de los pulgares a ambos lados, pasando a los temporales para bajar a las mejillas (Fig. 5-59).

Paso tercero:

Presione suavemente con los dedos índices delante de las orejas de su compañero, en la cavidad Ermen, frote ligeramente hacia arriba y alrededor de las orejas, hasta que los dedos lleguen a la parte baja de estas, y baje la mano por los lados del

Masaje Qigong Chino

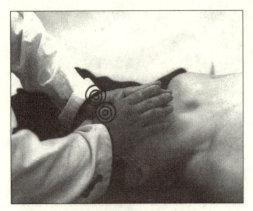

Figura 5-58

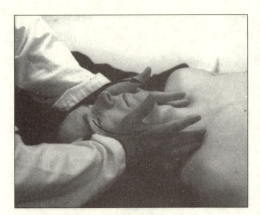

Figura 5-59

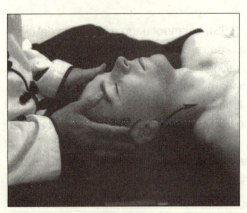

Figura 5-60

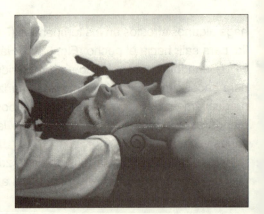

Figura 5-61

cuello (Fig. 5-60). Hágalo unas cinco veces. Después, apriete con las manos las orejas y haga cinco círculos en un sentido y otros cinco en otro (Fig. 5-61). A continuación, presione en las orejas y suelta inmediatamente varias veces (Fig. 5-62). Para terminar, dé masaje con los dedos a toda la oreja (Fig. 5-63).

Paso cuarto:

Utilice todos los dedos para levantar y frotar los músculos de la parte posterior del cuello, especialmente en las puertas (Fig. 5-64). Cuando haya soltado los músculos del cuello, necesitará también hacer que salga de la cabeza cualquier exceso de Qi, para que no se estanque en ella. Para ello, agarre los músculos de ambos lados del hombro (cavidad Jianjing) y deles masaje (Fig. 5-65). Para terminar, barra con las manos el cuello hacia los hombros (Fig. 5-66).

CAP. 5 - MASAJE GENERAL

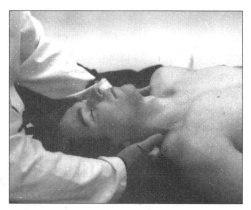

Figura 5-62

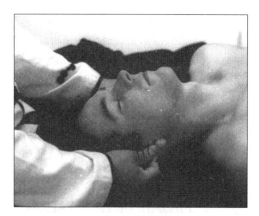

Figura 5-63

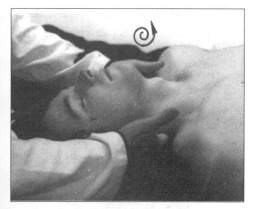

Figura 5-64

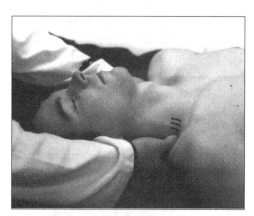

Figura 5-65

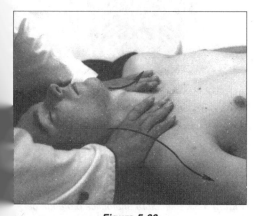

Figura 5-66

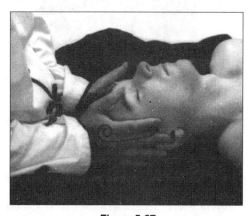

Figura 5-67

Paso quinto:

Cuando haya soltado todas las puertas y músculos de la cabeza y el cuello, necesitará relajar la fascia que hay entre la piel y el esqueleto. Ponga una o las dos palmas en la cabeza de su compañero, presione suavemente hacia abajo y mueva la piel haciendo círculos (Fig. 5-67). Una vez haya hecho varios círculos, pase la mano por los lados y hacia abajo. Finalmente, barra con las manos desde la parte posterior del cuello hacia los hombros y el pecho.

5-4 MASAJE DE LA ESPALDA

Para nuestro estudio, la espalda comprende desde la base del cuello hasta el cóccix, por detrás, y, por los lados del cuerpo, desde el axila hasta la cintura. Por debajo de los lados de la cintura y del sacro se considera que son las piernas y se estudiarán en la próxima sección.

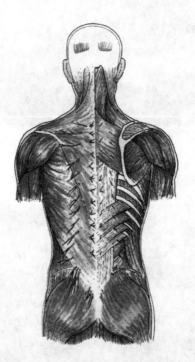

Figura 5-68. Estructura anatómica superficial del aspecto posterior del tronco.

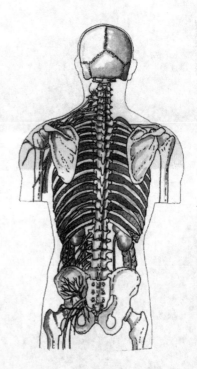

Figura 5-69. Estructura anatómica profunda del aspecto posterior del tronco.

CAP. 5 - MASAJE GENERAL

Estructura anatómica de la espalda y sus sistemas circulatorios:

Debajo de la piel de la espalda hay muchos grupos de músculos y muchas ramificaciones nerviosas que salen del centro hacia los lados (Fig. 5-68).

Debajo de los músculos están la espina dorsal y las costillas (Fig. 5-69), con muchos nervios que se ramifican saliendo de la espinal dorsal. Los nervios que salen de las vértebras cervicales se extienden por los brazos, mientras que los que parten de la parte inferior de la espina dorsal lo hacen por las piernas. Los nervios que salen de la sección central de la espina dorsal (las vértebras torácicas) se ramifican y llegan a los diversos órganos internos.

Detrás de las costillas de la parte superior de la espalda, se encuentran los pulmones. Detrás de las costillas más bajas, están los riñones. Los nervios que se ramifican hacia la zona de las caderas son muchos y hay un nervio grande que pasa por la pelvis a la parte posterior de los muslos.

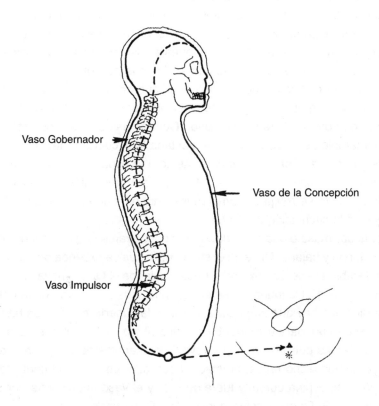

Figura 5-70. Los vasos Gobernador, de la Concepción e Impulsor.

# Masaje Qigong Chino

TEORÍA

La espina dorsal es el centro del sistema nervioso, con nervios que se extienden hasta el cerebro, las extremidades y los órganos internos (Fig. 5-69). Esta red nerviosa es la que utiliza el cerebro para controlar el cuerpo.

Desde el punto de vista del Qi, el Vaso Gobernador corre a lo largo de la parte posterior de la espinal dorsal, mientras que el Vaso Impulsor se encuentra dentro de la médula espinal (Fig. 5-70). Según la medicina china y el Qigong, el Vaso Gobernador es el depósito de Qi que aporta el suministro y regula la circulación del Qi por los seis canales primarios Yang, mientras que el Vaso Impulsor es el depósito que suministra el Qi a la médula espinal y al cerebro. El sistema nervioso está formado por células físicas que necesitan alimentación de Qi (bioelectricidad) para funcionar y mantenerse vivas. Es decir, en definitiva, el Qi es el responsable del funcionamiento de los nervios.

La espinal dorsal es el centro de nuestro sistema de distribución de Qi y, además, el de nuestra facultad para sentir nuestro entorno. Si los músculos que rodean la espina dorsal están tensos, se puede ver afectado el funcionamiento de los nervios de todo el cuerpo. Por consiguiente, inmediatamente después de dar masaje a la cabeza, debe dar masaje a la espina dorsal, para soltar los músculos que hay alrededor de ella.

Aunque la espina dorsal es la que sujeta todo el cuerpo, la capacidad de moverlo depende de los cuatro grupos de grandes músculos del tronco: dos, en la parte delantera del cuerpo, y otros dos, en la posterior. Cuando estos músculos están tensos, el tronco está también en tensión y se ve afectada la circulación de Qi a lo largo y dentro de la espina dorsal. Por tanto, al dar masaje a la espalda, tiene que prestar atención especial a relajar los dos músculos del tronco que se localizan a los lados de la espina dorsal. Con esto se relajarán también los riñones, que están debajo de los músculos, y mejorará la circulación del Qi por ellos.

Según esto, al dar masaje a la espalda, debe concentrarse en primer lugar en la zona de la espina dorsal y bajar el Qi hacia el sacro, para que se extienda por las caderas y las piernas. También tiene que extender hacia los lados el Qi que haya en el centro de la espalda (Fig. 5-71). Después, fíjese en los músculos de la parte posterior del tronco. La norma dice que hay que empezar sacando a la superficie el Qi que haya en lo más profundo del cuerpo, para extenderlo de arriba abajo y del centro a los lados.

Antes de estudiar las puertas, vamos a revisar los canales de Qi que hay en la espalda. Como ya hemos dicho antes, el Vaso Gobernador corre por el centro de la espalda, a lo largo de la espina dorsal y fuera de ella, y el Vaso Impulsor va por dentro de la espina dorsal. El Qi que circula por el Vaso Gobernador se utiliza para alimentar los canales Yang y para el desarrollo del cuerpo físico, mientras que el Vaso

CAP. 5 - MASAJE GENERAL

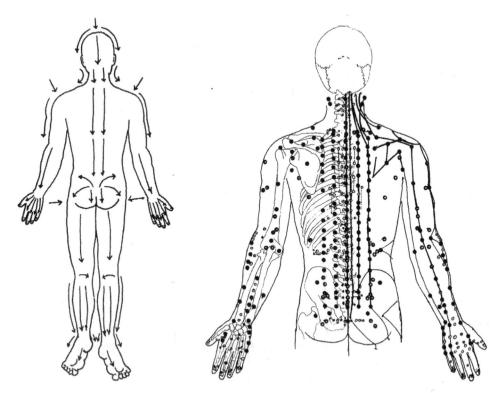

Figura 5-71. Circuitos de masaje general de la parte posterior del cuerpo.

Figura 5-72. Canales primarios de Qi y cavidades de acupuntura de la parte posterior del cuerpo.

Impulsor alimenta la médula ósea y el cerebro. Además de las cavidades de estos dos vasos, hay treinta y ocho cavidades (M-BW-1 a M-BW-38) a los lados de las vértebras, donde se ramifican los nervios que salen de la médula espinal (Fig. 5-72). Estimulando debidamente estas cavidades, se pueden relajar todas las uniones nerviosas y se puede influir en la circulación de Qi por el Vaso Gobernador.

A ambos lados de estas cavidades hay dos ramas del canal Yang de la Vejiga Urinaria. Este canal baja desde lo alto de la cabeza hasta las plantas de los pies, dividiéndose en dos ramas paralelas en la espalda (Fig. 5-72). En la rama interior hay cavidades que están íntimamente relacionadas con la salud de los órganos internos. Estas cavidades son: Feishu (B-13), entrada al pulmón; Xinshu (B-15), entrada al corazón; Ganshu (B-18), entrada al hígado; Danshu (B-19), entrada a la vesícula biliar; Pishu (B-20), entrada al bazo; Weishu (B-21), entrada al estómago; Sanjiaoshu (B-22), entrada al triple calentador; Shenshu (B-23), entrada a los riñones, y Dachangshu (B-25), entrada al intestino grueso. Shu significa en chino «permiso» o «entrada». Algunas veces se ha traducido como puerta.

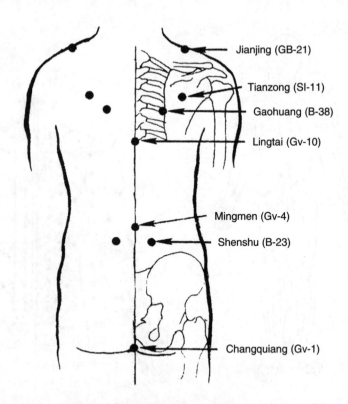

Figura 5-73. *Las cavidades Jiangjin, Tianzong, Gaohuang, Lingtai, Mingmen, Shenshu y Changquang.*

Estas cavidades están relacionadas con muchos órganos internos y son las entradas de Qi de la espalda. En realidad, si se fija con detalle, puede ver también que casi todas las cavidades de estos canales son entradas que permiten que se comunique el Qi con la parte delantera del cuerpo. Todas estas cavidades están situadas en la rama interior del canal de la Vejiga Urinaria. Para abrir todos estos pasos o puertas, los músculos de la espina dorsal y del tronco tienen que estar relajados de antemano. A continuación, vamos a estudiar algunas puertas adicionales, que también son importantes.

Puertas de la espalda

1. Jianjing (GB-21):

Jianjing significa «pozo del hombro» y es el lugar de paso del cuello a los brazos. Estimulando correctamente la cavidad Jianjing, no sólo se abren los canales de Qi que

CAP. 5 - MASAJE GENERAL

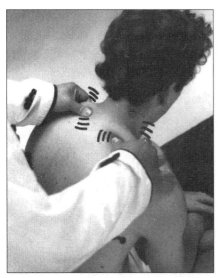

Figura 5-74

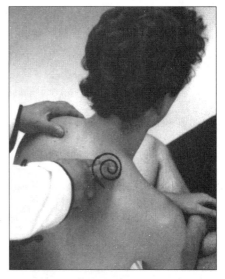

Figura 5-75

van de la cabeza a los brazos, sino que también se estimula la piel y se abren todos los poros. La estimulación de esta cavidad produce en el paciente una sensación muy placentera y excitante y pone carne de gallina en todo el cuerpo. La cavidad Jianjing se usa con frecuencia en la acupuntura y en el Qigong para guiar hacia los brazos el Qi que se ha acumulado en la cabeza, aliviando de este modo los dolores de la cabeza y reduciendo su presión. Como puede ver, el masaje de la cabeza no termina en el cuello. Cuando haya soltado los músculos del cuello y el Qi y la sangre comiencen a circular suavemente, tiene que descargar el Qi que se ha acumulado y ha aflorado a la superficie. Por tanto, debe continuar con la zona de la cavidad Jianjing (Fig. 5-73), con lo que pasará el Qi del cuello a los hombros y se extenderá para ponerse de nuevo en circulación.

Para abrir esta puerta, basta con coger los músculos del hombro con el pulgar y los demás dedos y frotarlos hacia delante y hacia atrás, vibrando (Fig. 5-74). No haga demasiada fuerza, ya que haría daño y los músculos se pondrían en tensión, cosa que, en lugar de abrir las puertas, las cerraría. Después de frotar algunas veces, los músculos de los hombros deben estar sueltos y más relajados. Entonces, presione en la cavidad con los dedos índice y corazón y haga un movimiento circular, estimulando la cavidad para que se abra a fondo (Fig. 5-75). Para terminar, mueva las manos o el borde de éstas por los músculos del hombro, bajando hasta las articulaciones (Fig. 5-76).

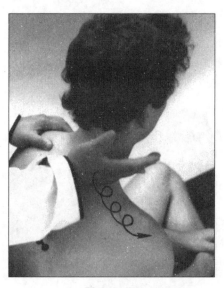
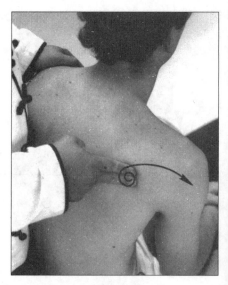

Figura 5-76 *Figura 5-77*

2. Tianzong (SI-II):

La cavidad Tianzong («antepasado de los cielos») está situada en el centro del omóplato y pertenece al canal del intestino delgado (Fig. 5-73). Es el punto de paso del Qi entre el brazo y la espalda. En las artes marciales, se puede golpear esta cavidad para paralizar todo el brazo. Sin embargo, un masaje suave puede abrir este paso y hacer que se establezca una comunicación fluida entre el brazo y la espalda.

Para dar masaje a esta cavidad, utilice los dedos índice y medio para presionar suavemente con un movimiento circular. Si pone la mano derecha en la cavidad situada al lado derecho, al hacer círculos en el sentido de las agujas del reloj el Qi pasa a los brazos, mientras que, si se hacen en sentido contrario, se guía el Qi hacia abajo (Fig. 5-77). También puede utilizar la base de la palma de la mano para dar masaje a esta puerta.

3. Gaohuang (B-32):

La cavidad Gaohuang está situada al lado del omóplato, cerca de la espina dorsal (Fig. 5-73). En las artes marciales se golpea esta cavidad para contraer los hombros y «cortar la respiración». Se cree que, cuando esta cavidad tiene una lesión grave, se ve afectada la circulación de Qi hacia el corazón y hacia otros órganos internos. En China, cuando una persona está muy enferma a punto de morir, se dice «Bin Ru Gaohuang», que significa que «la enfermedad ha llegado al Gaohuang». La situación es

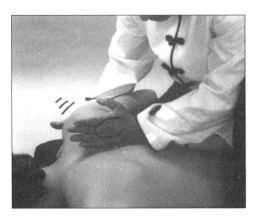

Figura 5-78

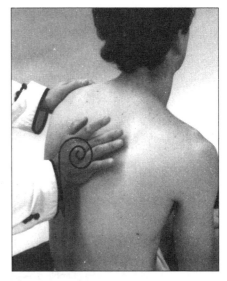

Figura 5-79

desesperada en estos casos, porque, cuando el Qi se estanca allí, la muerte es inminente.

Para dar masaje a la cavidad Gaohuang, empuje el hombro ligeramente hacia atrás con una mano para relajar esta zona y, después, utilice el borde de la otra mano para hacer círculos en la cavidad y empujar hacia abajo (Fig. 5-78).

4. Lingtai (Gv-10):

La cavidad Lingtai o «plataforma del espíritu» se llama así porque está detrás del corazón. Estimulando correctamente esta cavidad se relaja el corazón. Sin embargo, una estimulación muy fuerte puede producir un ataque cardíaco. Dando masaje a esta cavidad se puede equilibrar el Qi de las partes anterior y posterior del cuerpo.

Al dar masaje al punto Lingtai, no debe presionar directamente en los huesos haciendo daño. Lo mejor es presionar suavemente con la base de la palma de la mano o con el lateral del puño y hacer círculos. Cuando hace círculos en el sentido de las agujas del reloj, está alimentando el corazón. Sin embargo, en el corazón suele haber demasiado Qi, por lo que se deben hacer los círculos en sentido contrario al de las agujas del reloj para que el Qi baje a la parte inferior de la espalda (Fig. 5-79).

5. Mingmen (Gv-4):

Mingmen significa «puerta de la vida». Se llama así porque es la puerta por donde se puede llegar donde reside el Qi: el Dan Tian inferior. En la teoría del Qigong, el Dan Tian inferior, que está en el bajo vientre, se llama «Gia Dan Tian», que significa «falso Dan Tian», y el espacio que hay entre el falso Dan Tian y el Mingmen se llama «Zhen Dan Tian» o «Dan Tian verdadero» (Fig. 5-80.) Mientras que el Dan Tian

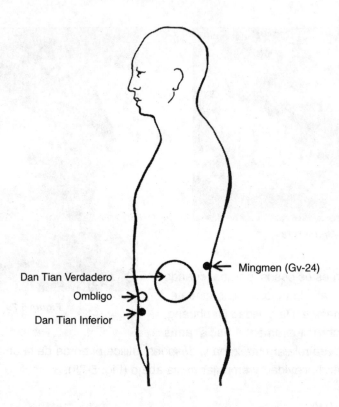

FIGURA 5-80. El Dan Tian Verdadero.

falso es el horno que genera el Qi, el Dan Tian verdadero es el lugar donde se almacena el que se ha producido. Según la medicina china, el Qi es el origen de la vida. El Mingmen es, por tanto, la puerta por donde se pasa a este almacén de Qi.

A los lados del Mingmen están las dos cavidades Shenshu (entrada a los riñones) (Fig. 5-73). Dando masaje a estas dos puertas se puede mejorar la comunicación de Qi entre los riñones y el entorno. Al dar masaje al Mingmen, debe dárselo también a las cavidades Shenshu.

Al dar masaje al Mingmen y a las cavidades Shenshu para que se abran, puede utilizar la base de la palma de la mano o el lado del puño haciendo círculos. En teoría, querrá nutrir e incrementar el Qi que hay en la residencia de Qi, así como el de los riñones, lugar donde suele ser deficiente. Por tanto, al dar masaje a estas puertas, la mano derecha debe hacer círculos en el sentido de las agujas del reloj, mientras que la izquierda los hará en el contrario (Fig. 5-81).

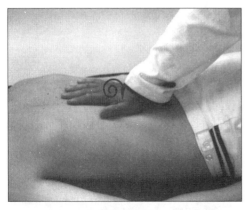
Figura 5-81

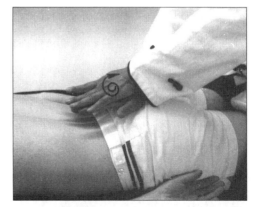
Figura 5-82

6. El sacro:

En el Qigong chino, el sacro es la unión por donde entra el Qi en la médula espinal para subir al cerebro. Al sacro se le llama «Xian Gu», que significa «hueso inmortal». Esto se debe a que, en los ejercicios avanzados que guían al practicante hacia la Iluminación o estado del Buda, y después a la inmortalidad, el Qi debe subir por el Vaso Impulsor, que está en la médula espinal, para llegar al cerebro y nutrir el espíritu. Para ello, se tiene que aprender a pasar el Qi a la médula espinal por el sacro.

Al dar masaje al sacro, además de enviar una sensación agradable al cerebro, se envía Qi desde la espalda a las plantas de los pies. Esto sucede porque el sacro conecta el Qi que viene de los pies con el Qi que sube al cerebro.

Para dar masaje al sacro, utilice la base de la palma de la mano o el lado del puño para frotar la zona con un movimiento circular. Como es el punto en que se juntan el Qi que sube y el Qi que baja, debería hacer los círculos en ambas direcciones el mismo número de veces (Fig. 5-82).

7. Changqiang (Gv-1):

Changqiang (larga resistencia) se llama también «Weilu», que significa «hueso de la cola». La cavidad Changqiang es la primera del Vaso Gobernador Yang, por donde la circulación de Qi sale del Vaso de la Concepción Yin (Fig. 5-73). En el Qigong chino se cree que, al envejecer, esta cavidad se va cerrando cada vez más, lo que dificulta la circulación normal de Qi por los vasos Gobernador y de la Concepción. Cuando esto ocurre, se ve afectado el Qi que circula por los doce canales primarios y no se regula con uniformidad el nivel de Qi de los doce órganos internos. Se cree que esta es la causa del envejecimiento.

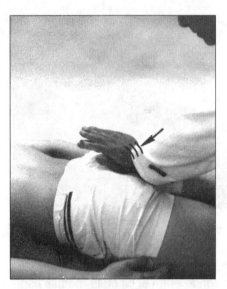 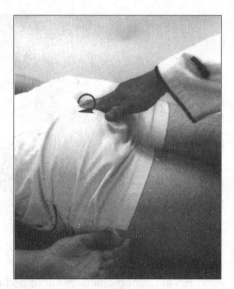

Figura 5-83   Figura 5-84

En las artes marciales chinas, la cavidad Changqiang es una de las diez cavidades de la muerte y, cuando se golpea, tiene efectos graves e incluso fatales.

Al dar masaje a la cavidad Changqiang, comience haciéndolo con la base de la mano, empujando hacia dentro y hacia arriba unas cuantas veces (Fig. 5-83). Después, frote suavemente esta cavidad con la base de la palma de la mano o con los dedos índice y corazón. Si utiliza la mano derecha, dé el masaje en el sentido de las agujas del reloj y empuje después hacia arriba (Fig. 5-84). De este modo seguirá la circulación natural de Qi, que sube por la espalda desde la cavidad Changquiang. Así se puede mandar también Qi al sacro para que entre en la médula espinal y en la médula ósea que hay en la espina dorsal.

Antes de dar masaje a toda la espalda, puede dárselo a cada una de las puertas mencionadas. También puede utilizar las técnicas que ofrecemos a continuación para dar masaje a toda la espalda y prestar una atención especial a estas puertas.

Masaje de la espalda

Cuando haya terminado el masaje de la cabeza y el cuello, deje que su compañero se eche boca abajo. Lo ideal es que tenga una mesa de masaje con una extensión especial para la cabeza. Si no la tiene o si su compañero está echado en el suelo, puede ponerle debajo del pecho una almohada blanda para que estén relajados los

CAP. 5 - MASAJE GENERAL

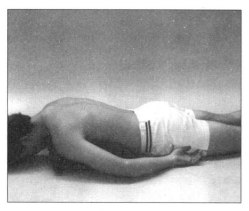

Figura 5-85

Figura 5-86

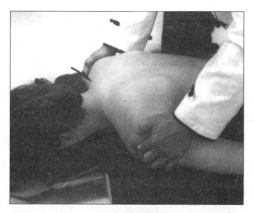

Figura 5-87

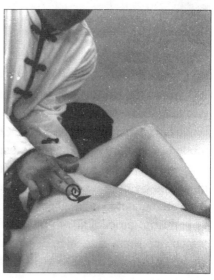

Figura 5-88

músculos del cuello y facilitar así la respiración (Fig. 5-85).

Paso primero:

Lo primero que hay que hacer para dar masaje a la espalda es pasar el Qi del cuello a los brazos y a la espalda. Si no lo hace, aunque haya relajado la cabeza y el cuello, seguirá habiendo Qi en la cabeza y acabará volviendo a los puntos problemáticos. Por tanto, es muy importante acordarse de descargar de Qi la cabeza y el cuello.

El primer paso consiste en agarrar y apretar suavemente las cavidades Jianjing, que están en los músculos que hay entre el cuello y los hombros (Fig. 5-86). Mientras está agarrando, presione con el pulgar en la cavidad Jianjing y frote alrededor de ella. Para terminar, presione con el dedo índice o el corazón en la cavidad Jianliao (TB-14)

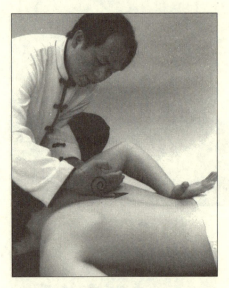

Figura 5-89

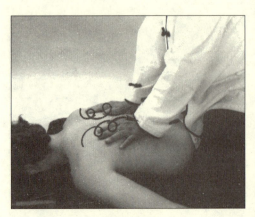

Figura 5-90

(Fig. 5-157), que está situada encima de la articulación del hombro (Fig. 5-87). Con esto pasa el Qi a la parte superior de los brazos y desde allí se extiende.

Después, levante con una mano el hombro de su compañero y frote y dé masaje a la cavidad Tianzong (SI-11) con los dedos índice y corazón (Fig. 5-88). Siga frotando las cavidades Gaohuang (B-38) con el borde de la otra mano (Fig. 5-89). De este modo el Qi bajará del cuello a la espalda.

Para terminar, utilice la base de las palmas (Fig. 5-90) para presionar en los dos músculos de detrás del tronco, bajando desde la cabeza hasta la parte inferior de la espalda, haciendo un movimiento de masaje circular. Dé masaje a ambos lados y repita el mismo procedimiento unas cinco veces. Con esto se sueltan los músculos del tronco y se libera la tensión de la espina dorsal. No dé masaje hacia arriba, porque con ello el Qi volvería al cuello y ocasionaría problemas.

Paso segundo:

Cuando haya terminado el masaje de presión circular de los músculos de la parte posterior del tronco, ponga una mano encima de otra y presione hacia abajo en cada una de las articulaciones de la espina dorsal. No presione en el cuello. Asegúrese de que presiona en las articulaciones y no en las vértebras. Lo que se pretende con esto es mover y soltar un poco las articulaciones (Fig. 5-91). Ejerza la presión coordinándose con la respiración de su compañero. Ponga las manos en la posición adecuada y pida a su compañero que inspire profundamente y después espire. Presione cuando él esté espirando. La fuerza de la presión dependerá de su compañero. Comience con poca fuerza y observe su reacción. Si contiene la respiración y se pone tenso, es porque

CAP. 5 - MASAJE GENERAL

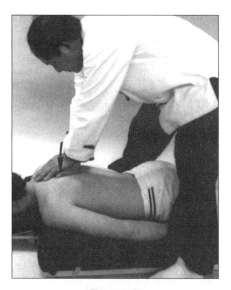

Figura 5-91

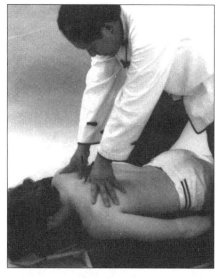

Figura 5-92

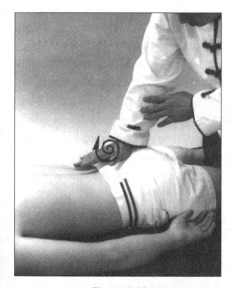

Figura 5-93

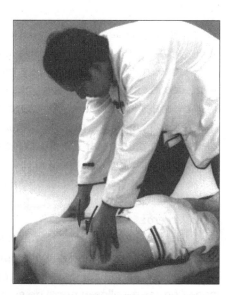

Figura 5-94

está presionando con demasiada fuerza. Asegúrese de que su postura es cómoda y su fuerza, uniforme y firme. Puede repetir todo el proceso una vez más.

Después, empezando por el cuello y bajando a lo largo de la espina dorsal, presione con los pulgares en los huecos que hay entre las articulaciones, para estimular

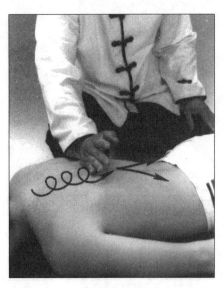
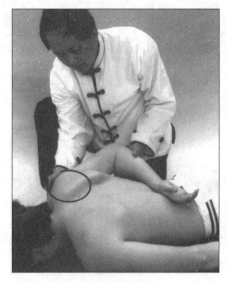

Figura 5-95 *Figura 5-96*

las diversas cavidades que hay justo al lado del centro de la espina dorsal (Fig. 5-92). Al llegar al sacro, dele masaje con la base de la palma de la mano (Fig. 5-93).

Cuando haya terminado de presionar en ambos lados de la espina dorsal, repita el procedimiento, pero ahora a unas dos pulgadas de distancia de la espina dorsal, en las cavidades de la rama interior del canal de la Vejiga Urinaria (Fig. 5-94). Después de presionar, utilice de nuevo el antebrazo, la palma de la mano o el borde de la palma de la mano para frotar los músculos del cuerpo haciendo pequeños círculos, empujando hacia los lados y hacia abajo (Fig. 5-95). Este procedimiento saca de la espina dorsal el Qi estancado, trasladándolo a los lados y hacia abajo. Repítalo varias veces.

Paso tercero:

Cuando haya soltado los músculos de la espina dorsal y del tronco, puede pasar a los brazos, a los costados y a las piernas.

Para pasar el Qi a los brazos, relaje primero la zona de los omóplatos. Para ello, ponga detrás de ellos el brazo de su compañero, levante el hombro con las dos manos y muévalo suavemente en círculo. En el hombro derecho debe hacer los círculos en el sentido de las agujas del reloj (Fig. 5-96) y, en el izquierdo, en el sentido contrario, para relajar toda la zona. Después, presione con los dedos índice y anular en la cavidad Tianzong, que está en el centro del omóplato, y frote suavemente alrededor de ella. Para pasar el Qi a los brazos, haga círculos en el sentido de las agujas del reloj con la mano derecha en el omóplato derecho (Fig. 5-97) y, en el sentido contrario, con la

CAP. 5 - MASAJE GENERAL

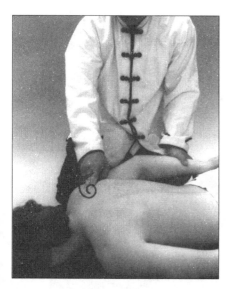

Figura 5-97

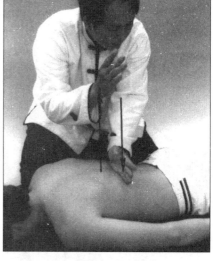

Figura 5-98

mano izquierda en el omóplato izquierdo. Después de haber dado masaje a la cavidad Tianzong, utilice la mano para barrer la piel partiendo de la espina dorsal, donde se halla la cavidad Tianzong, hacia fuera, hacia los brazos. Esto hará que el Qi estancado pase de la espalda a los brazos.

Paso cuarto:

Ahora tiene que extender por los lados de la espalda el Qi acumulado. Para ello, lo primero que tiene que hacer es golpear suavemente toda la espalda, de arriba abajo y del centro a los lados (Fig. 5-98) con los lados de las manos. Como alternativa, puede coger la piel de la espalda con la mano y sacudirla un

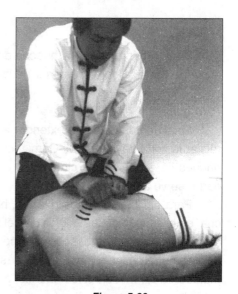

Figura 5-99

poco (Fig. 5-99). Esto hará que surja el Qi que haya oculto bajo la piel.

A continuación, barra con las manos de arriba abajo y del centro a los lados (Fig. 5-100). Después de barrer varias veces, coja los músculos por debajo de las axilas con las dos manos y sacúdalos (Fig. 5-101). Después, barra con las manos desde las axilas hacia los costados y la cintura.

257

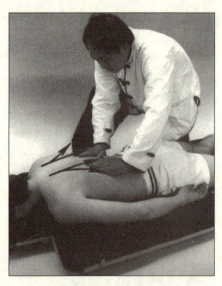
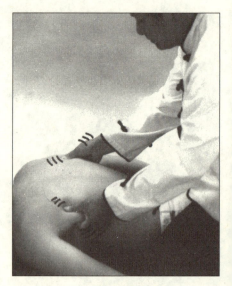

Figura 5-100   Figura 5-101

Para terminar, siga los huecos de las costillas con los dedos, empujando desde el centro hacia la parte posterior de los costados (Fig. 5-102). Repítalo varias veces.

Paso quinto:

Finalmente, tiene que extender el Qi para que baje a las piernas. Para ello, debe relajar la zona de la cintura. Comience con los riñones. Es muy importante que en los riñones haya una buena circulación de Qi. Cuando es anormal, toda la zona de alrededor se ve afectada.

Para dar masaje a los riñones, haga un movimiento circular, con la mano derecha, en el sentido de las agujas del reloj, sobre el riñón derecho y, con la mano izquierda, en sentido contrario, sobre el riñón izquierdo (Fig. 5-103). Estos movimientos circulares nutren a los riñones y, además, extenderán por los lados del cuerpo el Qi acumulado. Al dar masaje a los riñones, puede presionar suavemente en ellos con las palmas de las manos y soltar luego la presión (Fig. 5-104). Hágalo unas diez veces y notará que la tensión de los riñones se libera y que mejora la circulación de Qi. Finalmente, utilice las palmas de las manos para empujar de los riñones a los lados del cuerpo y hacia las caderas.

Para relajar aún más la zona de la cintura, basta que sujete los lados de la cintura con las dos manos y los suba y los baje suavemente varias veces (Fig. 5-105).

CAP. 5 - MASAJE GENERAL

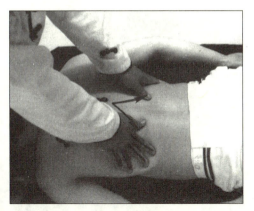

Figura 5-102

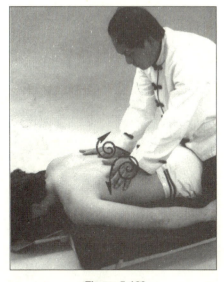

Figura 5-103

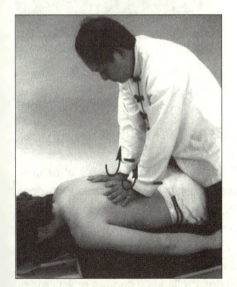

Figura 5-104

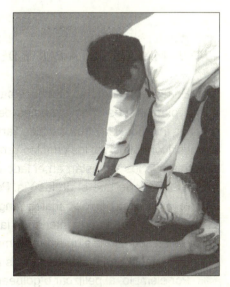

Figura 5-105

Después, presione y suelte con las palmas de las manos sobre la articulación que hay entre el sacro y la primer vértebra, hágalo unas diez veces (Fig. 5-106) y luego empuje hacia los lados y hacia las caderas para que el Qi vaya para allá (Fig. 5-107). En la sección siguiente hablaremos de las puertas que se localizan en la zona de las caderas, por donde pasa el Qi a las piernas.

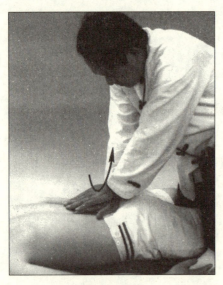
Figura 5-106

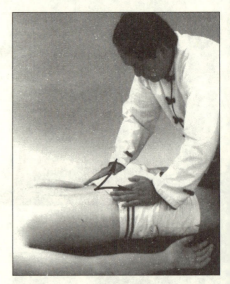
Figura 5-107

5-5 MASAJE DE LA PARTE DE ATRÁS DE LAS EXTREMIDADES

En las extremidades hay doce canales de Qi: seis, en los brazos, y los otros seis, en las piernas. Los otros extremos de estos canales están conectados con los doce órganos internos. Hay tres canales Yang y tres Yin, en los brazos, y otros tantos, en las piernas. Normalmente, los canales Yang están en el lado de fuera de las extremidades, mientras que los Yin están en el lado de dentro. El Qi de los canales Yang es relativamente más fuerte que el de los Yin. Por consiguiente, las partes del cuerpo físico que están alimentadas por los canales Yang están más desarrolladas y pueden resistir mejor la fuerza exterior. La parte interior de las extremidades es relativamente más débil; pero, como están sometidas a un esfuerzo menor, el Qi puede fluir con más suavidad y el cerebro puede sentir con más facilidad las alteraciones que se produzcan en ellas.

Por ejemplo, al pellizcar o golpear la parte externa de las extremidades, sentimos menos dolor que si lo hacemos en la parte interna. También las cosquillas se notan más en la parte interna. Por ello, los artistas marciales chinos dan mucha importancia al uso de las partes externas de las extremidades para bloquear y, en cambio, dirigen sus ataques a las partes internas del oponente. Esta teoría Yin y Yang se puede aplicar también al torso. La parte delantera es Yin y es más vital que la parte posterior, que es Yang.

CAP. 5 - MASAJE GENERAL

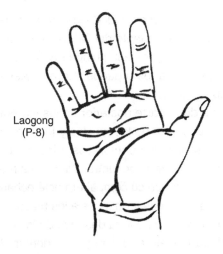

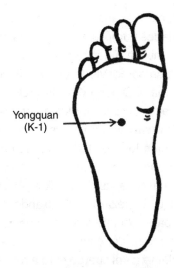

Figura 5-108. La cavidad Laogong.   *Figura 5-109. La cavidad Yongquan.*

Cuando se dé masaje es muy importante tener en cuenta todo esto y aplicar menos fuerza en las partes internas de las extremidades, para no producir cardenales.

También debe ser consciente de la importancia que tiene el masaje de las extremidades. El torso contiene los órganos internos, que absorben la esencia de los alimentos y del aire y la convierten en Qi mediante una reacción bioquímica. Este Qi se reparte después por todo el cuerpo. Sin embargo, cuando hay un exceso de Qi o este Qi pierde su equilibrio y afecta a la cooperación mutua que hay entre los órganos, el exceso de Qi se libera por las extremidades, hasta que se recupera el equilibrio.

Por ejemplo, cuando se está excitado el corazón está energizado. En tal ocasión, el Qi del corazón es Yang (excesivo) y se puede descompensar su normal funcionamiento. El exceso de Qi pasa entonces por el canal del pericardio a los centros de las palmas de las manos, por donde se libera en el aire. Cuando esto ocurre, notamos calor y sudor en las palmas de las manos.

El pericardio es la membrana que envuelve al corazón y en la medicina china está considerada como un órgano. En el canal del pericardio, en el centro de la palma de la mano, hay una cavidad llamada Laogong (que significa «palacio del trabajo»). Estas cavidades son las puertas principales para regular el estado del corazón (Fig. 5-108).

En las piernas hay muchas cavidades importantes. Por ejemplo, las cavidades Yongquan (Manantial Burbujeante), que están en las plantas de los pies y regulan el Qi de otro órgano interno importante: los riñones (Fig. 5-109). Además de las puertas de cavidad, hay miles de poros que se consideran también como puertas.

Masaje Qigong Chino

Además de actuar como puertas para liberar el exceso de Qi de los órganos, las extremidades cumplen también una misión en el abastecimiento del Qi. Cada vez que usted se mueve o hace ejercicio, la esencia de los alimentos acumulada en el cuerpo como grasa se convierte en Qi y fluye por los canales a los órganos internos. Así es como actúa el Qigong Wai Dan (Qigong del elixir externo).

En esta sección vamos a estudiar el masaje de la parte posterior de las extremidades. En realidad no vamos a ver sólo la parte posterior de los muslos y los brazos, sino también los dos lados de las pantorrillas, los pies, los antebrazos y las manos. Esto se debe a que, como los codos y las rodillas se doblan con tanta facilidad, es muy fácil dar masaje a las pantorrillas y a los antebrazos, aunque su compañero esté echado boca abajo. Empezaremos hablando de las piernas, para pasar después a los brazos.

La parte delantera de los muslos y de los brazos se estudiará después de tratar la parte delantera del cuerpo. Cuando se haya dado masaje al pecho y al abdomen, la parte delantera del cuerpo estará relajada y el Qi fluirá con suavidad. Entonces es cuando se debe dar masaje a las extremidades para que el Qi pase a los pies y a las manos.

1. Masaje de la parte posterior de los muslos, las pantorrillas y los pies: estructura anatómica de las piernas y sus sistemas circulatorios

Debajo de la piel, en la parte posterior de la pierna, hay músculos, algunos nervios que van desde la cadera hasta el pie y también algunas venas en el lado posterior interno de la pantorrilla. Debajo de una capa de músculos se encuentra el nervio principal que baja desde la cadera y varias ramificaciones nerviosas menores, que se extienden hacia arriba hasta la zona de la cadera (Fig. 5-110).

Además, la arteria principal baja desde delante de la articulación de la cadera y se extiende hacia abajo por la parte posterior del muslo, por donde va paralela al nervio principal. Hay también varias arterias menores que se ramifican desde la parte inferior de la cadera al centro de la misma. En las dos ilustraciones últimas puede ver cómo se puede llegar al nervio y al vaso sanguíneo principal en la zona detrás de la rodilla.

Debajo de la última capa de músculos están los principales nervios y músculos de las piernas (Fig. 5-110). La zona que rodea el sacro es muy importante en masaje, porque es la puerta principal para que pasen a las piernas los canales de Qi, los nervios y los vasos sanguíneos. Inmediatamente debajo de la piel de la parte delantera de la pierna, hay, además de los músculos, muchos nervios y algunas venas que bajan desde la articulación de la cadera. También hay cerca de la articulación algunos nervios, venas y arterias importantes. Debajo de los músculos están los principales sistemas de nervios y arterias que bajan a los pies (Fig. 5-111).

CAP. 5 - MASAJE GENERAL

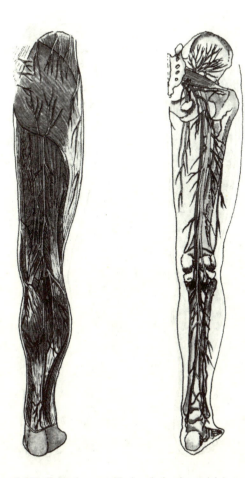

Figura 5-110. Estructura anatómica de la pierna (vista posterior).

Finalmente, en las Fig. 5-112 y 5-113 vemos la estructura anatómica de los pies, por la parte superior y la inferior. Como puede observar, la mayoría de los sistemas nerviosos y de circulación sanguínea están ocultos en los huecos que se forman entre los huesos.

TEORÍA:

Los nervios que están conectados con las piernas salen de la parte inferior de la espina dorsal que, a su vez, está conectada con el cerebro. Para mantener y mejorar el funcionamiento de esta red de nervios que conecta el cerebro con las piernas, debe

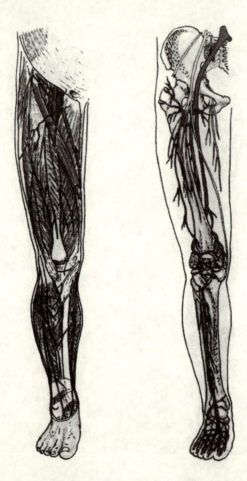

Figura 5-111. Estructura anatómica de la pierna (vista frontal).

empezar relajando la parte inferior de la espina dorsal. Cuando haya liberado la tensión de la parte inferior del cuerpo, podrá circular suavemente el Qi entre el cerebro y las piernas. No olvide que el Qi es la raíz y la vida del cuerpo físico. Una circulación de Qi desigual puede interferir en el funcionamiento del sistema nervioso físico.

Las caderas son la puerta por la que se comunica el Qi y la sangre entre la parte inferior de la espinal dorsal y las piernas. Por consiguiente, el masaje de las caderas es la parte más importante del masaje de las piernas. La clave del éxito en el masaje de las piernas está en relajar los grandes músculos de las caderas y abrir y estimular las puertas de Qi que hay en ellas.

Después de dar masaje a las caderas y abrir las puertas que hay en ellas, debe bajar a los muslos. Los músculos de los muslos son grandes y gruesos y se necesita

CAP. 5 - MASAJE GENERAL

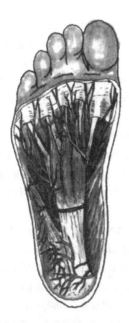 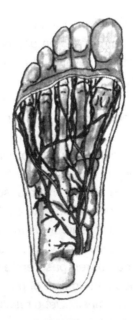

Figura 5-112. Estructura anatómica del pie (vista inferior).

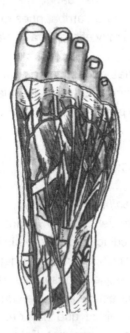 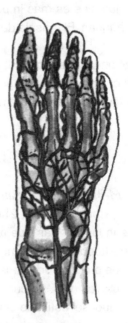

Figura 5-113. Estructura anatómica del pie (vista superior).

mucha fuerza en los dedos para penetrar en profundidad. Le ayudará mucho colocar las piernas de su compañero en una posición correcta. Por ejemplo, al dar masaje al muslo y a la pantorrilla, levante el pie unos treinta centímetros, ya que, con la rodilla doblada, los músculos y los tendones están más relajados y le será más fácil profundizar.

Tal vez observe que le resulta más difícil generar la fuerza suficiente cuando utiliza técnicas de dedos. En este caso, puede ser más eficaz utilizar los pies. En la primera parte de este libro hemos visto las partes del cuerpo que se podían utilizar para dar un masaje. Utilícelas a su gusto para ver cuál es la que le da mejor resultado en cada ocasión. Siempre que su compañero esté relajado y consiga lo que pretende con el masaje, todas son buenas. No piense tampoco que tiene que limitarse a las técnicas que hemos comentado en este capítulo.

Después de dar masaje a los muslos, puede pasar a las pantorrillas. Comience dando masaje a los tendones y abra las puertas de Qi que hay alrededor de las rodillas, que son las que abren paso entre los muslos y las pantorrillas. Al dar masaje a los músculos de las pantorrillas, el pie debe estar en la misma posición que vimos al hablar del masaje del muslo. Debe resultar más fácil dar masaje a la pantorrilla, ya que sus músculos no son tan gruesos como los del muslo y las cavidades o puertas son más superficiales. A continuación, dé masaje a los tobillos, que son las articulaciones que hay entre las pantorrillas y los pies, para terminar dando masaje a los pies. La parte inferior de los pies es más importante que la de arriba, pues en ella está situada la cavidad Yongquan. El masaje de los pies es muy eficaz para relajar y hasta puede producir sueño.

A continuación vamos a describir las puertas de las piernas, para seguir con un análisis de las técnicas de masaje; pero, en primer lugar, conviene que conozca el sistema de circulación del Qi en las piernas, según puede verse en las Fig. 5-114 a 5-116.

Las puertas:

1. Zhongkong (M-BW-269), Zhibian (B-49) y Baihuanshu (B-30):

Zhongkong (espacio medio), Zhibian (límite del orden) y Baihuanshu (hueco del círculo blanco) son las puertas que abren la circulación de Qi desde la parte baja de la espalda a la parte posterior del muslo (Fig. 5-117). Estimulando debidamente estas tres puertas, puede producir una sensación fuerte que se desplaza desde la parte baja de la espalda hasta los pies. Frecuentemente, la estimulación de cualquiera de estas cavidades hace que se estimule también la cavidad que hay detrás de la rodilla (Weizhong) o la que está en la planta de los pies (Yongquan). Esta estimulación múltiple hace que baje directamente el Qi a la rodilla o a las plantas de los pies.

CAP. 5 - MASAJE GENERAL

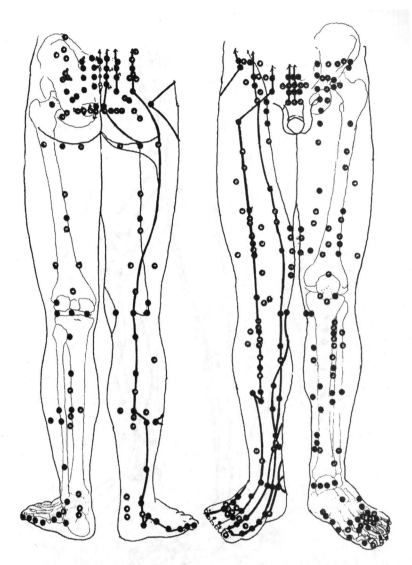

Figura 5-114. Canales primarios de Qi y cavidades de acupuntura de la pierna (vista posterior).

Figura 5-115. Canales primarios de Qi y cavidades de acupuntura de la pierna (vista frontal).

Para dar masaje a estas cavidades puede utilizar simplemente el dedo pulgar, el índice y el corazón o incluso la base de la palma de la mano presionando firmemente en la cavidad y frotando alrededor de ella (Fig. 5-118). El sentido del círculo no es tan básico aquí como en otros puntos, ya que está extendiendo el Qi hacia los lados o mandándolo para abajo.

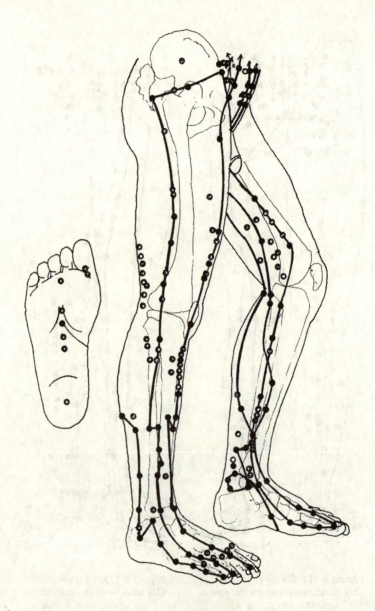

Figura 5-116. *Canales primarios de Qi y cavidades de acupuntura de la pierna (vista lateral).*

Al dar masaje a estas cavidades, comience por la de arriba y vaya bajando hasta la de abajo. Es importante no aplicar mucha fuerza para darles masaje, ya que cualquier dolor haría que se pusiesen tensos los músculos de la cadera y el masaje no diese resultado.

CAP. 5 - MASAJE GENERAL

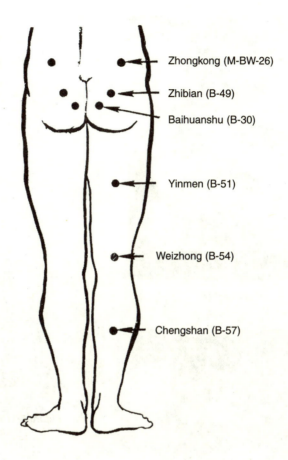

Figura 5-117. Las cavidades Zhongkong, Baihuanshu, Zhibian, Yinmen, Weizhong y Chengshan.

Para establecer la conexión, conviene estimular las puertas de la parte posterior de las piernas inmediatamente después de las de las caderas. Otras puertas de la parte posterior de la pierna son las llamadas Yinmen, Weizhong y Chengshan, que estudiaremos más adelante.

2. Jiankua (N-LE-55) y Huantiao (GB-30):

Jiankua significa «muslo fuerte» y Huantiao «salto envolvente». Son dos cavidades importantes situadas en el lado exterior de los muslos y son las puertas que conectan la cintura con el lado exterior de los muslos (Fig. 5-119).

Masaje Qigong Chino

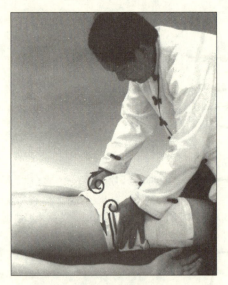

Figura 5-118

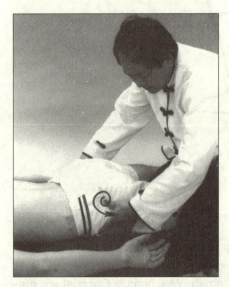

Figura 5-120

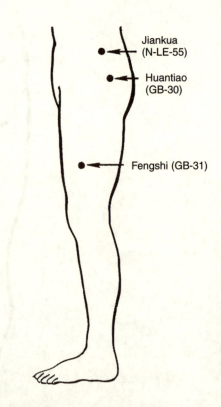

Figura 5-119. Las cavidades y Jiankua, Huantiao y Fengshi.

Puede utilizar en estas dos cavidades las mismas técnicas que en la parte posterior del muslo: el pulgar, los dedos índice y corazón o la base de la palma de la mano (Fig. 5-120). Presione y frote haciendo un círculo. Al dar masaje a estas cavidades, comience por la de arriba y pase después a la de abajo. Insistimos en que no debe hacer mucha fuerza para no producir tensiones.

Para que siga bajando el Qi, se puede estimular también, después de estas dos cavidades, otra llamada Fengshi, que se encuentra en la parte exterior del muslo. La estudiaremos más adelante.

CAP. 5 - MASAJE GENERAL

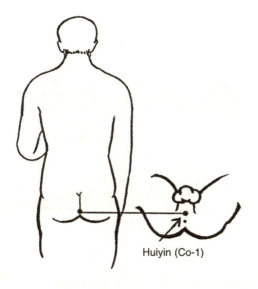

Huiyin (Co-1)

Figura 5-121

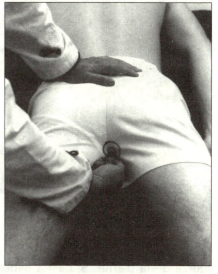

Figura 5-122

3. Huiyin (Co-1):

El Huiyin (encuentro Yin) está situado en el perineo, en el punto equidistante de los genitales y el ano (Fig. 5-121). En la medicina china y en el Qigong, el Huiyin está considerado como una de las cavidades más importantes. Es el punto de unión de muchos vasos, entre los que figuran el de la Concepción, el Gobernador, el Impulsor y el Yin del Talón. Recuerde que, según la medicina china, los vasos son una especie de depósitos que regulan la circulación del Qi de los doce canales. Al estimular la cavidad Huiyin, mejora el intercambio de Qi entre los vasos. Según el Qigong del Lavado de Médula/Cerebro, sujetando esta zona y presionando en ella correctamente, el Qi pasa de la parte inferior del cuerpo hacia arriba por el Vaso Impulsor, para alimentar la médula de la espina dorsal y el cerebro. La experiencia en el masaje ha demostrado que, estimulando esta cavidad, el Qi convertido de la Pre-esencia (hormonas) que producen los testículos se puede guiar hacia abajo para que llene el Vaso del Talón Yin. El estado de Qi de este vaso es crucial para la

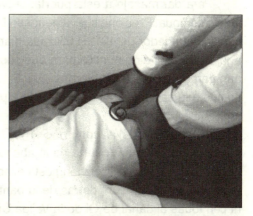

Figura 5-123

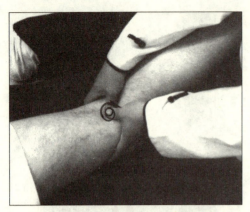
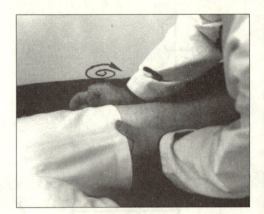

Figura 5-124   Figura 5-125

fuerza de la pierna. Si desea saber más sobre este tema, puede consultar el libro *Qigong, el secreto de la juventud*, publicado por esta misma editorial.

Para dar masaje a esta puerta, separe las piernas de su compañero a una distancia cómoda. Presione suavemente en la cavidad Huiyin con el dedo corazón y haga círculos alrededor de ella. Si utiliza la mano derecha, los círculos en el sentido de las agujas del reloj dirigen el Qi para que suba al cerebro y, en sentido contrario, lo mandan para que baje a las piernas (Fig. 5-122). Muchas veces, se da masaje al mismo tiempo a la cavidad Xuehai (Fig. 5-126), pero esto lo veremos más adelante.

4. **Yinmen (B-51), Weizhong (B-54) y Chengshan (B-57):**

El punto Yinmen (puerta de la abundancia) está situado en el centro de la parte posterior del muslo; el Weizhong está exactamente detrás de la rodilla y el Chengshan (sujeta la montaña) está detrás de la pantorrilla (Fig. 5-117). Estas tres puertas pertenecen todas al canal de Qi de la Vejiga Urinaria. Si da masaje a estas tres cavidades inmediatamente después de haber relajado la cadera, podrá pasar el Qi con mucha rapidez a los pies. Debido a la gruesa capa de músculos que hay en el punto Yinmen, la mejor forma de darle masaje es utilizar un pulgar, poniendo el de la otra mano encima para hacer más fuerza (Fig. 5-123), aunque algunos utilizan el codo o el pie.

Al dar masaje a los puntos Weizhong y Chengshan puede utilizar simplemente el pulgar o los dedos índice y corazón para frotar esta cavidad (Fig. 5-124). Además, es muy frecuente que, al trabajar con estas cavidades, se dé masaje a la cavidad Yongquan, al mismo tiempo que se guía el Qi hacia las plantas de los pies.

CAP. 5 - MASAJE GENERAL

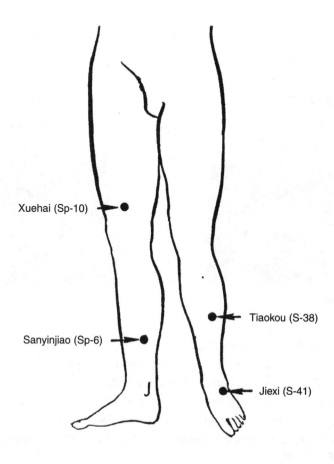

Figura 5-126. Las cavidades Xuehai, Sanyinjiao, Tiaokou y Jiexi.

5. Fengshi (GB-31):

El punto Fengshi (mercado del viento) está situado en el centro del lado de fuera del muslo (Fig. 5-119). Si estimula esta cavidad inmediatamente después de haber estimulado las Jiankua y Huantiao, que están al lado de la cadera, podrá dirigir el Qi con mucha facilidad para que baje a las piernas.

Cuando estimule esta cavidad, puede utilizar un pulgar o la base de la mano para presionar con firmeza y hacer un movimiento vibratorio (Fig. 5-125). Es frecuente presionar al mismo tiempo la cavidad Jiexi, que está en el tobillo, para establecer la conexión. El punto Jiexi lo veremos más adelante.

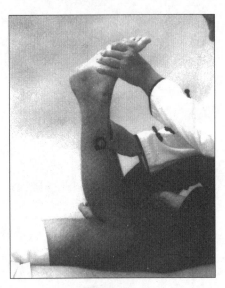
Figura 5-127

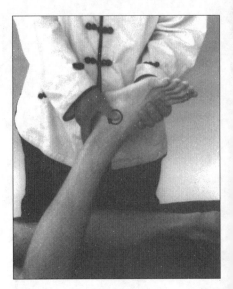
Figura 5-128

6. Xuehai (Sp-10) y Sanyinjiao (P-6):

El punto Xuehai (mar de sangre) está situado en la cara interior del muslo, cerca de la rodilla. El Sanyinjiao (tres uniones Yin) está situado en la parte inferior de la pantorrilla (Fig. 5-126). Cuando se presionan y se estimulan estas cavidades, se puede hacer que baje el Qi que circula por el lado interior de la pierna.

Para dar masaje a estas cavidades, basta con presionar firmemente con el pulgar y vibrar (Fig. 5-127).

7. Tiaokou (S-38) y Jiexi (S-41):

El punto Tiaokou (apertura de la línea) está situado debajo de la rodilla y el Jiexi (dejar la corriente), en medio del hueco que se forma delante del tobillo (Fig. 5-126). Los dos pertenecen al canal del estómago. Cuando se presionan y estimulan estos puntos, se puede enviar hacia abajo el Qi de la parte frontal del muslo.

Al dar masaje a estas dos cavidades, puede utilizar un pulgar o los dedos índice y corazón para presionar con firmeza y frotar (Fig. 5-128).

8. Yongquan (K-1):

El punto Yongquan (manantial borboteante) está situado en las plantas de los pies, a un tercio de la distancia que hay desde la base del dedo segundo hasta el talón. Es el punto final del canal del riñón. Es una puerta importante de Qi, que puede regular el Qi de los riñones. Al igual que la cavidad Laogong, que está en las manos, la

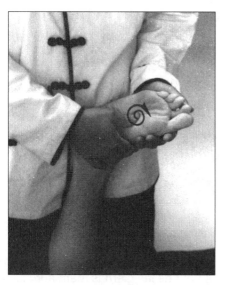

Figura 5-129

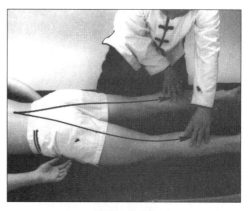

Figura 5-130

estimulación de ésta hará que baje el Qi del torso a las plantas de los pies y se disipe por allí. Para dar masaje a la cavidad Yongquan, puede utilizar un pulgar para presionar en ella firmemente haciendo círculos. Cuando utiliza la mano derecha para hacer círculos en el sentido de las agujas del reloj en el pie derecho, está alimentando los riñones (Fig. 5-129). En cambio, si utiliza la mano derecha para hacer círculos en el sentido de las agujas del reloj en el pie izquierdo, está soltando Qi.

DAR MASAJE A LA PARTE POSTERIOR DE LOS MUSLOS Y LAS PIERNAS:

Antes de dar masaje a las piernas, cubra el cuerpo de su compañero con una sábana o una toalla para que no coja frío. Después del masaje, los poros de la piel permanecen abiertos y es muy fácil coger un resfriado.

Paso primero:
Comience pasando las manos ligeramente por encima de la piel de su compañero, desde la parte inferior de la espalda hasta las plantas de los pies (Fig. 5-130). Repítalo varias veces. Después, repita el mismo proceso a los lados de la cintura, pasando por los lados de las piernas hasta la planta de los pies. Para terminar, haga lo mismo bajando desde el sacro por la parte interna de las piernas hasta las plantas de los pies. Con esto su compañero se relajará mejor y su mente estará concentrada en sus piernas, lo que ayudará a pasar el Qi a esta zona.

Masaje Qigong Chino

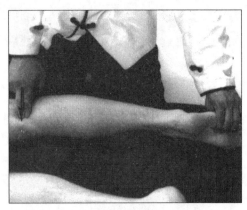

Figura 5-131

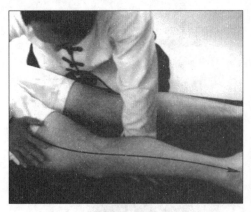

Figura 5-132

Paso segundo:

Después, dé masaje a las nalgas y la parte superior de las piernas, para abrir las puertas que hay allí. Sin embargo, antes de esto debe dar masaje a la parte inferior de la espalda, para soltar la parte baja de la espina dorsal y los músculos del tronco que se hallan en dicha zona. A continuación, dé masaje y estimule las puertas que hay en la parte de atrás de las caderas (Zhongkong, Zhibian y Yinmen) y en las corvas y las pantorrillas (Weizhong y Chengshan). Finalmente dé masaje a la cavidad Yongquan, que está en las plantas de los pies (Fig. 5-131). Cuando haya abierto la parte posterior de los muslos y las pantorrillas, estimule y dé masaje a las puertas que hay en los lados de fuera. Esas puertas son Jiankua y Huantiao, en el muslo, y Fengshi, en la cara exterior del muslo. Después de esto, empuje suavemente hacia abajo con la palma de la mano, desde la parte externa del muslo hasta el pie (Fig. 5-132), para terminar dando masaje a la cavidad Yongquan.

A continuación estimule y masajee las puertas que hay en la parte interna de las piernas. Comience dando masaje a la cavidad Huiyin, para pasar a la Xuehai, a la Sanyinjiao y terminar en la Yongquan. Utilice una vez más las manos para barrer hacia abajo en la cara interna de los muslos, hasta las plantas de los pies.

Para terminar, estimule con el masaje las cavidades que hay delante de la pantorrilla: Tiaokou, Jiexi y Yongquan. Al dar masaje a estas puertas, doble la pierna de su compañero para que le resulte más fácil.

Paso tercero:

Una vez estimuladas estas puertas y masajeadas, tiene que sacar a la superficie el Qi y la sangre que se hayan acumulado. Para ello, comience utilizando la base o el borde de la palma de la mano para dar masaje a la parte baja de la espalda y al sacro

CAP. 5 - MASAJE GENERAL

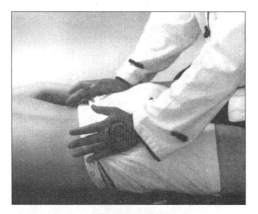

Figura 5-133

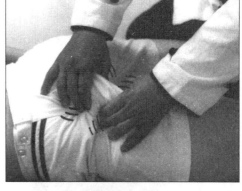

Figura 5-134

durante unos minutos. Después, utilice la base de las palmas para presionar en las caderas y hacer círculos (Fig. 5-133). Si hace los círculos hacia arriba desde cerca del centro y hacia los lados, el Qi y la sangre se extenderán hacia los lados. Este movimiento lleva también el Qi y la sangre hacia arriba. Por consiguiente, es bueno hacer círculos en esta dirección para nutrir, pero no para liberar. En cambio, si hace los círculos en sentido contrario, dirigirá el Qi y la sangre hacia abajo. De este modo se libera el Qi y su compañero se relaja. Cuando dé masaje a las caderas, comience dándoselo a toda la parte posterior de las caderas, de arriba abajo, haciéndolo después por los lados, también de arriba abajo.

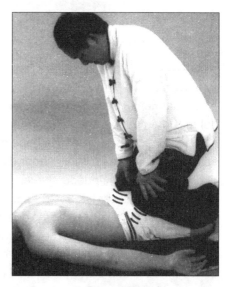

Figura 5-135

Para terminar, agarre los músculos que hay en la parte posterior de las caderas y frótelos (Fig. 5-134). Recuerde que, al dar masaje, no debe lastimar ni producir molestias a su compañero, ya que esto produciría tensión y sería un impedimento para el masaje. Si no tiene fuerza en las manos, puede utilizar las rodillas (Fig. 5-135) o los pies para presionar en las caderas y hacer círculos alrededor de ellas. Con las rodillas y los pies se puede hacer mucha más fuerza que con las manos, por lo que debe tener mucho cuidado cuando utilice estas partes del cuerpo.

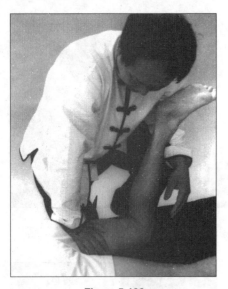
Figura 5-136

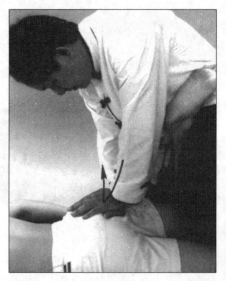
Figura 5-137

Paso cuarto:

Cuando haya terminado con las caderas, levante el pie para relajar los músculos del muslo y de las pantorrillas y dar el masaje con más facilidad. Después, presione hacia abajo firmemente con la base de la palma de la mano y suelte, recorriendo con este movimiento la parte posterior de los muslos, desde arriba hasta las rodillas (Fig. 5-136). Si ve que no puede ejercer con una sola mano una fuerza que penetre lo suficiente, puede utilizar las dos (Fig. 5-137). Repítalo varias veces.

Luego, utilice la base de las dos manos para presionar hacia dentro y hacer círculos uniformes a los lados de los muslos, bajando hasta las rodillas (Fig. 5-138). Repítalo varias veces. Cuando esté haciendo esto, fije su atención en la cara interna de los muslos, esa parte es delicada y se le puede lastimar con facilidad si no se le aplica la fuerza correctamente. Ponga también cuidado para no frotar la piel.

Después, agarre con los dedos los músculos de la parte de atrás del muslo y frote desde la parte de arriba hasta la rodilla (Fig. 5-139). Para no lastimar la parte interior del muslo, ponga los pulgares en el lado de fuera y los demás dedos, en el de dentro. Repita todo el proceso varias veces.

A continuación, dé unos golpecitos suaves con los laterales de las manos en las caderas y en los muslos, desde las caderas hasta las rodillas (Fig. 5-140). Esto hará que afloren a la superficie el Qi y la sangre que se hayan acumulado. Repita todo el proceso varias veces. Si no tiene en las manos fuerza suficiente para dar masaje a los músculos del muslo, puede utilizar uno o los dos pies (Fig. 5-141). Cuando utilice los

CAP. 5 - MASAJE GENERAL

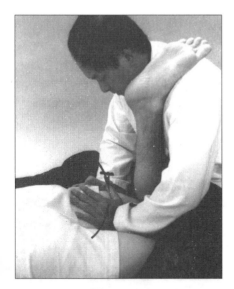

Figura 5-138

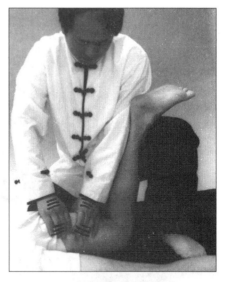

Figura 5-139

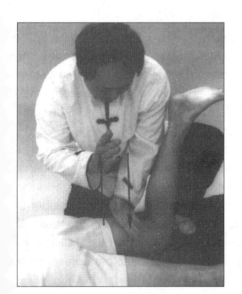

Figura 5-140

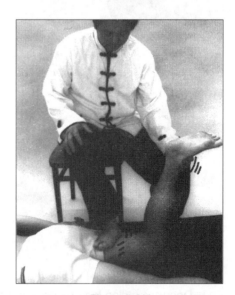

Figura 5-141

pies para dar masaje, debe tenerlos lo más relajados posible. Basta con que ponga el pie en el muslo y produzca el movimiento con la rodilla o la cadera.

Cuando haya terminado este masaje, barra varias veces hacia abajo con las manos en la parte de atrás, la de dentro y la de fuera de las caderas y los muslos, desde las caderas hasta las rodillas (Fig. 5-142).

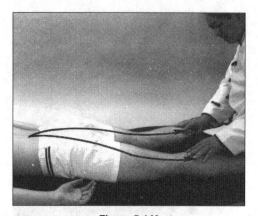

Figura 5-142

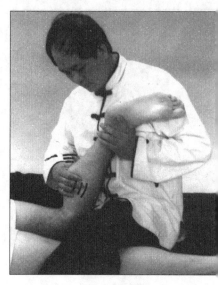

Figura 5-143

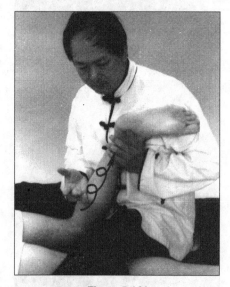

Figura 5-144

Paso quinto:
Después, dé masaje a las pantorrillas. Al hacerlo, con el fin de relajar sus músculos, debe mantener en alto el pie de su compañero. También puede poner el pie de su compañero en su pecho.
Ha de tener también en cuenta que la parte interna de la pantorrilla es delicada y puede hacerle daño si no tiene cuidado. Agarre los músculos de la parte de atrás de la pantorrilla y frote hacia abajo, desde la rodilla hasta el tobillo (Fig. 5-143). También puede utilizar el lado de la palma de la mano para presionar y frotar desde la rodilla al tobillo (Fig. 5-144).

Después utilice las dos palmas para presionar suavemente y frotar desde la rodilla hasta el tobillo (Fig. 5-145). Repita este proceso varias veces.

Paso sexto:
Seguidamente, dé masaje al tobillo y al pie. Comience frotando suavemente la piel del tobillo y el pie durante varios minutos (Fig. 5-146). Después, sujete con una mano la parte inferior de la pantorrilla, con firmeza y suavidad, y mueva el pie haciendo

CAP. 5 - MASAJE GENERAL

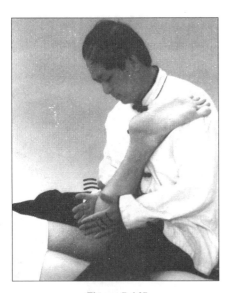

Figura 5-145

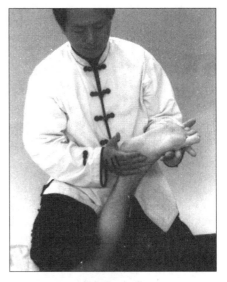

Figura 5-146

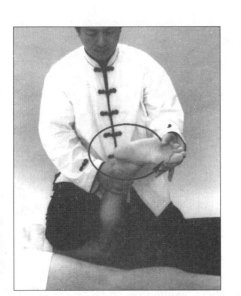

Figura 5-147

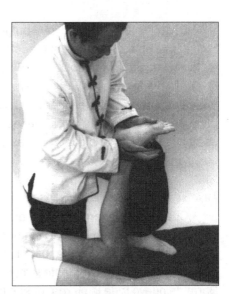

Figura 5-148

un círculo (Fig. 5-147). Haga círculos lenta y suavemente, unas veinte veces en cada dirección. Dé masaje con los dedos o con el borde de la palma de la mano a la zona del tobillo (Fig. 5-148). Después, presione suavemente hacia dentro con el pulgar y dé masaje a toda la articulación del tobillo (Fig. 5-149).

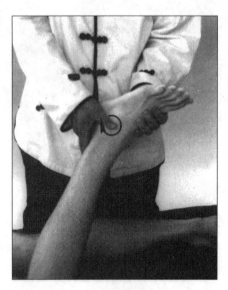

Figura 5-149

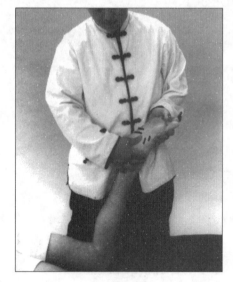

Figura 5-150

Después, dé masaje con el pulgar a todo el pie, en especial a la planta, desde el tobillo hasta los dedos (Fig. 5-150). Repítalo varias veces. Para terminar, tome cada dedo con el pulgar y el índice y tire de él suavemente varias veces. No es necesario que se oigan crujir las articulaciones.

Paso séptimo:
Cuando haya terminado el masaje anterior, tome el pie o la parte inferior de la pantorrilla con las dos manos y tire un

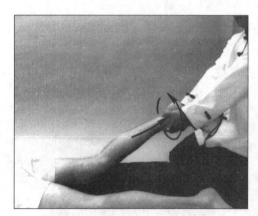

Figura 5-151

poco de ellos. Tire suavemente y mueva toda la pierna haciendo un círculo (Fig. 5-151). Barra de nuevo toda la pierna, desde la cadera hasta la planta de los pies, varias veces para terminar.

Durante el transcurso del masaje, puede masajear varias veces las puertas, siempre que esté en su zona. Con ello se mantendrán abiertas mientras está trabajando.

CAP. 5 - MASAJE GENERAL

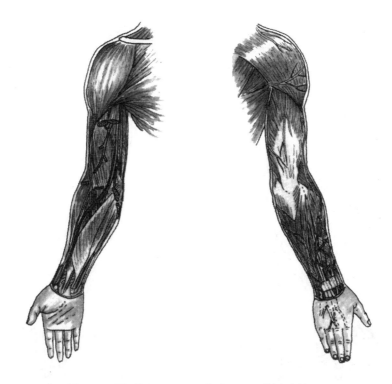

Figura 5-152. Estructura anatómica superficial del brazo.

2. MASAJE DE LA PARTE POSTERIOR DE LOS BRAZOS, LOS ANTEBRAZOS Y LAS MANOS

Antes de dar masaje a los brazos, debe cubrir las piernas de su compañero con una toalla o una manta, para que no se enfríen. Si hace suficiente calor en la habitación, esto no será necesario.

Estructura anatómica del brazo y sus sistemas circulatorios

Inmediatamente debajo de la piel de la parte posterior del brazo hay músculos, unos nervios que se extienden desde el hombro hacia la mano y algunas venas (Fig. 5-152).

Si quitásemos todos los músculos, podríamos ver los principales nervios y arterias que bajan del hombro a la mano (Fig. 5-153). También podríamos ver algunas arterias y nervios que se extienden desde debajo del omóplato hasta la parte alta del hombro.

Finalmente, podríamos ver las partes anterior y posterior de la mano (Fig. 5-154 y 5-155). En estas dos figuras se observa que la mayoría de los vasos sanguíneos y nervios están ocultos en los huecos que forman los huesos de la palma de la mano.

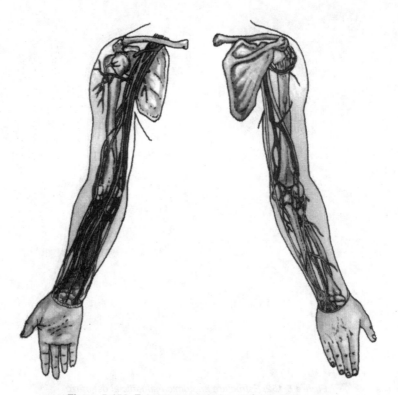

Figura 5-153. Estructura anatómica profunda del brazo.

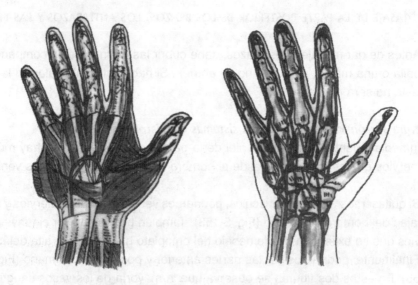

Figura 5-154. Estructura anatómica de la mano (vista frontal).

CAP. 5 - MASAJE GENERAL

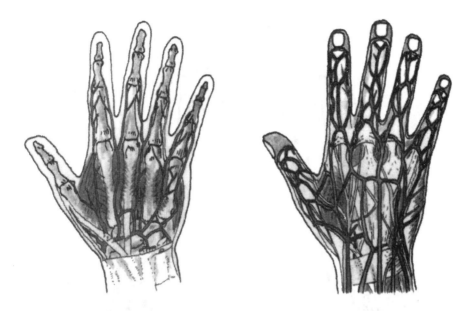

Figura 5-155. Estructura profunda de la mano (vista posterior).

TEORÍA:

Cuando haya terminado de dar masaje a las piernas, trabaje los brazos para completar el masaje de la parte posterior del cuerpo. Al igual que en las piernas, hay seis canales primarios de Qi conectados con los brazos. Debido a la presencia de estos canales, los brazos tienen importancia para el masaje general, aunque no tanta como las piernas. Esto se debe a que los músculos de los brazos no son tan grandes como los de las piernas, por lo que la acumulación de sangre y de Qi es menor y resulta más fácil eliminarla. Sin embargo, en el masaje Tui Na, los brazos son la zona más importante para el masaje curativo.

Al igual que en las piernas, hay tres canales Yin, en la parte interna, y tres canales Yang, en la parte externa de los brazos. Por tanto, la parte interna del brazo es más delicada que la de fuera, por lo que hay que tratarla con más suavidad, poniendo más atención al aplicar la fuerza. La idea básica del masaje del brazo es pasar el Qi acumulado en la parte superior del cuerpo a las manos para expulsarlo del cuerpo. A continuación vamos a ver las puertas importantes que hay en la parte posterior del brazo, el antebrazo y la mano, para analizar después las técnicas de masaje; pero antes revisaremos el sistema de circulación del Qi en los brazos (Fig. 5-156).

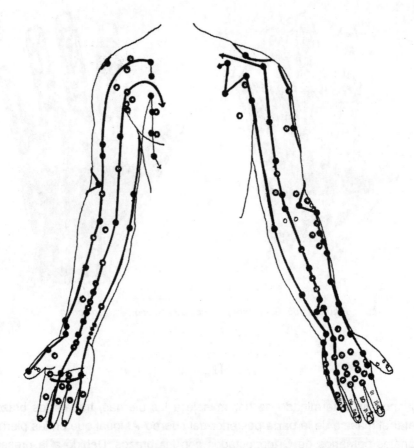

***Figura 5-156.** Canales primarios de Qi y cavidades de acupuntura de los brazos.*

PUERTAS:

1. Jianliao (TB-14) y Jianyu (LI-15):

Los puntos Jianliao (sutura del hombro) y Jianyu (hueso del hombro) están situados en la zona del hombro (Fig. 5-157). Cuando se da masaje y se estimulan estas cavidades, el Qi de la parte superior del cuerpo se puede dirigir hacia la parte superior de los brazos.

Para dar masaje a estas dos puertas, puede utilizar el pulgar, el índice o el corazón para presionar la cavidad correspondiente. Si está utilizando la mano derecha en el hombro derecho debe hacer círculos en el sentido contrario al de las agujas del reloj (Fig. 5-158). Naturalmente, si está utilizando la mano izquierda en el hombro izquierdo, debe hacer los círculos en el sentido de las agujas del reloj.

CAP. 5 - MASAJE GENERAL

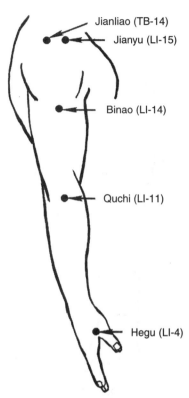

Figura 5-157. Las cavidades Jianyu, Jianliao, Binao, Quichi y Hegu.

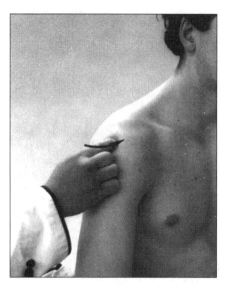

Figura 5-158

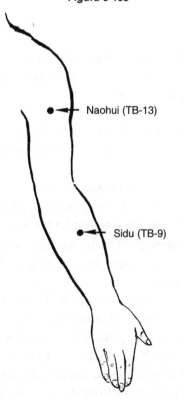

Figura 5-159. Las cavidades Naohui y Sidu.

2. Naohui (TB-13) y Binao (LI-14):

Naohui (encuentro del hombro) y Binao (brazo y omóplato), son dos puntos situados en el lado de fuera de la parte superior del brazo (Fig. 5-157 y 5-159). Cuando se da masaje y se estimulan estas cavidades, el Qi de los hombros puede pasar a los brazos.

Para dar masaje a estas dos puertas, puede utilizar el pulgar, el índice y el corazón, o sólo el corazón, para presionar en la cavidad y frotar en sentido contrario al de las agujas del reloj, si utiliza la mano

Masaje Qigong Chino

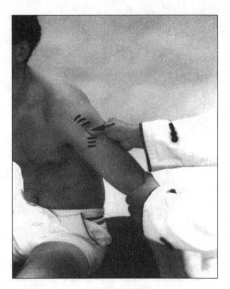

Figura 5-160

derecha (Fig. 5-160), o en el sentido de las agujas del reloj, si utiliza la mano izquierda.

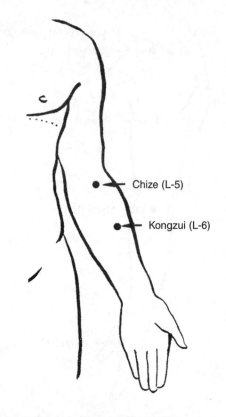

Figura 5-161. Las cavidades Chize y Kongzui.

3. *Quchi (LI-11) y Chize (L-5):*

Los puntos Quchi (charca sucia) y Chize (ciénaga del cúbito) están situados cerca del codo (Fig. 5-157 y 5-161). Cuando se les da masaje y se estimulan, puede bajar el Qi del brazo al codo.

Para dar masaje a estas puertas, puede utilizar el pulgar o el dedo corazón para presionar en la cavidad y frotar, en sentido contrario al de las agujas del reloj si utiliza la mano derecha. Si utiliza la mano izquierda tiene que hacer los círculos en el sentido de las agujas del reloj (Fig. 5-162).

4. *Kongzui (L-6) y Sidu (TB-9):*

El punto Kongzui (apertura máxima) está situado en la parte interna del antebrazo, mientras que el Sidu (cuatro zanjas) está al lado de fuera (Fig. 5-159 y 5-161). Cuando se les da masaje y se estimulan, el Qi que hay en el brazo puede bajar al antebrazo. Para dar masaje a estas dos puertas, puede utilizar el dedo pulgar o el corazón, presionando en la cavidad y frotando en sentido contrario al de las agujas del reloj si utiliza la mano derecha, y en el de las agujas del reloj si utiliza la mano izquierda (Fig. 5-163).

CAP. 5 - MASAJE GENERAL

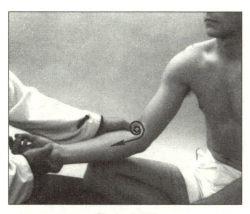

Figura 5-162

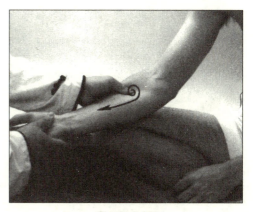

Figura 5-163

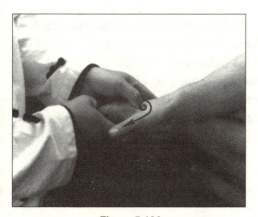

Figura 5-164

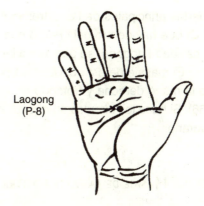

Figura 5-165. La cavidad Laogong.

5. Hegu (LI-4):

El punto Hegu (valles que se juntan) está situado en la base del pulgar y el índice (Fig. 5-157). Cuando se da masaje y se estimula esta cavidad, puede pasar a la mano el Qi que hay en la parte posterior del brazo.

Para dar masaje a estas dos puertas, puede utilizar el pulgar para presionar en la cavidad y frotar después en sentido contrario al de las agujas del reloj si lo hace con la mano derecha (Fig. 5-164), y en el de las agujas del reloj si lo hace con la izquierda.

6. Laogong (P-8):

La cavidad Laogong (palacio del trabajo) está situada en el centro de la palma (Fig. 5-165). El punto exacto se encuentra donde la punta del dedo corazón toca la palma si se dobla hacia dentro. Las dos cavidades Laogong son dos de las cuatro

Masaje Qigong Chino

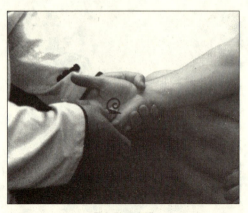

Figura 5-166

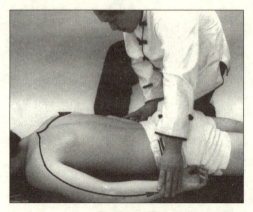

Figura 5-167

puertas principales de las extremidades por medio de las cuales puede comunicarse el Qi que hay dentro del cuerpo con el de fuera. Cuando se da masaje y se estimula la cavidad Laogong, se puede enviar el Qi a las palmas de las manos.

El masaje de esta cavidad se puede dar presionando en ella con el dedo pulgar de la mano derecha y frotando en sentido contrario al de las agujas del reloj (Fig. 5-166). Si hace los círculos en dirección contraria, estará aportando más Qi, en lugar de liberarlo.

Masaje de la parte posterior de los brazos, antebrazos y manos

Paso primero:

Para empezar, barra con las manos ligeramente la piel de su compañero desde los hombros a las manos (Fig. 5-167). Repítalo varias veces. Esto le ayudará a relajarse y hará que fije su atención en los brazos, con lo que una cantidad considerable de Qi pasará desde la parte superior del cuerpo a los brazos.

Seguidamente, ponga el brazo de su compañero detrás de la espalda, levante el hombro suavemente con las dos manos y muévalo haciendo círculos. Al trabajar el brazo derecho, realice los círculos en sentido de las agujas del reloj, y en el izquierdo, en sentido contrario. Este movimiento circular puede relajar todo el hombro y ayudar a su compañero a que el Qi pase al brazo.

Paso segundo:

Seguidamente, dé masaje a las puertas de los hombros y los brazos, para que se abran. Antes debe dar masaje también a la parte superior de la espalda y relajar la

CAP. 5 - MASAJE GENERAL

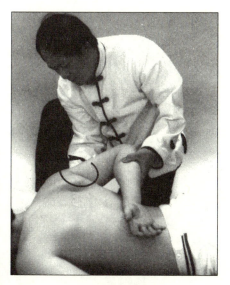

Figura 5-168

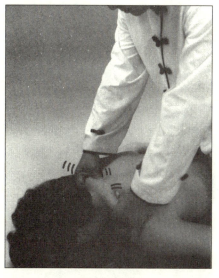

Figura 5-169

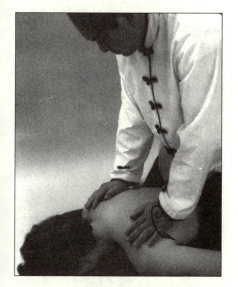

Figura 5-170

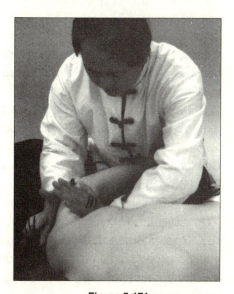

Figura 5-171

parte superior del cuerpo. Estimule la cavidad Jianjing, situada entre el cuello y el hombro (Fig. 5-169). También debe dar masaje a la cavidad Tianzong, que está en el centro del omóplato (Fig. 5-170).

Cuando haya soltado la parte superior del cuerpo y los hombros, utilice las técnicas de masaje que hemos expuesto anteriormente para dar masaje y estimular todas

Masaje Qigong Chino

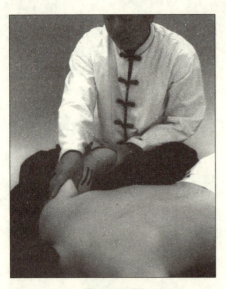

Figura 5-172

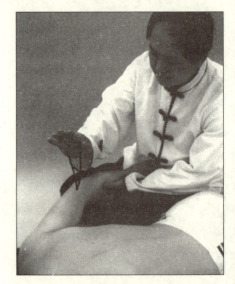

Figura 5-173

las puertas situadas en los hombros y en los brazos. Debe empezar por el hombro y bajar hacia la mano. Repita este proceso varias veces.

Después, ponga las bases de las palmas de las manos a ambos lados del brazo, apretando suavemente y frotando (Fig. 5-171). Comience por el hombro y baje al antebrazo. Repita varias veces.

Paso cuarto:

Coja los músculos desde los hombros hasta el antebrazo con el pulgar por un lado y los demás dedos por otro y frótelos (Fig. 5-172). Repita varias veces.

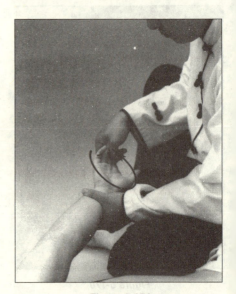

Figura 5-174

Paso quinto:

Ahora golpee ligeramente todo el brazo, desde el hombro hasta el antebrazo (Fig. 5-173). Esto hará que aflore a la superficie de la piel el Qi que hay debajo. Finalmente, utilice una mano para barrer desde el hombro al antebrazo varias veces.

CAP. 5 - MASAJE GENERAL

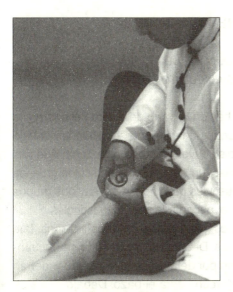

Figura 5-175

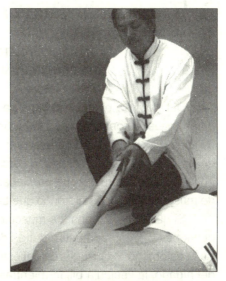

Figura 5-176

Paso sexto:

Para terminar, sujete la mano de su compañero con una suya y el antebrazo con la otra y mueva la muñeca en círculos varias veces (Fig. 5-174). Después, utilice un pulgar para frotar toda la mano, desde la muñeca para abajo, hasta la punta de cada uno de los dedos (Fig. 5-175). Coja el antebrazo con las dos manos y tire suavemente de todo el brazo una sola vez (Fig. 5-176), luego, tome los dedos uno a uno y tire suavemente de ellos (Fig. 5-177). Cuando tire de los dedos, no es necesario que suenen las articulaciones.

Durante todo el transcurso del masaje, puede dar masaje varias veces a las puertas cuando esté en su zona. Con esto se abrirán mejor.

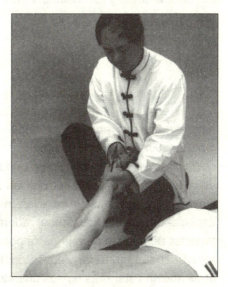

Figura 5-177

5-6 MASAJE DEL PECHO Y EL ABDOMEN

Estructura anatómica de la parte delantera del cuerpo y sus sistemas circulatorios

Debajo de la piel y de la capa de grasa que hay en la parte delantera del cuerpo, lo primero que encontramos son los músculos y muchos nervios que se extienden debajo de ellos (Fig. 5-178) y numerosas venas que se distribuyen por toda esta zona. Además de los que se hallan en el pecho cerca de las axilas, no hay muchos músculos gruesos en la parte delantera del cuerpo. Debajo de los músculos de las costillas, hay dos grupos de músculos grandes del tronco que bajan desde el pecho a la zona de las ingles.

Si quitáramos todos los músculos, podríamos ver algunos órganos internos. Los pulmones y el corazón están detrás de las costillas. Debajo del plexo solar se encuentra el estómago. A la izquierda del estómago (visto por delante) está el hígado y, detrás del hígado, la vesícula biliar, mientras que a la derecha está el bazo. Debajo de estos órganos está localizado el intestino grueso y el delgado al igual que, en el caso de las mujeres, el útero y los ovarios. Finalmente, debajo de los intestinos está la vejiga urinaria (Fig. 5-179).

Teoría:

Ni en China ni en Occidente se da mucha importancia al masaje de la parte delantera del cuerpo. Esto se debe en principio a que la mayoría de la gente siente más tensión en la parte posterior y también a que en la parte delantera siente más cosquillas y es más fácil que se encuentre uno incómodo si se aplican unas técnicas de masaje incorrectas. Además, las zonas sexuales están en la parte delantera del cuerpo y, al dar masaje en ellas, muchas personas podrían sentirse molestas, en especial en sociedades conservadoras. Por estas razones, se han desarrollado más técnicas de masaje para la parte posterior del cuerpo que para la delantera.

Desde el punto de vista físico, los músculos del tronco que hay en la parte de atrás suelen estar más tensos cuando una persona está cansada. Como el centro del sistema nervioso del cuerpo está en la espinal dorsal, al dar masaje a la espalda puede entrar todo el cuerpo con facilidad en un estado de relajación. Sin embargo, desde el punto de vista de la medicina china y el Qigong, dar masaje a la parte delantera del cuerpo es tan importante como dárselo a la posterior.

En primer lugar, según la medicina china, el Vaso de la Concepción baja por el centro de la parte delantera del cuerpo. Es un vaso Yin y es el encargado de regular

CAP. 5 - MASAJE GENERAL

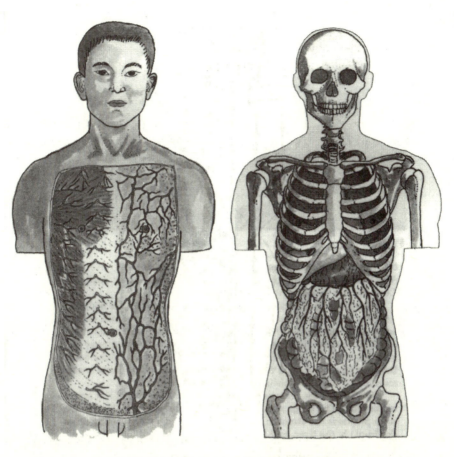

Figura 5-178. Estructura anatómica superficial del aspecto anterior del tronco.

Figura 5-179. Estructura anatómica profunda del aspecto anterior del tronco.

el nivel de Qi de los seis canales primarios Yin de Qi. Para que funcione correctamente, debe estar relajado el centro de la parte delantera del cuerpo.

En segundo lugar, la mayoría de los órganos internos están situados en la parte delantera del cuerpo y, al dar masaje a esa zona, se llega a ellos. Los órganos internos están inmediatamente debajo de los músculos delanteros del tronco. Como sabemos, la mayoría de las enfermedades se deben a problemas de los órganos internos. Estos órganos son como máquinas de una cadena de producción de vida. Cuando falla una de ellas, las demás se ven amenazadas. Por ello, una parte muy importante del Qigong chino es el mantenimiento de una circulación uniforme de Qi dentro de los órganos internos y entre ellos. El medio de mejorar la circulación de Qi de los órganos internos es relajar los músculos que los rodean. Por eso la meta del masaje Qigong

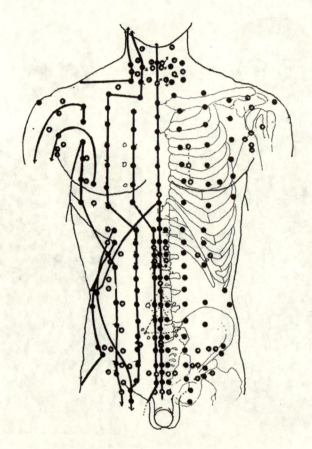

Figura 5-180. Canales primarios de Qi y cavidades de acupuntura de la parte delantera del cuerpo.

chino de la parte delantera del cuerpo es relajar los músculos de la parte anterior del tronco.

Es más, según la medicina china y el Qigong, en la parte inferior del abdomen se encuentra el Dan Tian inferior, que es la residencia del Qi Original. El Qi Original es la fuente de energía vital, por lo que aumentar el flujo de este Qi desde su lugar de residencia es una parte importante del masaje.

Normalmente, cuando haya terminado de dar masaje a la espalda y comience a dárselo a la parte delantera del cuerpo, empezará de nuevo por la cabeza y hará que baje el Qi a la zona del pecho. Después de dar masaje al pecho y al abdomen, continúe por la parte delantera de las piernas para que siga bajando el Qi todavía más. Terminará con el masaje de los brazos. Para conocer las puertas de Qi que hay en la parte delantera del cuerpo, tiene que conocer con el sistema de circulación del Qi. En

CAP. 5 - MASAJE GENERAL

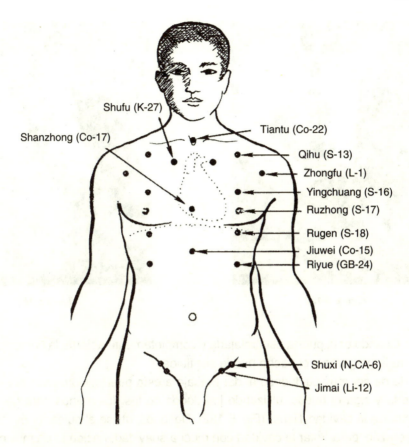

Figura 5-181. Las cavidades Tiantu, Qihu, Shufu, Zhongfu, Yingchuang, Shanzhong, Ruzhong, Rugen, Jiuwei, Riyue, Shuxi y Jimai.

la Figura 5-180 podemos ver el Vaso Gobernador y todos los canales primarios que hay en la parte delantera del cuerpo. Después iremos viendo las puertas de la parte delantera del cuerpo e iremos analizándolas con algunas técnicas de masaje.

PUERTAS:

1. Tiantu (Co-22):
Tiantu (prominencia del cielo) es un punto situado en la base de la garganta y es la unión del cuello y el pecho (Fig. 5-181). En acupuntura, la función de esta cavidad es facilitar y regular el movimiento del Qi del pulmón, para enfriar la garganta y aclarar

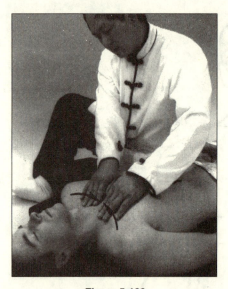
Figura 5-182

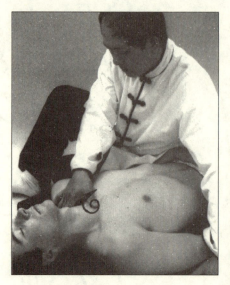
Figura 5-183

la voz. Cuando esta puerta está relajada y completamente abierta, la comunicación del Qi entre la garganta y el pecho puede ser fluida.

Ha de ser muy cuidadoso al dar masaje a esta puerta. Comience por el lado de la puerta y siga el hueso, utilizando los dedos de las dos manos para barrer varias veces hacia la cavidad Tiantu (Fig. 5-182). Después, utilice el pulgar o los dedos índice y corazón, para frotar la cavidad con mucha suavidad, haciendo un movimiento circular (Fig. 5-183). Si hace círculos en el sentido contrario al de las agujas del reloj, el Qi baja al pecho.

2. *Shufu (K-27) y Qihu (S-13):*

Los puntos Shufu (residencia hueca) y Qihu (hogar del Qi) están situados encima de los pezones (Fig. 5-181). El Shufu pertenece al canal de los riñones. Los riñones tienen una misión importante en el metabolismo del agua y en el control de los líquidos del cuerpo. Cuando se dé masaje a la cavidad Shufu para estimularla, el agua del cuerpo puede subir hasta los pulmones. En la medicina china, esta cavidad está relacionada con la bronquitis, el asma, el dolor de pecho, los vómitos y la distensión abdominal. Cuando se da masaje al punto Qihu y se estimula, el Qi acumulado en el centro de los pulmones puede extenderse hacia los lados, con lo que se relaja el pecho. Además, dando masaje al punto Qihu se puede hacer que baje al pecho el Qi acumulado en el cuello. En la medicina china, el punto Qihu está relacionado con enfermedades como la bronquitis, el asma, el hipo y la neuralgia intercostal. Para dar

CAP. 5 - MASAJE GENERAL

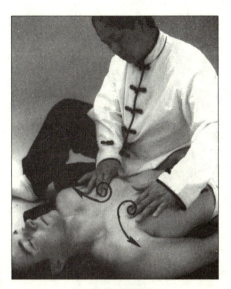

Figura 5-184

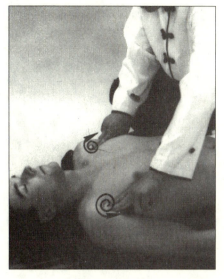

Figura 5-185

masaje a estas dos cavidades, frote en círculo con los dedos índice y corazón. Haga círculos hacia el centro y hacia arriba, para terminar haciéndolos hacia los lados del pecho y hacia los brazos (Fig. 5-184).

3. Zhongfu (L-1):

El punto Zhongfu (residencia central) está situado en la parte superior del pecho, cerca de la articulación del hombro (Fig. 5-181). Según la medicina china, esta cavidad está conectada con la zona de la garganta así como con los pulmones y el estómago. Esta cavidad es la unión de la garganta y la parte superior del pecho con los brazos. Por tanto, el masaje hará que el Qi acumulado en la parte delantera del cuello y en la superior del pecho pase a los hombros y acabe en las manos, donde puede disiparse. En la medicina china, esta cavidad está relacionada con la tos y la respiración ruidosa, la tos con sangre y pus, el bloqueo de la garganta, la congestión nasal, el sudor excesivo y la aparición de tumores y ganglios en el cuello.

Para dar masaje a esta cavidad, utilice los dedos segundo y medio para presionar y hacer círculos varias veces y barra después hacia los brazos con las manos (Fig. 5-185). Al dar masaje, haga círculos hacia el centro y, después, hacia arriba para terminar hacia los lados. Con esto el Qi pasará a los brazos.

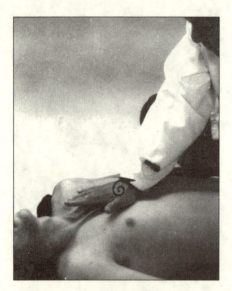
Figura 5-186

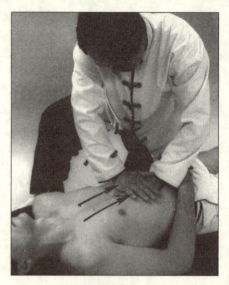
Figura 5-187

4. Shanzhong (Co-17):

El punto Shanzhong (olor penetrante) está situado directamente entre los pezones (Fig. 5-181). Cuando se le da masaje correctamente, el Qi acumulado en el centro del pecho puede extenderse hacia fuera. Con esto se puede regular bastante bien el Qi de Fuego que se haya acumulado en el plexo solar (Dan Tian medio). Esto libera la presión y la tensión de la parte delantera del cuerpo. En la medicina china, al tratar esta cavidad se puede regular y suprimir el Qi Rebelde y expandir el pecho para favorecer el diafragma.

Para dar masaje a esta cavidad, utilice la base de la palma para presionar suavemente en ella y frote haciendo círculos unas cuantas veces, pasando así el Qi del plexo solar a los lados (Fig. 5-186). Haga círculos con la mano derecha en el sentido de las agujas del reloj y extiéndase hacia el lado del pecho varias veces. Después, haga círculos con la izquierda en el sentido contrario al de las agujas del reloj el mismo número de veces. Para terminar, empuje con las palmas hacia abajo, hacia la zona del abdomen (Fig. 5-187). Para evitar que el Qi pase al plexo solar, no termine el empuje en la zona del plexo solar.

5. Jiuwei (Co-15):

Al punto Jiuwei (cola de paloma salvaje) se le llama plexo solar, en Occidente, y Dan Tian medio, en el Qigong chino. El Dan Tian medio es la residencia del Qi de Fuego o Qi Postnatal, que se transforma a partir del aire y los alimentos. En lo físico,

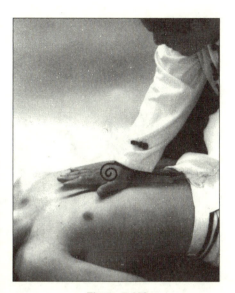 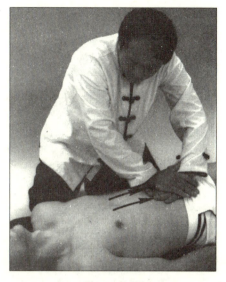

Figura 5-188   *Figura 5-189*

este punto es la unión de los pulmones y el estómago, que está debajo del diafragma. Cuando se acumula demasiado Qi en esta zona, uno se siente incómodo y nota tensión y calor en el pecho. Debido al exceso de Yang, puede sentirse cansado. Uno de los ejercicios del Qigong chino consiste en hacer que el Qi acumulado en esta zona pase al Dan Tian inferior. En la medicina china, esta cavidad está relacionada con enfermedades como la angina de pecho, ataques, hipo, enfermedades mentales y asma.

Al dar correctamente masaje al punto Jiuwei, se relaja toda la zona para que pueda pasar fácilmente el Qi y extenderse hacia los lados o hacia abajo, a la parte inferior del cuerpo. El método de dar masaje a esta cavidad es muy sencillo. Frótela suavemente con un movimiento circular en el sentido de las agujas del reloj con la base de la palma de la mano, para que el Qi pase al costado (Fig. 5-188). Repítalo varias veces. Después, cambie a la mano izquierda y repita el mismo masaje; pero ahora haga un movimiento en sentido contrario al de las agujas del reloj, para que el Qi baje. Finalmente, utilice las palmas de las manos para empujar hacia abajo, hacia el abdomen (Fig. 5-189).

6. Yingchuang (S-16), Ruzhong (S-17) y Rugen (S-18):

Yingchuang (ventana del pecho), Ruzhong (centro del pecho) y Rugen (raíz del pecho) son tres puntos situados por encima del pezón, en el centro del pezón y debajo de él (Fig. 5-181). Estas tres cavidades suelen tratarse como una sola en el masaje Qigong. Están relacionadas con la bronquitis, la mastitis, el asma, la neuralgia intercostal,

Masaje Qigong Chino

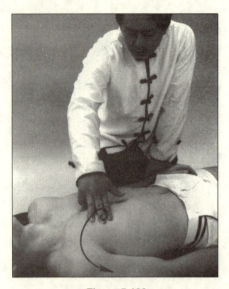

Figura 5-190

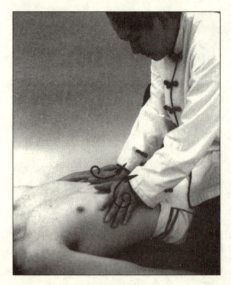

Figura 5-191

los ruidos intestinales y la diarrea. Debajo de estas cavidades, hay una amplia sección de músculo que se extiende hacia la parte delantera del hombro. Cuando están relajados estos músculos, el Qi puede pasar fácilmente a los lados del pecho y a la parte delantera del hombro. Para dar masaje a estas tres cavidades, ponga los dedos índice, corazón y anular en cada una de ellas al mismo tiempo y muévalos haciendo círculos (Fig. 5-190). Para evitar que el Qi pase al plexo solar, tiene que encauzarlo hacia los lados del pecho y de los hombros.

7. *Riyue (GB-24):*

El punto Riyue (sol luna) está situado debajo de las costillas, delante del hígado y el bazo (Fig. 5-181). Cuando hay una situación anormal de Qi en el hígado y en el bazo, estas dos cavidades pueden estar tensas, lo que produce tensión en el estómago y en el abdomen. En el masaje Qigong, para relajar los órganos internos que hay debajo del diafragma, se necesita relajar estas cavidades. En la medicina china, esta cavidad está relacionada con la neuralgia intercostal, la cistitis, la hepatitis aguda y crónica, la úlcera péptica y el hipo. Para dar masaje a estas cavidades, utilice la base de las palmas presionando suavemente y frote en círculo varias veces, pasando el movimiento hacia el centro y hasta abajo (Fig. 5-191). Al dar masaje, la mano derecha debe hacer círculos en sentido contrario al de las agujas del reloj y la izquierda, en el normal de las agujas del reloj. Debe también hacerlo en sentido contrario y seguir las costillas para pasar el Qi a los costados (Fig. 5-192).

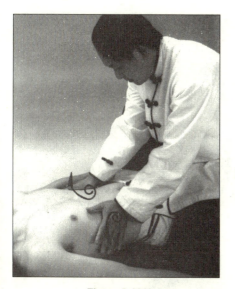
Figura 5-192

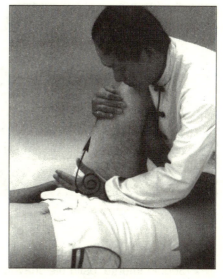
Figura 5-193

8. Shuxi (N-CA-6) y Jimai (Li-12):

Los puntos Shuxi (camino del ratón) y Jimai (pulso rápido) están situados en el hueco que se forma entre el muslo y el abdomen (Fig. 5-181). Estas dos cavidades son las uniones de la circulación de Qi desde el cuerpo a las piernas por la parte delantera del cuerpo. En la medicina china, el punto Shuxi está relacionado con la tuberculosis de las glándulas linfáticas de la ingle y con la debilidad de los abductores de las piernas. El punto Jimai está relacionado con el prolapso de útero, el dolor de hernia y el dolor de pene.

Para dar masaje a estas dos cavidades, basta con presionar y hacer círculos con el borde de la palma de la mano (Fig. 5-193) mientras levanta el muslo de su compañero para relajar la zona.

MASAJE DEL PECHO Y EL ABDOMEN:

Paso primero:

En primer lugar, barra suave y lentamente con las manos, empezando por la cara para bajar al pecho y terminar en las piernas y las plantas de los pies (Fig. 5-194). Repítalo cinco veces. Repita después el mismo procedimiento, barriendo desde la cara hacia los hombros, para terminar en las manos (Fig. 5-195). Repítalo cinco veces.

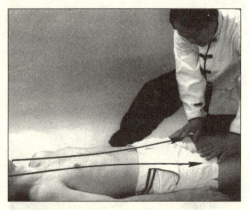
Figura 5-194

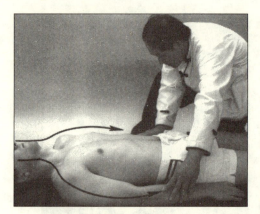
Figura 5-195

Paso segundo:

Seguidamente, estimule suavemente las puertas que hemos estudiado, dándoles masaje. Comience masajeando a las de arriba y siga hacia abajo, hasta el abdomen. Esto hará que la sangre y el Qi circulen con más facilidad. Muchas veces su compañero puede notar cosquillas y ponerse tenso. Si esto ocurriese, cambie de técnica para que se relaje de nuevo. Por ejemplo, si ha empezado con los dedos puede cambiar a las palmas de las manos.

Paso tercero:

Después, dé masaje a la línea central de la parte delantera del cuerpo, para que baje el Qi.

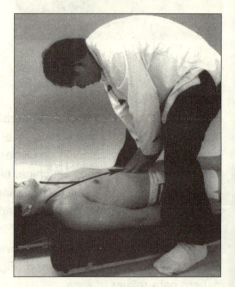
Figura 5-196

Para ello, dé golpecitos con ambas manos, empezando por la parte de atrás del cuello y siguiendo por la parte superior del pecho, para bajar hasta el abdomen por la línea central del pecho (Fig. 5-196). Repita cinco veces. Utilice las dos manos para presionar suavemente en el centro del pecho desde la parte de arriba hasta el plexo solar (Fig. 5-197).

Paso cuarto:

Utilice los dedos segundo y medio de ambas manos para dar masaje suavemente a las zonas que están por encima de los pezones y debajo de los hombros, durante

CAP. 5 - MASAJE GENERAL

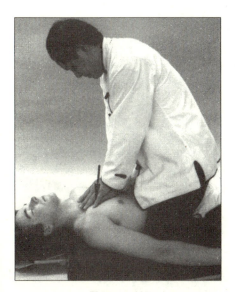

Figura 5-197

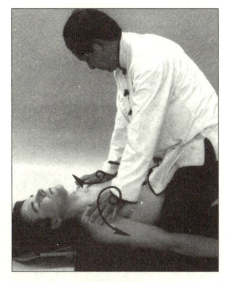

Figura 5-198

un minuto. Si su compañero nota cosquillas, cambie a las palmas de las manos (Fig. 5-198). Con esto subirán el Qi y el agua para regar los pulmones.

Después, coloque las dos manos en el centro de la parte superior del pecho y empuje con ellas hacia los lados (Fig. 5-199). Al hacer esto, debe empujar a lo largo de las costillas, poniendo los dedos en los espacios intercostales. Repetimos una vez más que, si su compañero tiene cosquillas, debe darle el masaje con las palmas de las manos. Así el Qi y el líquido que había subido se extiende hacia los lados de los pulmones. Repítalo cinco veces.

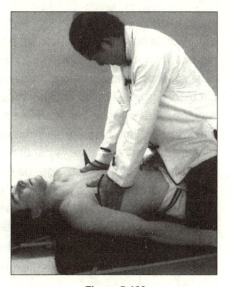

Figura 5-199

Para terminar, repita el mismo procedimiento, pero empezando por el plexo solar y desplazándose hacia los costados desde el pecho (Fig. 5-200). Repítalo cinco veces.

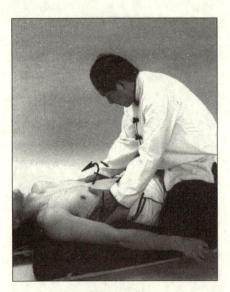

Figura 5-200

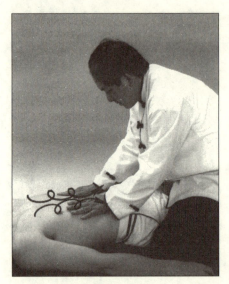

Figura 5-201

Paso quinto:

Con la base o el borde de las palmas de las dos manos, frote desde lo alto del pecho a la zona del diafragma con un movimiento circular (Fig. 5-201). Repita cinco veces. La dirección del círculo es muy importante. Cuando hace círculos con la mano derecha en sentido contrario al de las agujas del reloj y, a la inversa con la izquierda, está dirigiendo el Qi hacia abajo, con lo que se enfría el cuerpo. Si invierte el sentido, está pasando el Qi hacia arriba. Esto no es deseable en el masaje general, porque puede mandar el Qi a la cabeza y hacer el cuerpo demasiado Yang.

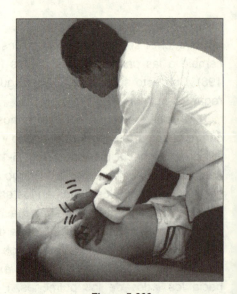

Figura 5-202

Paso sexto:

Seguidamente, agarre con los dedos los tendones de la parte delantera de las axilas y frótelos (Fig. 5-202). Siga agarrando y frotando, bajando a la zona de los pezones y utilice las palmas de las manos para suavizar el Qi y hacer que baje desde las axilas (Fig. 5-203). Repita el mismo procedimiento unas cinco veces. Si su compañero tiene cosquillas, hágalo con las palmas de

CAP. 5 - MASAJE GENERAL

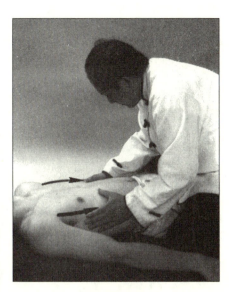

Figura 5-203

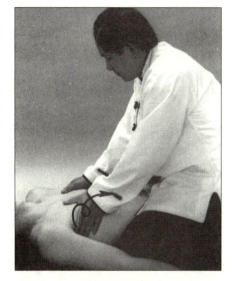

Figura 5-204

las manos, frotando en círculos hacia abajo (Fig. 5-204).

Paso séptimo:

Cuando haya terminado el masaje del pecho, puede empezar con el estómago, el abdomen y la cintura. En primer lugar, ponga las dos manos en el estómago de su compañero y haga giros suavemente en el sentido de las agujas del reloj (Fig. 5-205). Haga los círculos entre diez y veinte veces. Mientras hace círculos con las manos, debe tener la mente muy tranquila y relajada y la atención pendiente del lugar donde está situado el estómago dentro del cuerpo. Repita este mismo procedimiento en el abdomen.

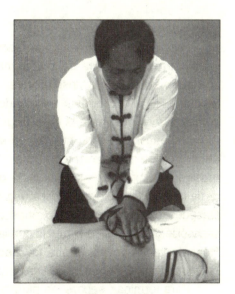

Figura 5-205

Masaje Qigong Chino

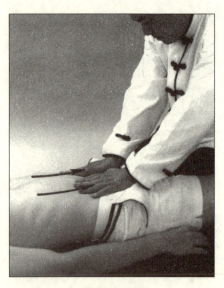

Figura 5-206

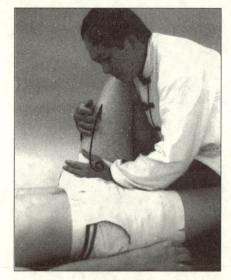

Figura 5-207

Paso octavo:

Ponga las manos a ambos lados de la línea central, a la altura del diafragma de su compañero. Pídale que inspire y espire profundamente. Mientras está exhalando, barra con ambas manos hacia la ingle (Fig. 5-206).

Después, doble las piernas de su compañero. Sujetando la pierna con una mano, dé masaje a la zona que rodea la parte delantera de la articulación de la cadera (Fig. 5-207). Después de frotar en círculo unas cuantas veces, dé golpecitos en el muslo con la mano. Repítalo varias veces. Repita todo este proceso con la otra pierna.

Para terminar, separe las piernas de su compañero a una distancia que le resulte cómoda y dele masaje con el dedo corazón en la cavidad Huiyin (Fig. 5-208). Como hemos dicho antes, esta cavidad es muy importante en la práctica del Qigong chino.

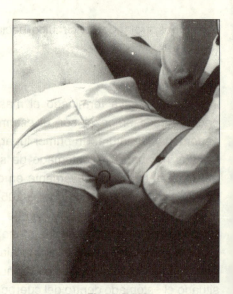

Figura 5-208

CAP. 5 - MASAJE GENERAL

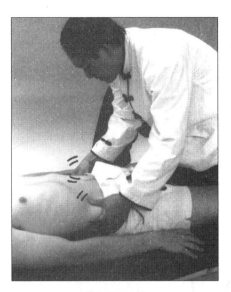

Figura 5-209

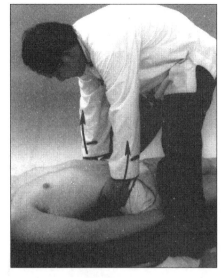

Figura 5-210

Paso noveno:

El último paso del masaje de la parte delantera del cuerpo es la zona de la cintura. Comience dando masaje varias veces con las dos manos a los músculos de los lados de la cintura (Fig. 5-209). Después, levante suavemente la zona de la cintura y suéltala dos veces (Fig. 5-211). Para terminar, barra con las manos varias veces desde la cintura a la parte delantera de las piernas (Fig. 5-211).

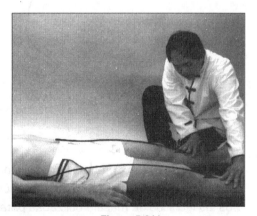

Figura 5-211

5-7 MASAJE DE LA PARTE DELANTERA DE LAS EXTREMIDADES

Ya hemos visto la teoría básica del masaje al analizar el masaje de la parte posterior de los brazos y las piernas, y hemos enumerado las puertas de la parte posterior y lateral de los muslos, los brazos, las pantorrillas, los pies, los antebrazos y las manos. Es conveniente que, antes de seguir adelante, revise la sección en que se habla del masaje de la parte posterior de las extremidades.

Masaje Qigong Chino

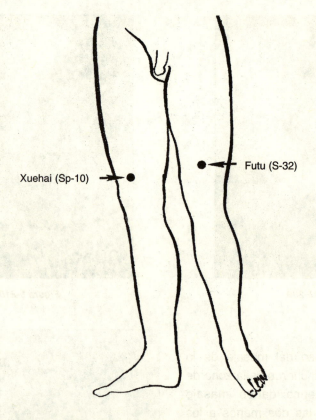

Figura 5-212. Las cavidades Xuehai y Futu.

En el apartado anterior hemos visto la estructura de los brazos y las piernas y ahora vamos a conocer las puertas de los muslos y los brazos. Después, analizaremos las técnicas de masaje utilizadas para dar masaje a las extremidades con el compañero echado boca arriba.

Las piernas
Puertas de la parte delantera del muslo:

1. Futu (S-32):

El punto Futu (conejo escondido) está situado en la parte inferior del lado delantero del muslo (Fig. 5-212). Cuando se estanca el Qi que circula por esta cavidad, puede paralizarse la extremidad inferior. El bloqueo del Qi en esta cavidad puede producir

CAP. 5 - MASAJE GENERAL

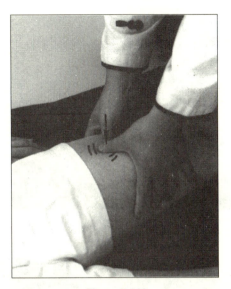

Figura 5-213

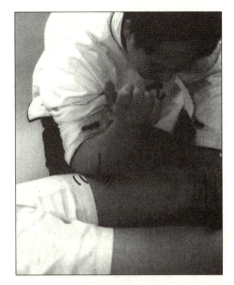

Figura 5-214

dolor en la cintura y en la ingle. Este punto se utiliza muchas veces para tratar la artritis de las rodillas.

Cuando se estimula correctamente, el Qi de la parte inferior del cuerpo puede pasar aún más abajo. Para estimular esta cavidad, se suele presionar en ella con el pulgar y producir una vibración (Fig. 5-213). Sin embargo, algunas veces se utiliza el codo para producir una fuerza más penetrante (Fig. 5-214). Normalmente, inmediatamente después de la estimulación, se frota hacia la rodilla con el borde o la base de la palma de la mano.

2. Xuehai (Sp-10):

De esta cavidad ya hemos hablado en la sección que trata del masaje de la parte posterior de la pierna.

TÉCNICAS PARA LAS PIERNAS

Paso primero:

Para empezar, sujete la rodilla con las dos manos y haga que gire la pierna por la articulación de la cadera unas cinco veces en cada sentido (Fig. 5-215). Repita el proceso con la otra pierna. Esto suelta la zona de la articulación de la cadera.

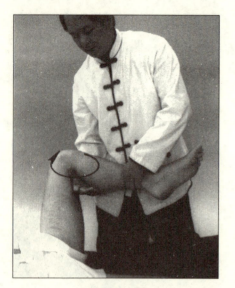

Figura 5-215

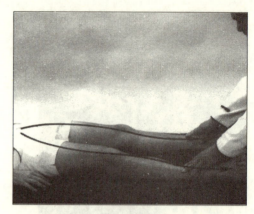

Figura 5-216

Después, barra ligeramente hacia abajo con las manos varias veces, desde las caderas hasta las plantas de los pies, recorriendo la parte delantera y los dos lados de las piernas (Fig. 5-216). Con esto se relajan los músculos de las piernas.

Paso segundo:

Empezando por la cadera, frote con la base de las palmas de las manos desde las articulaciones de las caderas hasta las rodillas, por la parte delantera de los muslos (Fig. 5-217). En la parte delantera de los muslos hay

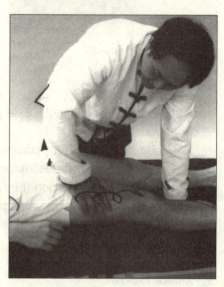

Figura 5-217

tres recorridos principales: uno, por el centro, y los otros dos, a ambos lados de este.

Después, agarre y frote los músculos de la parte alta de los muslos, moviendo desde las caderas hasta las rodillas (Fig. 5-218) y, tras esto, frote con la base o el borde de las palmas de las manos, desde las caderas a los muslos, bajando por la parte externa (Fig. 5-219), y desde las ingles hasta las rodillas, por la parte interna (Fig. 5-220).

CAP. 5 - MASAJE GENERAL

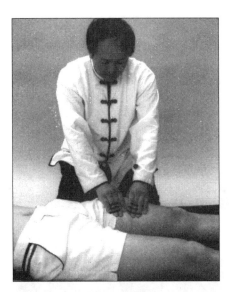

Figura 5-218

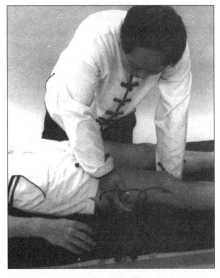

Figura 5-219

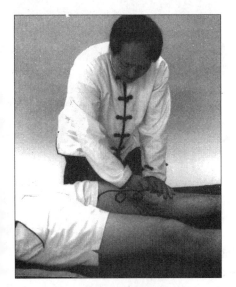

Figura 5-220

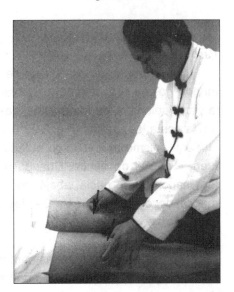

Figura 5-221

Paso tercero:
　　Presione y vibre en las puertas de los muslos, con el pulgar, el índice o el corazón (como le resulte más cómodo) (Fig. 5-221). Con esto se estimulan las cavidades y se potencia la circulación de Qi por los canales primarios. Al estimular estas cavidades, comience por las caderas y siga hacia abajo.

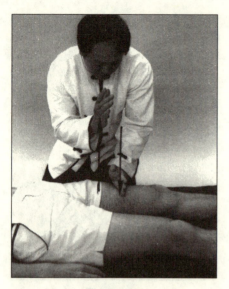

Figura 5-222

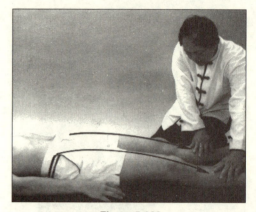

Figura 5-223

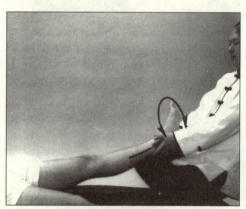

Figura 5-224

Paso cuarto:

Con el borde de las palmas de las manos, golpee suavemente varias veces la parte delantera de los muslos, desde arriba hasta las rodillas (Fig. 5-222). Repita este mismo proceso con el lado de fuera y con el de dentro. Cuando haya terminado, barra hacia abajo con las manos, desde las caderas a los pies (Fig. 5-223). Repítalo varias veces.

Paso quinto:

Dé masaje de nuevo a las pantorrillas y a los pies. Como ya lo hemos estudiado antes, no vamos a repetirlo. Sin embargo, antes de dar masaje a los pies, debe añadir otro proceso: coja un tobillo con las dos manos y muévalo varias veces en círculo y tire después suavemente de la pierna varias veces (Fig. 5-224). Repítalo con el otro tobillo.

CAP. 5 - MASAJE GENERAL

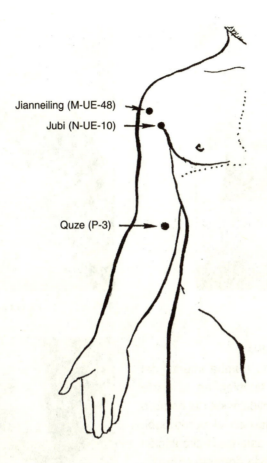

Figura 5-225. Las cavidades Jianneiling, Jubi y Quze.

LOS BRAZOS
PUERTAS DE LA PARTE DELANTERA DEL BRAZO:

1. *Jubi (N-UE-10):*

El punto Jubi (levantar el brazo) está situado en la parte delantera del brazo, junto a la articulación del hombro (Fig. 5-225). Cuando se bloquea o se estanca la circulación de Qi en esta cavidad, el brazo se queda dormido.

Para dar masaje a esta cavidad, se frota con el pulgar, haciendo círculos (Fig. 5-226). También se puede presionar con el pulgar o con el índice varias veces en esta cavidad y soltar.

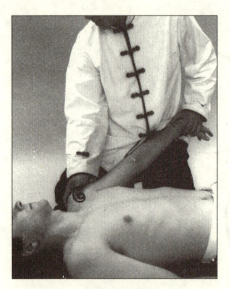
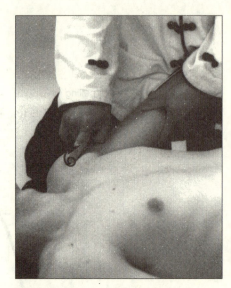

Figura 5-226   *Figura 5-227*

2. Jianneiling (M-UE-48):

El punto Jianneiling (tumba interior del hombro) está situado también en la parte delantera, cerca de la articulación del hombro (Fig. 5-225). Al igual que en el punto Jubi, cuando se bloquea o se estanca la circulación en esta cavidad, se queda dormido el brazo. Esta cavidad y la Jubi se utilizan con frecuencia para el tratamiento de la artritis del hombro. Para dar masaje a esta cavidad, basta con frotarla haciendo un movimiento circular con el pulgar o el índice (Fig. 5-227).

3. Quze (P-3):

El punto Quze (ciénaga sucia) está situado cerca de la articulación del codo (Fig. 5-225). Su función consiste en abrir el Qi del corazón, quitar calor a la sangre y regular los intestinos.

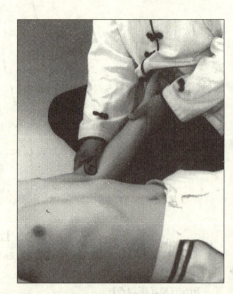

Figura 5-228

Cuando se bloquea o se estanca la circulación del Qi, se puede sentir dolor en el pecho. Se sabe también que esta cavidad tiene relación con emociones como el miedo. Además, tiene una relación muy significativa con el agotamiento por calor, la

CAP. 5 - MASAJE GENERAL

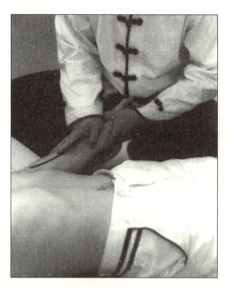

Figura 5-229

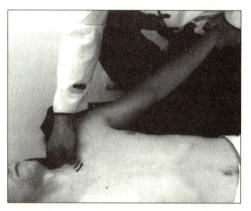

Figura 5-230

diarrea con vómitos (gastroenteritis aguda), la fiebre, la irritabilidad y el estado general del cuerpo. Para darle masaje presione con el pulgar en ella y frote haciendo círculos pequeños (Fig. 5-228).

Masaje de los brazos, antebrazos y manos

Paso primero:

Para empezar, barra ligeramente con las manos la piel de su compañero desde los hombros hasta las manos (Fig. 5-229). Repítalo varias veces. Con esto se relajará mejor y pensará en sus brazos, con lo que hará que baje una cantidad considerable de Qi desde la parte superior del cuerpo a los brazos.

Paso segundo:

Dé masaje para que se abran las puertas de los hombros y los brazos. Antes de esto, tiene que dar masaje a la parte superior del pecho, para relajar la parte superior del cuerpo. Estimule de nuevo la cavidad Jianjing, que está situada entre el cuello y el hombro (Fig. 5-230).

Cuando haya soltado la parte superior del cuerpo y los hombros, utilice las técnicas de masaje que ya hemos estudiado para masajear y estimular todas las puertas situadas en los hombros y los brazos. Debe empezar por los hombros y bajar a las manos. Repita este mismo proceso varias veces.

Paso tercero:

Después, coja los músculos con el pulgar y los otros cuatro dedos y frote haciendo un movimiento circular desde el hombro al antebrazo (Fig. 5-231). Repita varias veces. Para terminar repita todo el proceso de masaje que hemos estudiado antes para el antebrazo y las manos.

Durante el proceso de dar masaje a los brazos, puede masajear las puertas cada vez que esté cerca de ellas. Con esto se mantendrán abiertas mientras dura el masaje.

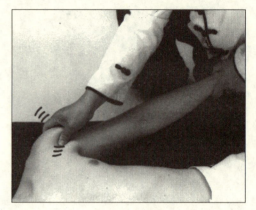

Figura 5-231

CAPÍTULO 6

Automasaje general

6-1 CONCEPTOS GENERALES

El automasaje es un instinto natural y humano para tranquilizar la mente y el espíritu y eliminar molestias del cuerpo. Hay muchos ejemplos de él. Si por accidente se lastima con un objeto, instintivamente frota la zona para aliviar el dolor y evitar que se forme un cardenal. Cuando se tuerce un tobillo o se hace daño en cualquier articulación, inmediatamente la coge con la mano. Además, cuando se le queda dormido un brazo o una pierna le da unos ligeros golpes con el puño para recuperar la sensibilidad. Finalmente, si tiene molestias en el estómago o en cualquier otra parte del cuerpo, se frota ligeramente con la mano y el dolor desaparece. Todo esto son ejemplos del uso del automasaje para mejorar la circulación del Qi y de la sangre en una zona donde se siente molestia, con el fin de atenuarla.

Pero veamos otros ejemplos más. ¿Cuál es su reacción natural cuando se le queda rígido el cuello o la espalda? Si se trata del cuello, mueve la cabeza formando círculos o de un lado a otro para relajarlo. Del mismo modo, cuando tiene rígida la espalda, la flexiona, la gira de un lado a otro o la estira inclinándose hacia delante. ¿Qué hace cuando siente una molestia en la zona del plexo solar o una tensión en cualquier otro órgano interno del cuerpo, producida por una mala postura mantenida durante mucho tiempo, como estar sentado delante de un ordenador? Su reacción natural es ponerse en pie y estirar los brazos mientras hace unas inspiraciones profundas y mueve el cuerpo o la cintura haciendo círculos varias veces. Todas estas acciones liberan la tensión y hacen que se encuentre cómodo de nuevo.

Si conoce estas reacciones naturales humanas, ya sabe qué es el automasaje. Así, podemos definirlo como «el uso de las manos para frotar el cuerpo o de los movimientos del cuerpo para liberar sus tensiones o las de los órganos internos, mejorando la circulación del Qi y de la sangre».

El nivel más elevado de masaje es el del Qigong chino, que utiliza la manipulación del Qi en lugar del masaje puramente físico. Sin embargo, esto no se puede hacer sin haber seguido un entrenamiento en Qigong. En el automasaje Qi, quien practica el Qigong puede utilizar su mente para liberar la tensión o la presión de las zonas tensas. También puede utilizar la mente y hacer que circule el Qi por dichas zonas para agilizar el proceso curativo. La teoría en que se apoya todo esto es muy simple. Todo el cuerpo (entendiendo como tal el cuerpo de Qi y el cuerpo físico) está regido por la mente. En principio, podíamos utilizar la mente para llevar el Qi a cualquier parte del cuerpo. Sin embargo, después de muchos años de vida «civilizada», hemos ido perdiendo poco a poco el instinto de este control mente-cuerpo, que siguen conservando la mayoría de los demás animales. Con un ejercicio adecuado, podemos recuperar esta correspondencia mente-cuerpo. En realidad, esta es la teoría básica de todo el Qigong chino: volver al camino (Dao) natural.

En este capítulo empezaremos por revisar los objetivos del automasaje y exponer las ventajas e inconvenientes de éste en comparación con el masaje dado por un compañero. Después, en la sección 6-2, presentaremos el automasaje dado con las manos. En la sección 6-3 veremos dos métodos de automasaje de los órganos internos: utilizando las manos y por medio de movimiento.

Objetivos del automasaje

Aunque muchos objetivos del automasaje no requieren explicación, desde el punto de vista del Qigong chino, sus funciones son más amplias y profundas. En esta sección, vamos a revisar estos objetivos para que tenga un conocimiento más claro del «porqué» de esta práctica.

1. Eliminar cualquier estancamiento de Qi o de sangre y aumentar su circulación. Ya hemos explicado este objetivo al analizar el masaje. Uno de los principales propósitos del automasaje es mejorar en todo el cuerpo la circulación de Qi y de sangre, en especial en la cabeza, en los ojos, en los oídos y en el cuero cabelludo.
2. Reducir el dolor y las molestias que produce una lesión y también agilizar el proceso curativo. Nos referimos a lesiones en las que no hay rotura de la piel, como ocurre en los cardenales producidos por un golpe o la inflamación de las articulaciones debida a posturas incorrectas adoptadas haciendo deporte o ejercicios físicos. Cuando se produce una lesión de este tipo, se acumulan las células sanguíneas en el lugar de la lesión y producen un cardenal. Además, la lesión produce una estimulación excesiva de la zona correspondiente. Esto, a su vez, ocasiona una acumulación de gran cantidad de Qi y un considerable aumento de temperatura en la zona afectada. Estos efectos son parte de las reacciones naturales y automáticas de nuestro cuerpo y sirven para impedir la invasión de bacterias. Sin embargo, la estimulación excesiva de la zona afectada produce dolor y molestias. Esto se puede reducir suavizando rápidamente la circulación de Qi y de sangre. También se asegura así que las células reciban la cantidad adecuada de sangre fresca y de Qi que necesitan para que se recupere la lesión. Naturalmente, debe asegurarse de que da el masaje con mucho cuidado. Por ejemplo, si se ha astillado o se ha roto un hueso, debe asegurarse de que el masaje no interfiere en el proceso curativo. Esto se analizará más a fondo en la sección correspondiente de un próximo volumen que tratará del masaje Tui Na, que está especializado en el tratamiento de lesiones físicas.
3. Mantener y mejorar la fluidez de la circulación de Qi y de sangre en los órganos internos. Este es uno de los principales objetivos del automasaje. Cuando fallan los órganos internos, la gente enferma e incluso muere. Por tanto, mantener los órganos internos sanos y en perfecto funcionamiento es uno de los principales temas del Qigong chino. La clave para hacerlo está en mantener una circulación de Qi y de sangre suave y fluida. El automasaje lo consigue de dos formas: dando masaje con las manos a los órganos internos y utilizando los movimientos del cuerpo para mover dichos órganos. En realidad, el masaje de los órganos internos (Nei Zang An

Mo) ha demostrado su eficacia para el tratamiento de todo tipo de problemas de los órganos internos.
4. Ayudar a conocer mejor nuestro cuerpo de Qi y nuestro cuerpo físico. La gente suele enfermar por llevar un modo de vida poco sano o por tener malas costumbres. Es muy fácil para la mente ignorar el cuerpo cuando este se queja. En realidad nuestra mente v nuestro cuerpo están actuando casi siempre de un modo independiente y no se comunican ni cooperan uno con el otro con constancia y armonía. Para lograr buenos resultados con el automasaje, tiene que aprender primero a conocer su cuerpo de la forma más eficiente. Es más, tiene que aprender a utilizar la mente para sentir el Qi que hay en el cuerpo y dirigirlo. Cuando se unen el cuerpo físico y el cuerpo de Qi, pueden actuar juntos como si fuesen uno solo.
5. Aprender mejor a diagnosticarse usted mismo. Cuando ha unificado sus cuerpos de Qi y físico, se conoce mejor y puede sentir e incluso ver cualquier problema que tenga en su cuerpo. Si puede sentir o ver un problema, sabrá corregirlo. El automasaje le enseña poco a poco a ver dentro de su cuerpo y diagnosticarse usted mismo.
6. Aprender a dar masaje a los demás. El masaje se da mediante la sensibilidad y la correspondencia mutua que se establece entre su compañero y usted. En el Qigong An Mo, uno se funde con su compañero hasta tal punto que nota lo que él siente. Con el tacto físico y la correspondencia recíproca de Qi, éste recupera el equilibrio. El automasaje enseña a regular la mente y la respiración y a utilizar la mente para dirigir el Qi y hacer que nutra a todo el cuerpo.
Por ejemplo, cuando siente una molestia en alguna parte del cuerpo, puede darle masaje a la zona correspondiente, bien sea con las manos o con algunos movimientos. Para que el masaje sea eficaz, debe utilizar también la mente para relajar profundamente la zona a la que dé masaje, lo que permite que el Qi circule con fluidez y en profundidad. Además, puede utilizar la mente para guiar el Qi a la zona del masaje. Sólo cuando se combina el masaje externo de las manos o los movimientos del cuerpo y el masaje interno de la concentración mental, puede el masaje ser realmente eficaz. Esto quiere decir que, cuando realiza el automasaje, no sólo está poniendo en práctica las técnicas del masaje físico, sino que también, lo que es más importante, está aplicando el uso de la mente para sentir dentro del cuerpo y hacer que el masaje sea más eficaz. Cuando haya dominado las técnicas de automasaje y esté familiarizado con las sensaciones producidas por el Qi, será capaz de comunicarse con el cuerpo de los demás, por medio de la mente y de su facultad para sentir el Qi, con lo que el masaje será mucho más eficaz. Darse masaje a usted mismo es el mejor modo de adquirir experiencia antes de dar masaje a los demás.

CAP. 6 - AUTOMASAJE GENERAL

Como puede ver, el automasaje tiene dos facetas: la posibilidad de sentir lo que ocurre en el interior y enviar allí el Qi y las técnicas físicas. El aspecto interno es Yin y el externo, Yang. Cuando participa el Yin, el masaje externo Yang puede ser más profundo y más eficaz. Sin el Yin, el masaje no deja de ser superficial.

Ventajas e inconvenientes del automasaje

Vamos a resumir las ventajas y los inconvenientes del automasaje, en comparación con el masaje dado por un compañero.

Ventajas:
1. El automasaje permite conocer mejor los cuerpos de Qi y físico. Aumenta la sensibilidad y mejora la comunicación entre el cuerpo de Qi y el físico, lo cual es la base de la autodiagnosis. En el Qigong chino, un autodiagnóstico acertado es una de las claves más importantes para regular trastornos de Qi antes de que se produzcan daños físicos. Al dar masaje a otra persona, uno centra su atención en su cuerpo y suele olvidarse del suyo propio. Es algo parecido a lo que ocurre con un médico que está siempre diciendo a sus pacientes lo que tienen que hacer para evitar la enfermedad, pero cae enfermo porque no presta atención a su propio cuerpo. Sentir dentro de usted mismo es la clave para mantener la salud.
2. El automasaje mejora su coordinación mente-cuerpo. Cuando le da masaje otra persona, tiene que coordinar su mente con la suya y con las técnicas. Del mismo modo, al dar masaje a otro, debe contar con toda su cooperación mental para que sea eficaz. Esto es difícil de conseguir cuando acaba de conocerlo y no se encuentran todavía completamente cómodos el uno con el otro. Este problema no surge cuando se da masaje a usted mismo, por lo que le resulta mucho más fácil corregir las irregularidades de Qi de su propio cuerpo. Con el automasaje, su mente puede coordinar las técnicas y controlar su poder. Esto le permite evitar el dolor y los hematomas que se producen algunas veces en el masaje de presión de las cavidades cuando las mentes y las sensaciones de quien da el masaje y del paciente no están bien coordinadas.
3. El automasaje es práctico. Como no necesita un compañero, se puede dar en cualquier lugar y en cualquier momento.

Inconvenientes:
1. En general, el masaje es más relajante y placentero cuando lo da otro. Cuando se aplica para relajar y para mejorar la circulación general de Qi y de sangre, en lugar

de hacerlo con fines curativos, la concentración mental no es tan importante. Cuando alguien le da masaje, lo único que tiene que hacer es relajarse al máximo y disfrutar de la experiencia. El automasaje no es tan satisfactorio, porque no es posible relajarse totalmente.

2. Es muy fácil ser perezoso y dejarse dominar por la mente emocional. Aunque sepa que puede darse masaje usted mismo, es muy fácil dejar de hacerlo. Sin embargo, si tiene un horario habitual para que le dé masaje alguien o para dárselo usted a él es mucho más difícil saltárselo a la torera. La mayoría de la gente no suele tomarse en serio el automasaje hasta que está verdaderamente enferma. No se dan cuenta de que realizar el automasaje de un modo asiduo es el mejor medio de mantenerse sano. Es muy fácil encontrar excusas. Una de las más frecuentes es que se hacen hematomas o decir que al darse masaje ellos mismos sienten dolor. Casi siempre nos resulta difícil disciplinarnos y hacer lo que más nos conviene.

3. Es imposible dar masaje a algunas partes del propio cuerpo. La espina dorsal es una parte vital tanto del sistema de circulación de Qi como del nervioso, por lo que es muy importante darle masaje. Desgraciadamente, el único modo de dar masaje a la espina es recurrir a ciertos movimientos, lo que no es tan eficaz como utilizar las manos. Hay otras zonas en las que es difícil que se dé masaje usted mismo, como ocurre con los hombros, la parte de atrás del cuello y la parte posterior de los muslos.

4. Cuando se da masaje usted mismo, se olvida de la oportunidad de compartir sus sensaciones con otra persona. Además, dando masaje a otro, suele ser más fácil regular y equilibrar recíprocamente el Qi. Una de las prácticas del Qigong consiste en conseguir un mejor equilibrio de Qi mediante la comunicación con un compañero.

Estas ventajas e inconvenientes están resumidos para que le sirvan de referencia. Un buen masajista de Qigong debe practicar tanto el automasaje, como el masaje con un compañero. Para lograr un nivel elevado en el masaje Qigong se necesita muchísima práctica. La práctica es el mejor medio de acumular experiencia.

6-2 AUTOMASAJE

En esta sección vamos a presentar las distintas formas de utilizar las manos para dar masaje al propio cuerpo y suavizar la circulación de Qi. Los métodos presentados en esta sección y en la siguiente se utilizan principalmente para mantener la salud, mejorar el funcionamiento del cuerpo y retrasar el proceso de envejecimiento.

En términos generales, tanto si se está dando masaje a sí mismo como si lo hace a un compañero, el proceso es el mismo. O sea, cuando está dando masaje para relajación y para mejorar la circulación del Qi y de la sangre, lo que pretende es hacer que el Qi pase del centro a las extremidades y de lo alto de la cabeza a las plantas de los pies. Por tanto, debe empezar el masaje por la cabeza y el cuello.

La cabeza es el centro de todo el ser. Al masajear a la cabeza, comienza a relajar el cuerpo mental, que debe estar relajado antes de que empiece a hacerlo el cuerpo físico. Al dar masaje a la cabeza, mejora también la circulación del Qi y de la sangre por ella, lo que hace que se mantengan sanos los ojos y los oídos. La vista y el oído suelen ser los primeros sentidos que comienzan a deteriorarse con el envejecimiento. Esto se puede evitar o retrasar enviando Qi a la cabeza para que nutra estos órganos. El primer paso que hay que dar es relajar el cuello, que es la zona de paso del Qi y la sangre. Tras masajear la cabeza y el cuello, dé masaje al pecho y haga que baje el Qi al estómago. Cuando haya terminado de dar masaje al pecho y al abdomen, déselo a las extremidades para mejorar la circulación de Qi entre ellas y el tronco.

Aunque siga los mismos recorridos que cuando masajea a otro, hay algunas diferencias e inconvenientes significativos. Por ejemplo, como ya sabemos, dar masaje a la espina dorsal es más importante que dárselo al pecho, por lo que hay que tratar antes la espina dorsal. Sin embargo, cuando se da el masaje a sí mismo, es imposible llegar con las manos a su propia espina dorsal. Para solucionar este problema, muchas personas aprenden a mover la espina dorsal para relajarla. Esto lo estudiaremos en la sección que trata el automasaje por el movimiento. Otro ejemplo es que resulta muy difícil darse masaje en las caderas y en la parte posterior de los muslos, que son uniones de Qi y sangre entre el cuerpo y las piernas.

Masaje Qigong Chino

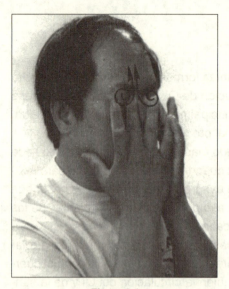

Figura 6-1

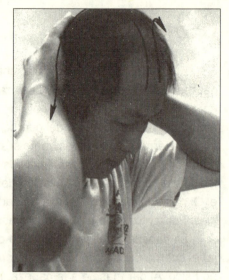

Figura 6-2

1. LA CABEZA Y EL CUELLO

Primer recorrido:

Utilice los dedos anulares para dar masaje al puente de la nariz, con un movimiento circular, unas cinco veces (Fig. 6-1). Después, frote con los dedos subiendo hacia el centro de la frente. Para terminar, golpee suavemente con las manos la coronilla, bajando por la parte de detrás del cuello para terminar hacia los lados (Fig. 6-2). Hágalo entre cinco y diez veces. Este recorrido soluciona los problemas de una circulación superficial de Qi y de sangre en la cabeza.

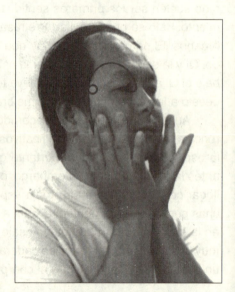

Figura 6-3

Segundo recorrido:

Haga también círculos en el puente de la nariz con los dedos anulares, unas cinco veces, y después frote subiendo a la frente. Seguidamente, barra con los dedos índice y corazón hacia los lados de la frente, haga varios círculos en los temporales y barra bajando a las mandíbulas y a la cara (Fig. 6-3). Al hacer este movimiento, puede poner los pulgares en la mandíbula para tener más

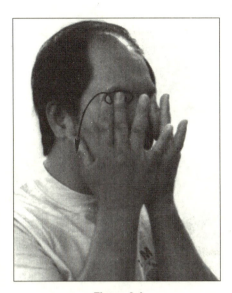

Figura 6-4

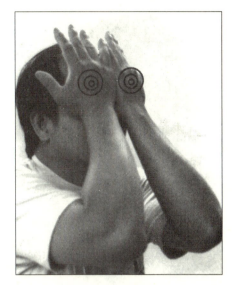

Figura 6-5

firmeza en las manos. Repita este proceso entre cinco y diez veces. Este recorrido mejora la circulación de Qi y de sangre por la cara.

Tercer recorrido:

Comience de nuevo por el puente de la nariz. Haga cinco círculos con los dedos anulares en el puente de la nariz y utilice los índices y los anulares para hacer suavemente otros cinco círculos alrededor de los ojos (Fig. 6-4). Para terminar, frote hacia los lados de los ojos y baje a la mandíbula. Puede utilizar también los pulgares para estabilizar los dedos que dan el masaje. Repita este proceso entre cinco y diez veces. Después, frótese las manos hasta que estén calientes y ponga suavemente las bases de las palmas en los

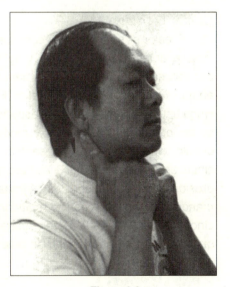

Figura 6-6

ojos, para nutrirlos con el Qi de las palmas (Fig. 6-5). A esto se llama «planchar los ojos» (Tang Yan). Este recorrido mejora la circulación de Qi y de sangre por los ojos y retrasa su deterioro.

Masaje Qigong Chino

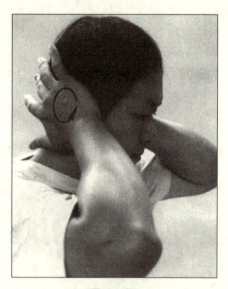

Figura 6-7

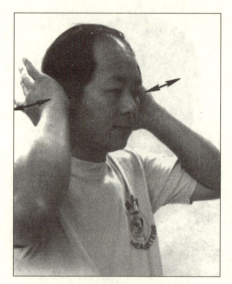

Figura 6-8

Cuarto recorrido:

Presione suavemente con los dedos índices delante de las orejas y ligeramente por encima y alrededor de ellas, para terminar abajo, a ambos lados del cuello (Fig. 6-6). Haga esto unas cinco veces. Después, cúbrase las orejas con las manos y muévalas en círculo, cinco veces, en un sentido, y otras cinco, en el contrario (Fig. 6-7). Para terminar, presione las orejas con las palmas de las manos y suelte de repente, repitiendo hasta cinco veces (Fig. 6-8). Este recorrido hace que los oídos se mantengan en buen funcionamiento.

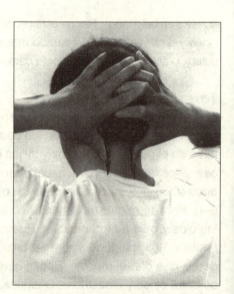

Figura 6-9

Quinto recorrido:

Este recorrido hace que el Qi y la sangre bajen desde la parte posterior del cuerpo. Al dar masaje siguiendo este recorrido, incline ligeramente la cabeza hacia atrás, para relajar los músculos de la parte posterior del cuello. Empezando por la base del cráneo, presione y empuje con los pulgares

CAP. 6 - AUTOMASAJE GENERAL

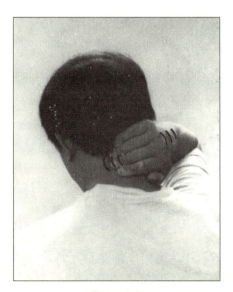

Figura 6-10

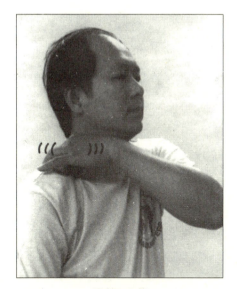

Figura 6-11

hacia abajo, a lo largo de los músculos del cuello, a ambos lados de la espina dorsal (Fig. 6-9). Repítalo diez veces.

Después, con la mano derecha, agarre y frote la parte posterior del cuello diez veces y haga lo mismo con la izquierda (Fig. 6-10). Esto relaja el cuello y deja que pasen por él el Qi y la sangre con fluidez. Sin embargo, también tiene que sacar de la cabeza todo el exceso de Qi, para que no se estanque. El proceso es muy simple: basta con agarrar y dar masaje con los dedos a los músculos de los hombros, a ambos lados (Fig. 6-11).

Cuando haya terminado el masaje de la cabeza, puede moverla lenta y suavemente formando pequeños círculos, unas diez veces en cada sentido, para que se relajen todavía

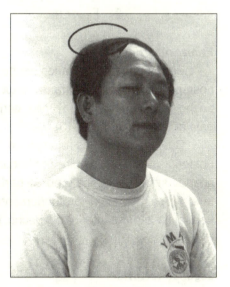

Figura 6-12

más los músculos del cuello (Fig. 6-12). No incline la cabeza continuamente hacia atrás, porque esto produce mucha tensión en los discos intervertebrales.

Masaje Qigong Chino

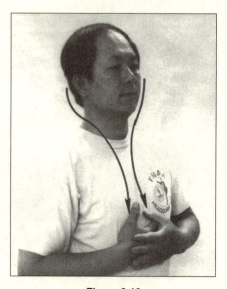

Figura 6-13

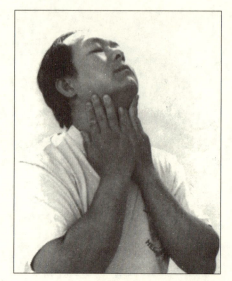

Figura 6-14

2. El pecho

Primer recorrido:

Barra con las dos manos desde la parte posterior del cuello hasta la superior del pecho y siga después la línea central que baja al abdomen (Fig. 6-13).

Cuando tenga las manos en la parte posterior del cuello, inspire profundamente y, cuando sigan hacia abajo por la parte delantera del pecho, espire profundamente, mientras relaja la parte interior del pecho. Repítalo diez veces.

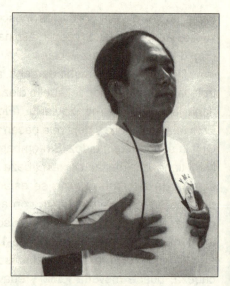

Figura 6-15

Segundo recorrido:

Este recorrido comienza debajo de la garganta. Coloque primero las dos manos debajo de la garganta (Fig. 6-14), inspire profundamente estando relajado y espire, barriendo al mismo tiempo con las manos a ambos lados del pecho hacia la parte baja de las costillas (Fig. 6-15). Repítalo diez veces.

CAP. 6 - AUTOMASAJE GENERAL

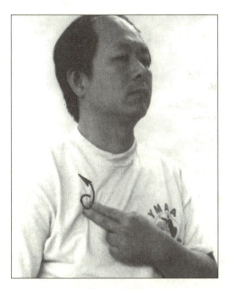

Figura 6-16

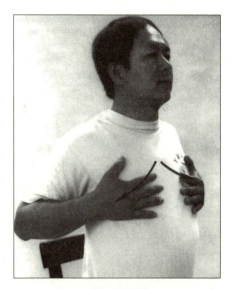

Figura 6-17

Tercer recorrido:

En principio, utilice los dedos índice y corazón de la mano izquierda para dar masaje suavemente a la zona que hay por encima del pezón derecho, durante un minuto (Fig. 6-16). Después, dé masaje con los dedos índice y corazón de la mano derecha a la zona que hay inmediatamente encima del pezón izquierdo. Esto hará que suba el Qi y el agua para regar los pulmones.

Seguidamente, ponga las palmas de las dos manos en el centro de la parte superior del pecho, inspire profundamente, espire y ensanche el pecho mientras lleva las manos hacia los costados de la parte superior del pecho (Fig. 6-17). Esto extenderá el Qi y los líquidos que han subido a los lados de los pulmones. Repítalo cinco veces.

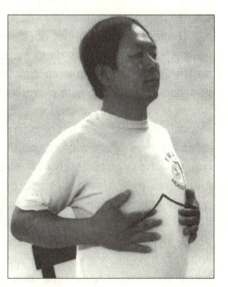

Figura 6-18

Para terminar, ponga las palmas de las manos en el plexo solar mientras inspira y espira después y expanda el pecho mientras lleva las manos hacia los costados en la parte media del pecho (Fig. 6-18). Repítalo cinco veces.

Masaje Qigong Chino

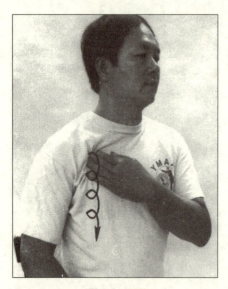

Figura 6-19

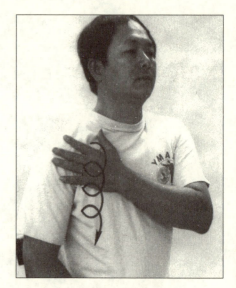

Figura 6-20

Cuarto recorrido:
Frote la parte superior del lado derecho del pecho con los dedos de la mano izquierda, haciendo un movimiento circular, y vaya pasando poco a poco este movimiento bajando a las costillas inferiores (Fig. 6-19). Repítalo cinco veces. La dirección de los círculos es muy importante. Cuando la mano izquierda hace círculos en el sentido de las agujas del reloj (desde el punto de vista de quien le está mirando de frente) se hace que baje el Qi, con lo que se enfría todo el cuerpo. Si invierte el sentido, está haciendo que suba el Qi, lo que no es conveniente. Repita estos mismos movimientos con la mano izquierda otras cinco veces (Fig. 6-20).

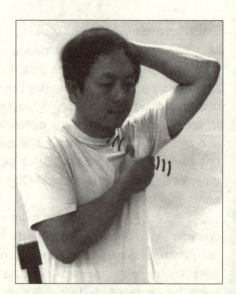

Figura 6-21

Para terminar, dé masaje al lado izquierdo del pecho con la mano derecha, primero con los dedos y después, con toda la mano. Asegúrese de que hace los círculos en sentido contrario al de las agujas del reloj para que baje el Qi por el centro del cuerpo.

CAP. 6 - AUTOMASAJE GENERAL

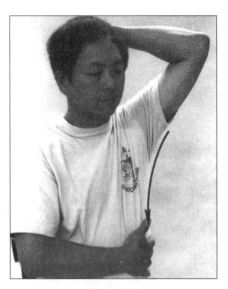

Figura 6-22

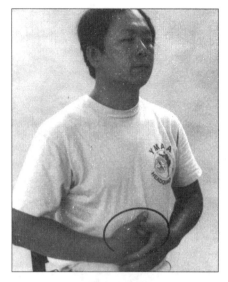

Figura 6-23

Quinto recorrido:

Con el pulgar y los otros cuatro dedos de la mano derecha, agarre y frote los tendones que hay delante de la axila izquierda (Fig. 6-21). Siga agarrando y frotando hasta llegar a la zona de los pezones y aplique después la palma de la mano para suavizar el Qi y hacer que baje del axila (Fig. 6-22). Repita el mismo procedimiento unas cinco veces y después pase al otro lado.

3. ESTÓMAGO, ABDOMEN Y PARTE INFERIOR DE LA ESPALDA

Primer recorrido:

Para empezar, ponga las dos manos en el estómago y haga círculos a la izquierda y

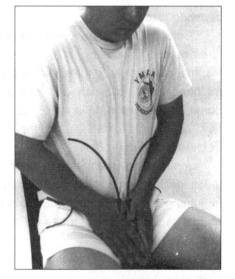

Figura 6-24

hacia abajo, subiendo por el lado derecho al centro del estómago (Fig. 6-23). Haga entre diez y treinta círculos. Mientras está haciendo círculos con las manos, debe tener la mente tranquila y relajada. Cuanto más profundamente relajado tenga el cuerpo, mejor podrá enviar el Qi hacia dentro y más le beneficiará.

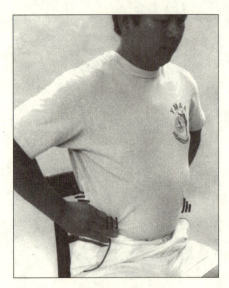
Figura 6-25

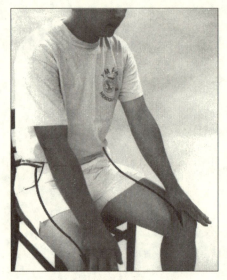
Figura 6-26

Segundo recorrido:

Coloque las manos a ambos lados de la línea central del cuerpo, a la altura del diafragma. Inspire y espire profundamente, mientras barre con las dos manos hacia abajo, hacia la zona de la ingle (Fig. 6-24).

Tercer recorrido:

Agarre suavemente los tendones de los lados de la cintura y frótelos durante unos minutos (Fig. 6-25), empuje después con las manos hacia la parte delantera de los muslos (Fig. 6-26).

Cuarto recorrido:

Cierre los puños y ponga los lados del pulgar sobre los riñones (Fig. 6-27). Haga círculos con los puños durante unos minutos. En invierno haga los círculos hacia la espina dorsal y hacia abajo y, en verano, en sentido contrario. Cuando termine de hacer los círculos, dé unos ligeros golpes con el dorso de los puños en los riñones, el sacro y la parte alta de las caderas durante unos minutos (Fig. 6-28). Esto hará que aflore a la

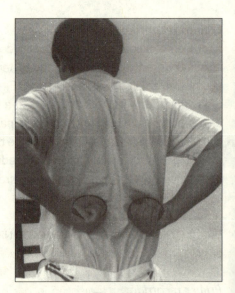
Figura 6-27

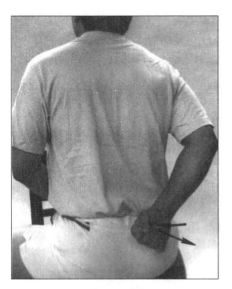

Figura 6-28

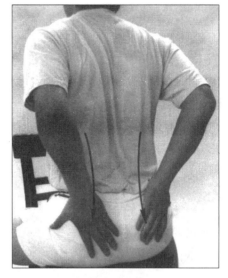

Figura 6-29

superficie el Qi estancado. Finalmente, empezando en la zona de los riñones, barra hacia abajo con las manos por debajo de las caderas, hacia la parte posterior de los muslos (Fig. 6-29).

4- LAS PIERNAS

Empezando por las caderas, frote con la base de las palmas de las manos y vaya desplazándolas desde la articulación de las caderas para bajar por la parte delantera de los muslos, hasta las rodillas (Fig. 6-30). Hay tres recorridos principales en la parte delantera de los muslos: uno, en el centro, y los otros dos, a ambos lados. Después, agarre y frote los músculos de la parte alta de los muslos, bajando desde las caderas hasta las rodillas por cada uno de los tres recorridos (Fig. 6-31).

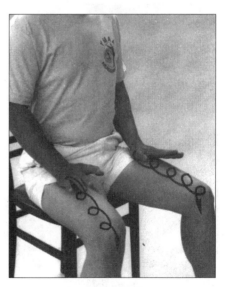

Figura 6-30

Seguidamente, utilice la base o el borde de las manos para frotar bajando desde las caderas por la parte exterior de los muslos (Fig. 6-32) y desde la ingle, por la parte

Masaje Qigong Chino

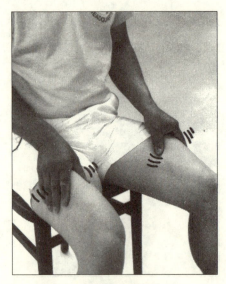

Figura 6-31

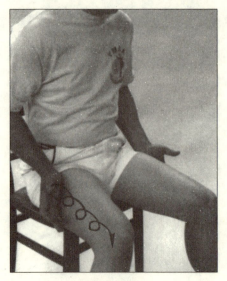

Figura 6-32

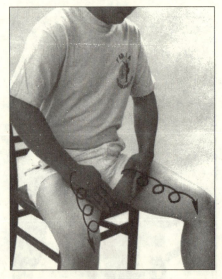

Figura 6-33

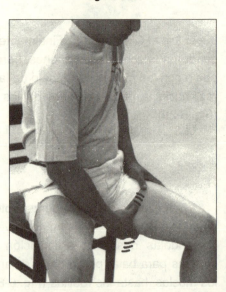

Figura 6-34

interior, hasta las rodillas (Fig. 6-33). Después, agarre y frote los músculos de los lados y la parte de atrás de los muslos (Fig. 6-34). Al dar masaje a la parte interior de los muslos, conviene dárselo al muslo izquierdo con la mano derecha y al derecho, con la izquierda. Después, utilice el pulgar, el índice o el corazón (como le sea más fácil) para presionar y vibrar en algunas de las cavidades de acupuntura que hay en los muslos (Fig. 6-35).

CAP. 6 - AUTOMASAJE GENERAL

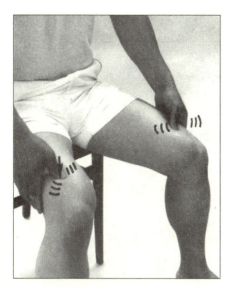

Figura 6-35

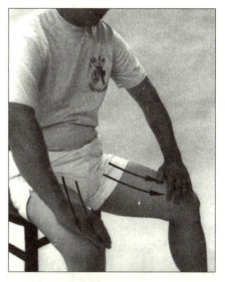

Figura 6-36

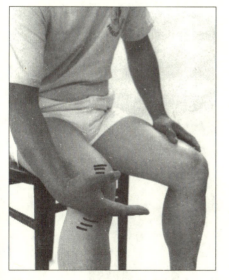

Figura 6-37

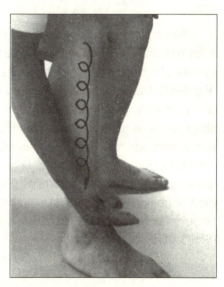

Figura 6-38

Puede fijarse en el capítulo anterior para saber dónde se encuentran las cavidades de las piernas. Este masaje estimula las cavidades y potencia la circulación de Qi por los canales primarios. Para estimular las cavidades comience por las caderas y siga hacia abajo. Cuando haya terminado, barra hacia abajo con las manos, desde las caderas hasta las rodillas (Fig. 6-36). Repítalo diez veces.

Masaje Qigong Chino

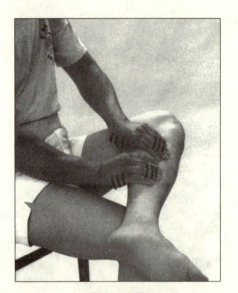

Figura 6-39

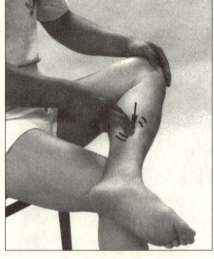

Figura 6-40

Seguidamente dé masaje a las rodillas y a las pantorrillas. En principio, hágalo en las rodillas con la base o el borde de las manos (Fig. 6-37). Después, utilice la base o el borde de las manos para presionar y frotar hacia abajo desde las rodillas a los tobillos (Fig. 6-38). Hecho esto, agarre y frote los músculos de la pantorrilla (Fig. 6-39). Seguidamente, estimule las cavidades de las pantorrillas (Fig. 6-40). Para terminar, barra con las manos hacia abajo para hacer que el Qi pase a los pies (Fig. 6-41).

5. Los pies

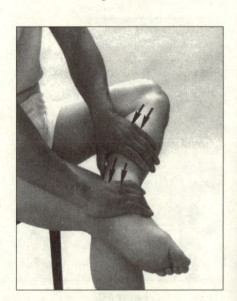

Figura 6-41

Gracias a la medicina china, sabemos que las manos y los pies están realmente conectados con los órganos internos y mantienen una relación muy estrecha con ellos. Seis canales primarios de Qi terminan en los dedos de las manos y otros seis, en los dedos de los pies (Tabla 6-1). Hay otras muchas zonas de las manos y de los pies que están relacionadas con órganos internos

CAP. 6 - AUTOMASAJE GENERAL

Orden de circulación del Qi

Desde	Hasta	Canal	Nombre	Horario
Parte superior del pecho	Parte exterior del pulgar	*Taiyin* de la mano	Pulmón	3 a 5
Punta del dedo índice	Lado de la nariz	*Yangming* de la mano	Intestino grueso	5 a 7
Debajo del ojo	Dedo segundo	*Yangming* del pie	Estómago	7 a 9
Dedo gordo del pie	Parte superior del pecho	*Taiyin* del pie	Bazo	9 a 11
Axila	Dedo meñique	*Shaoyin* de la mano	Corazón	11 a 13
Dedo meñique	Delante de la oreja	*Taiyang* de la mano	Intestino delgado	13 a 15
Ángulo interior del ojo	Dedo pequeño del pie	*Taiyang* del pie	Vejiga	15 a 17
Dedo pequeño del pie	Clavícula	*Shaoyin* del pie	Riñón	17 a 19
Pecho	Dedo corazón	*Jueyin* de la mano	Pericardio	19 a 21
Dedo anular	Parte exterior de la ceja	*Shaoyang* de la mano	Triple calentador	21 a 23
Ángulo exterior del ojo	Cuarto dedo del pie	*Shaoyang* del pie	Vesícula biliar	23 a 1
Lado de afuera del dedo gordo del pie	Lado del pezón	*Jueyin* del pie	Hígado	1 a 3

Tabla 6-1
Circulación de Qi por los doce canales primarios

o incluso con otras partes del cuerpo (Fig. 6-42). Estimulando estos canales y zonas se puede mejorar el funcionamiento de los órganos o partes del cuerpo correspondientes. Este tipo de estimulación de las manos y los pies se conoce normalmente como «reflexología». Recomendamos que, cuando haya terminado el siguiente masaje general de manos y pies, dedique algún tiempo a la reflexología zonal.

Para dar masaje al pie, sujételo y muévalo haciendo un círculo, unas veinte veces en cada dirección (Fig. 6-43). Después, frote todas las zonas del pie con el pulgar, utilizando los otros cuatro dedos para estabilizar el pulgar y regular mejor la fuerza. Comience por la parte de arriba de los pies y de los dedos (Fig. 6-44). Preste atención especial a los espacios que hay entre los huesos.

Seguidamente, presione con el pulgar en los huecos existentes entre los huesos y tire o empuje desde el tobillo a la base de los dedos (Fig. 6-45). Esto estimula el interior del pie y elimina el estancamiento de Qi y de sangre en los huesos, que podría dificultar el buen funcionamiento del pie e incluso producir artritis.

Masaje Qigong Chino

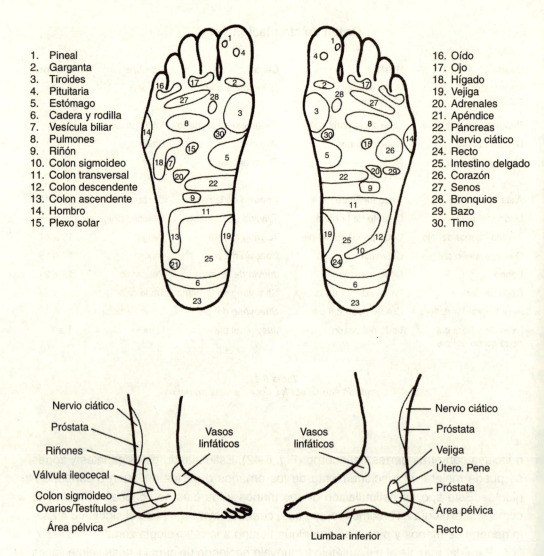

1. Pineal
2. Garganta
3. Tiroides
4. Pituitaria
5. Estómago
6. Cadera y rodilla
7. Vesícula biliar
8. Pulmones
9. Riñón
10. Colon sigmoideo
11. Colon transversal
12. Colon descendente
13. Colon ascendente
14. Hombro
15. Plexo solar

16. Oído
17. Ojo
18. Hígado
19. Vejiga
20. Adrenales
21. Apéndice
22. Páncreas
23. Nervio ciático
24. Recto
25. Intestino delgado
26. Corazón
27. Senos
28. Bronquios
29. Bazo
30. Timo

Figura 6-42. Zonas de masaje para reflexología podal.

Repita el masaje en la parte de abajo de los pies (Fig. 6-46), presione con los pulgares entre los huesos y empuje o tire desde el tobillo hasta los dedos (Fig. 6-47). Para terminar, agarre la última sección de cada dedo y tire suavemente y sacúdala (Fig. 6-48).

Después de dar masaje a los pies, estimule todas sus zonas (Fig. 6-42). Para ello, presione con el pulgar en cada zona y frote haciendo círculos.

CAP. 6 - AUTOMASAJE GENERAL

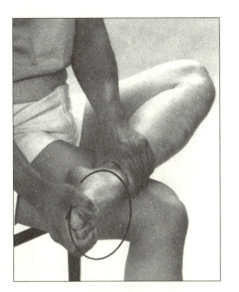

Figura 6-43

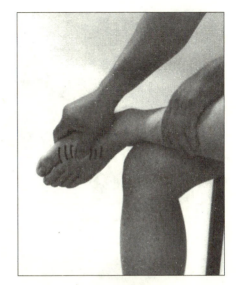

Figura 6-44

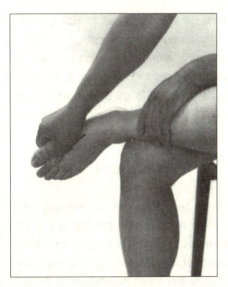

Figura 6-45

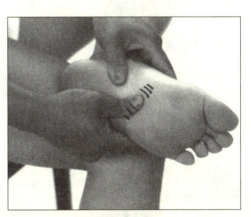

Figura 6-46

6. Los testículos

Dar masaje a los testículos hace que aumente la producción de hormonas. Según el Qigong chino de cambio músculo/tendón y lavado médula/cerebro (Yi Jin Jing y Xi Sui Jing), al dar correctamente masaje a los testículos aumenta la producción de hormonas y la cantidad de Qi que sube al cerebro. Otros efectos son el aumento de Qi almacenado en el cuerpo y el fortalecimiento del sistema inmunológico. Hay muchas formas

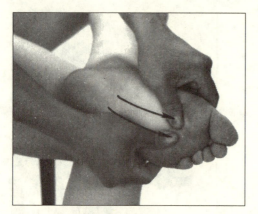

Figura 6-47

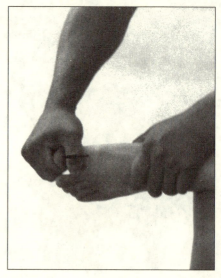

Figura 6-48

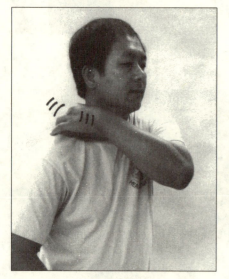

Figura 6-49

de dar masaje a los testículos. Por ejemplo, puede cogerlos suavemente entre las palmas de las manos y apretar con cuidado frotándolos. Este tema se estudia con más detalle en el libro *Qigong, el secreto de la juventud*, publicado por esta misma editorial.

7. LOS BRAZOS

Cuando haya terminado de dar masaje a las piernas, se termina dando masaje a los brazos y las manos. Para los brazos, comience con los músculos y tendones que hay entre el cuello y los hombros. Aplique las técnicas de agarrar para coger los músculos y frotar (Fig. 6-49). Vaya bajando poco a poco desde los brazos hacia las manos y relaje todos sus músculos (Fig. 6-50). Después, utilice el pulgar y el índice o el anular (lo que le sea mas cómodo) para presionar y vibrar algunas cavidades de acupuntura de los brazos (Fig. 6-51). Esto estimulará las cavidades y potenciará la circulación de Qi por los canales primarios. Para conocer la situación de las cavidades de los brazos puede consultar el capítulo anterior. Cuando estimule las cavidades, comience por los hombros y siga trabajando hacia abajo.

CAP. 6 - AUTOMASAJE GENERAL

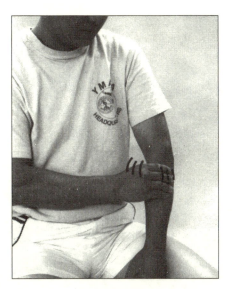

Figura 6-50

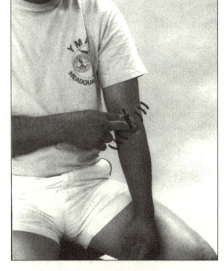

Figura 6-51

Repítalo varias veces. Cuando haya terminado la presión de las cavidades, barra hacia abajo con una mano, desde el hombro hasta la mano (Fig. 6-52). Repítalo diez veces.

8. LAS MANOS

Para empezar, frote con el pulgar todas las partes de la muñeca, de la mano y de los dedos, empezando por el dorso. Utilice los otros cuatro dedos para estabilizar el pulgar y regular mejor la fuerza (Fig. 6-53). Ponga especial atención a los espacios que hay entre los huesos. Después, presione con el pulgar en los espacios que hay entre los huesos de la mano y tire o empuje desde la

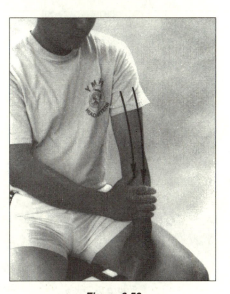

Figura 6-52

muñeca hasta la base de los dedos (Fig. 6-54). Esto le ayudará a estimular los puntos más profundos de la mano y a eliminar el estancamiento de Qi y de sangre que podría producirse entre los huesos, impidiendo el buen funcionamiento de las manos o incluso produciendo artritis.

Masaje Qigong Chino

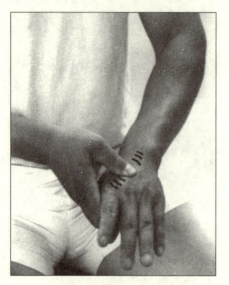

Figura 6-53

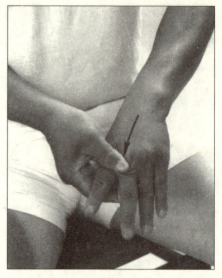

Figura 6-54

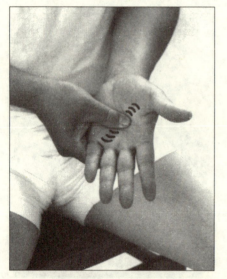

Figura 6-55

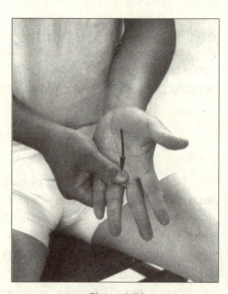

Figura 6-56

Repita el masaje frotando en la palma de la mano (Fig. 6-55) y presione, mientras tira o empuja desde la muñeca hasta la base de los dedos (Fig. 6-56).

Vaya cogiendo los dedos uno a uno y tire de ellos ligeramente, dejando después que se deslicen (Fig. 6-57). Hágalo tres veces con cada dedo. Esto hará que el Qi llegue

CAP. 6 - AUTOMASAJE GENERAL

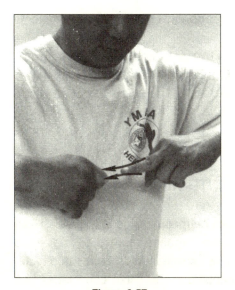

Figura 6-57   Figura 6-58

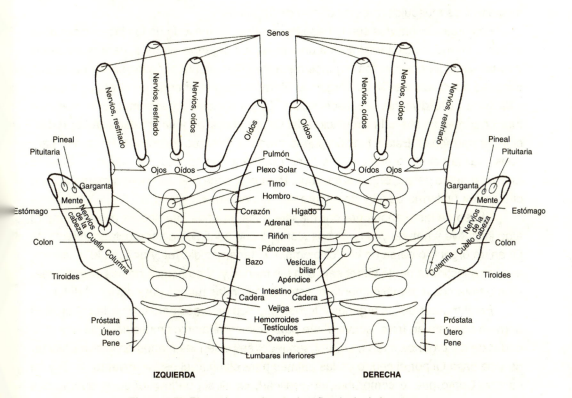

Figura 6-59. Zonas de masaje para la reflexología de las manos.

a sus puntas. Para terminar, coja la última falange de cada dedo y tire suavemente sacudiéndola, varias veces (Fig. 6-58).

Cuando haya terminado con una mano, repita el mismo proceso con la otra y estimule las zonas que hemos mencionado (Fig. 6-59). Para ello, basta con presionar en la zona con el pulgar y frotar haciendo un círculo. No deje de utilizar los otros cuatro dedos para estabilizar el pulgar y controlar la fuerza.

6-3 AUTOMASAJE DE LOS ÓRGANOS INTERNOS

En esta sección, vamos a presentar dos tipos de masaje Qigong que se utilizan normalmente para mejorar la circulación del Qi por los órganos internos. El primer tipo mejora la circulación del Qi en los órganos internos masajeándolos, bien sea directamente o bien masajeando las cavidades de acupuntura que están conectadas con ellos. El segundo tipo de ejercicio consiste en dar masaje a los órganos internos moviendo los músculos que hay dentro del tronco.

Los órganos internos son la base de la salud. La mayoría de los fallecimientos se deben a un mal funcionamiento o a un fallo de los órganos internos. Para estar sanos y evitar su degeneración, los órganos necesitan que circule por ellos suavemente una cantidad adecuada de Qi. Los órganos internos rigen la energía de nuestros cuerpos y llevan a cabo diversos procesos físicos. Cuando algún órgano interno comienza a funcionar mal, se altera la circulación del Qi por el cuerpo y se ve afectada la producción de hormonas. Esta situación puede producir diversos trastornos. Por tanto, para conservar la salud, lo primero que tiene que hacer es aprender a mantener el sano funcionamiento de sus órganos internos. Para ello, tiene que aprender a mantener una circulación uniforme de Qi y de sangre por sus órganos.

El uso de las manos para dar masaje a los órganos internos es para el hombre algo instintivo y natural y lo hacemos siempre que sentimos dolor o estancamiento de Qi en un órgano o cerca de él. Por ejemplo, si tenemos diarrea y nos duele el vientre, le damos instintivamente un masaje con las manos y, si comemos demasiado, golpeamos o frotamos automáticamente el estómago con las manos para aliviar el dolor.

En el masaje de los órganos internos hay dos métodos para utilizar las manos. El primero consiste en frotar suavemente para soltar y relajar los músculos que hay alrededor de los órganos internos. En el segundo, se ponen las manos en la zona afectada y se pasa Qi por el centro de las palmas para eliminar el estancamiento de Qi y de sangre. Como puede comprobar, en realidad, en el segundo método el que lleva a cabo la curación es el Qi.

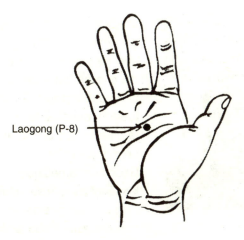

Figura 6-60. Cavidad Laogong.

Hemos dicho antes que en el centro de cada palma hay una cavidad o puerta, llamada «Laogong» (Fig. 6-60), que se utiliza para regular el Qi del corazón. Si no está enfermo, el Qi del corazón es más positivo de lo necesario, especialmente en verano. Cuando está excitado o nervioso, se acumula aún más Qi alrededor del corazón. Cuando esto ocurre, el centro de las palmas de las manos está caliente y muchas veces suda.

Como el Qi del centro de las manos es siempre fuerte, puede utilizarlo para hacer que fluya con suavidad el Qi que se haya estancado en algún órgano. Los médicos chinos y los que practican el Qigong han desarrollado varios medios de utilizar las manos para mejorar la circulación del Qi en los órganos internos. En esta sección, empezaremos hablando de algunos métodos comunes de utilizar las manos para dar masaje a los órganos internos y después explicaremos cómo se pueden usar los movimientos del cuerpo para conseguir el mismo objetivo. Estas técnicas las puede practicar cualquiera con facilidad.

MASAJE DE LOS ÓRGANOS INTERNOS CON LAS MANOS

Algunas de las técnicas para masajear los órganos internos son parecidas o idénticas a las que hemos visto al hablar del masaje de la cintura. Como el buen funcionamiento de los órganos internos es un objetivo común, tanto del automasaje general como del automasaje de los órganos, los dos siguen la misma teoría y utilizan técnicas iguales o parecidas. Sin embargo, para regular el Qi de los órganos internos es

Masaje Qigong Chino

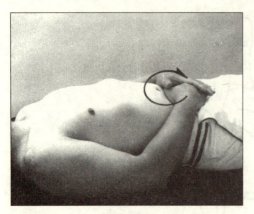

Figura 6-61

preciso que la mente esté en una situación más meditativa y concentrada, para que se pueda llegar a lo más profundo del cuerpo. También necesitamos producir nuestro propio Qi, para que sea más fuerte y penetrante. Para esto se necesita más tiempo que cuando da solamente un masaje general.

Recomendamos que compare la teoría y las técnicas que se estudian en esta sección con las que hemos visto en la anterior. De este modo adquirirá un conocimiento más profundo de ellas.

1. Intestino grueso y delgado

Para dar masaje al abdomen y regular la circulación del Qi en los intestinos, tanto grueso como delgado, ponga una mano encima de la otra en el bajo vientre. Si es diestro, es mejor que ponga la mano derecha debajo y la izquierda, encima, y, si es zurdo, coloque la mano izquierda debajo. Esto tiene una explicación muy sencilla: el Qi es más fuerte en la mano que utilizamos con más frecuencia y es más fácil guiarlo con ella. Al masajear el abdomen, es preferible que se acueste, para que el cuerpo esté relajado y el Qi pueda circular con más suavidad y facilidad. Ponga la mano suavemente contra la piel y haga círculos en el sentido de las agujas del reloj, que es el sentido del movimiento del intestino grueso (Fig. 6-61). Si hace los círculos en sentido contrario, se entorpecen los movimientos peristálticos naturales. Siga el masaje hasta que note calor. Mientras dé el masaje su respiración debe ser relajada, profunda y cómoda. Concentre su mente a unas pulgadas por debajo de sus manos. La mente podrá guiar el Qi por el interior del cuerpo para aliviar los estancamientos de Qi y de sangre.

2. Hígado, estómago, bazo y vesícula biliar

En el masaje Qigong de los órganos internos, el hígado, el estómago, el bazo y la vesícula biliar se suelen tratar con las mismas técnicas, ya que están situados en el centro de la parte delantera del cuerpo. Para mantener en buenas condiciones de salud un órgano interno, se necesita no sólo que la circulación del Qi sea fluida en este órgano, sino también que lo sea entre los distintos órganos. Por tanto, al dar masaje a estos cuatro órganos internos, debe tratar a los cuatro como si fuesen uno solo.

Ponga las manos igual que cuando daba masaje a la parte baja del abdomen, pero, en esta ocasión, colóquelas encima del ombligo. La experiencia ha demostrado

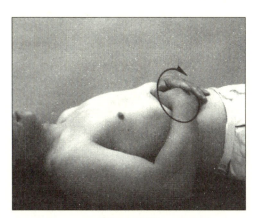

Figura 6-62

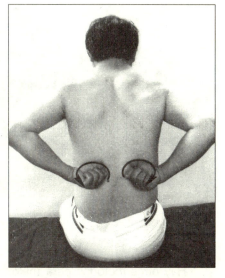

Figura 6-63

que es más eficaz hacer los círculos en el sentido de las agujas del reloj, que en el contrario (Fig. 6-62). También es más fácil dar este masaje cuando se está echado. Siga dando el masaje hasta que note calor interno.

3. Los riñones

La medicina china considera a los riñones como una de las partes más importantes de los órganos internos. Los riñones afectan al funcionamiento de los demás órganos, por lo que casi todas las variantes del Qigong conceden mucha importancia a que se mantengan sanos.

Para masajear los riñones, cierre los puños y ponga el lado del pulgar encima de los riñones. Haga círculos suavemente con los dos puños hasta que los riñones estén calientes. En verano, cuando los riñones suelen ser demasiado Yang, conviene eliminar

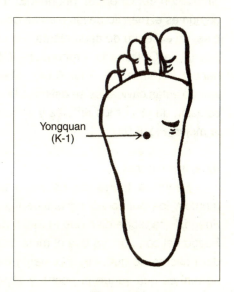

Figura 6-64

algo de Qi moviendo la mano derecha en el sentido de las agujas del reloj y la izquierda, en el contrario (Fig. 6-63). Así el Qi pasará a los costados. Si da masaje a los riñones en invierno, en que el Qi suele ser deficiente, debe invertir la dirección y hacer que pase al centro de la espalda para alimentar los riñones. La respiración y la mente son claves importantes para tener éxito en la práctica.

Masaje Qigong Chino

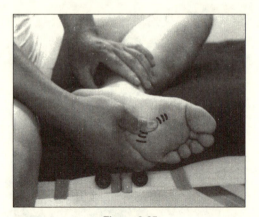

Figura 6-65

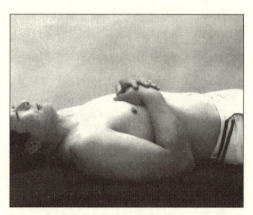

Figura 6-66

Hay otros métodos para mejorar la circulación del Qi en los riñones. El más común es el masaje de las plantas de los pies. En el centro de cada planta hay una puerta de Qi llamada «Yongquan» (Manantial burbujeante) (Fig. 6-64). Masajeando estas cavidades se estimula la circulación de Qi por los riñones y se regula mejor (Fig. 6-65).

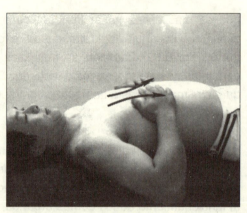

Figura 6-67

4. Los pulmones

Según la teoría de los cinco elementos, los pulmones pertenecen al Metal, mientras que el corazón pertenece al Fuego. Esta teoría dice que el Metal de los pulmones se puede utilizar para regular el Fuego del corazón, ya que el metal puede absorber el calor. Si se fija con cuidado, se dará cuenta de que, cuando siente calor cerca del corazón porque está excitado, lo normal es que saque el pecho y expanda los pulmones para inspirar. Al hacer esto varias veces se reduce la presión y la sensación de calor en el corazón.

Para dar masaje Qigong a los pulmones, ponga las dos manos en el centro del pecho, por encima del plexo solar (Fig. 6-66). Inspire profundamente y espire mientras empuja con ambas manos hacia los costados (Fig. 6-67). Haga esto hasta que los pulmones estén relajados y cómodos. Este masaje es bueno también para el corazón.

5. El corazón

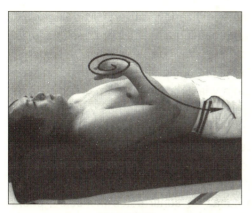
Figura 6-68

Los maestros de Qigong no suelen animar a los estudiantes para que se den ellos mismos masaje en el corazón si no dominan muy bien la técnica. El corazón es el órgano más vital y si lo tratamos mal podemos tener graves problemas.

Al dar masaje al corazón, a diferencia de todos los demás órganos, no se puede concentrar la mente en él, ya que, si lo hiciésemos, estaríamos enviándole más Qi y se haría aún más positivo. Posiblemente se haya dado cuenta de que, cuando después de un ejercicio el corazón late rápido, si le presta atención, comienza a latir con más rapidez todavía. Una persona propensa a los ataques cardíacos podría tener uno si le presta demasiada atención a este órgano. Si su corazón late demasiado fuerte, lo mejor es centrar su atención en los pulmones y respirar profunda y suavemente. Al cabo de unas pocas respiraciones, el corazón irá más lento y recuperará su ritmo normal.

Por consiguiente, al dar masaje al corazón, no debe pensar en él, sino que debe tener la mente pendiente del movimiento de las manos. Para dar masaje al corazón, ponga la mano derecha por encima de él, a unos siete centímetros de distancia del pecho. Haga con la mano un círculo pequeño en el sentido de las agujas del reloj y aumente poco a poco el tamaño de este círculo. Así se coge el Qi del corazón y se extiende por el pecho. Para terminar, haga que el Qi pase por el hígado y baje por la pierna derecha (Fig. 6-68).

MASAJE DE LOS ÓRGANOS INTERNOS CON MOVIMIENTO

En esta sección vamos a presentar métodos para dar masaje a los órganos internos sirviéndonos de los movimientos del cuerpo, tanto si está de pie como si está sentado. Este tipo de masaje se ha practicado en China durante más de mil años. Las Ocho Piezas de Brocado es una serie muy conocida de ejercicios que sirven de ejemplo para este tipo de masaje.

Los órganos internos están rodeados de músculos; pero, con excepción de algunos músculos del tronco que usamos constantemente durante el día, la mayoría de estos músculos pasan inadvertidos. Según la teoría del Qigong, si puede mandar su

Yi (mente) a un músculo puede enviar Qi para energizarlo y moverlo. Por ejemplo, si se empeña en mover las orejas, a base de entrenamiento acaba por conseguirlo. Lo mismo ocurre con los músculos internos. Esto significa que, si practica relajándose mucho y centrando su atención cada vez con más profundidad en el centro de su cuerpo, pronto conseguirá notar y sentir la estructura y la condición de la parte interna de él. Entonces podrá utilizar la mente para mover los músculos internos y dar masaje a los órganos.

El modo de adquirir el control de los músculos que hay dentro de su cuerpo consiste en empezar a utilizar los músculos del tronco para realizar los movimientos. Después de practicar un rato, su mente será capaz de profundizar cada vez más y sentir también otros músculos. Cuando sea capaz de sentir estos músculos, podrá moverlos. Con un poco más de práctica, podrá controlarlos mientras están relajados, y los movimientos resultarán naturales, fáciles y cómodos. Recuerde que los músculos han de estar relajados para que puedan relajarse los órganos y el Qi pueda circular con fluidez.

Vamos a presentar los primeros pasos del masaje de los órganos internos. Cuando pueda hacer estos ejercicios fácilmente y con suavidad, podrá seguir guiando su mente hacia puntos cada vez más profundos de su cuerpo, hasta que pueda sentir sus órganos. Antes de empezar estos movimientos de masaje es conveniente relajar totalmente el tronco. De este modo, se moverá con más naturalidad y se sentirá más cómodo. Los siguientes ejercicios de estiramiento y calentamiento se pueden hacer tanto de pie como sentado.

Relajación de los músculos del tronco

El tronco es el centro de todo el cuerpo y en él están los músculos que lo controlan y, además, rodean a los órganos internos. Cuando los músculos del tronco están tensos, está tenso todo el cuerpo y los órganos internos, comprimidos. Esto produce estancamiento de la circulación del Qi por todo el cuerpo y, en especial, en los órganos. Por ello, antes de iniciar ningún ejercicio de Qigong se deben estirar y relajar los músculos del tronco.

Para empezar, entrelace los dedos y levante las manos por encima de la cabeza, imaginándose que está empujando hacia arriba con las manos y hacia abajo, con los pies (Fig. 6-69). No ponga los músculos en tensión, porque así contraería todo el cuerpo y no conseguiría estirarlo. Si hace correctamente este estiramiento, notará un poco tensos los músculos de la cintura, ya que se tira de ellos, al mismo tiempo, desde arriba y desde abajo.

CAP. 6 - AUTOMASAJE GENERAL

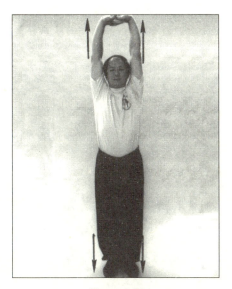

Figura 6-69

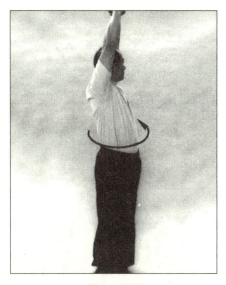

Figura 6-70

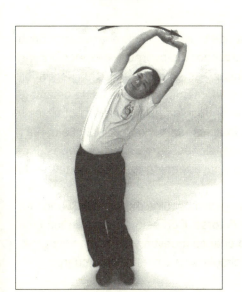

Figura 6-71

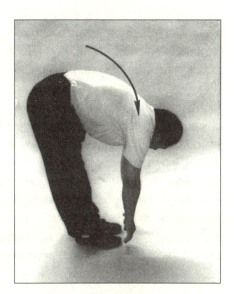

Figura 6-72

Seguidamente, utilice la mente para relajarse aún más y estírese otro poco. Cuando se haya estirado durante unos diez segundos, gire la parte superior del cuerpo hacia un lado para que se produzca una torsión en los músculos del tronco (Fig. 6-70). Manténgase mirando hacia un lado entre tres y cinco segundos, para volver de nuevo

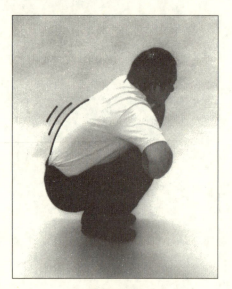
Figura 6-73

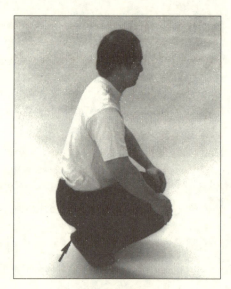
Figura 6-74

a mirar al frente y, después, al otro lado. Manténgase así también entre tres y cinco segundos. Repita tres veces el giro de la parte superior del cuerpo y, después, incline la parte superior del cuerpo a un lado y manténgase así durante unos tres segundos (Fig. 6-71), haciendo lo mismo del otro lado. Seguidamente, inclínese hacia delante y toque el suelo con las manos (Fig. 6-72), manteniéndose en esta posición entre tres y cinco segundos. Para terminar, agáchese, con los pies de plano sobre el suelo, para estirar los tobillos (Fig. 6-73) y levante después los talones, para estirar los dedos (Fig. 6-74). Repita todo el proceso diez veces. Cuando haya terminado, la parte interna de su cuerpo se sentirá muy cómoda y caliente.

El torso está sostenido por la espina dorsal y los músculos del tronco. Cuando ha estirado los músculos del tronco, puede relajar el torso. Con esto se mueven también los músculos que hay dentro del cuerpo, con lo cual se mueven y se relajan los órganos internos. Esto, a su vez, permite que el Qi circule suavemente por el cuerpo.

Masaje de los órganos internos en pie

A. Masaje del intestino grueso, el intestino delgado, la vejiga urinaria y los riñones

Este ejercicio ayuda a recuperar el control consciente de los músculos del abdomen. Los grandes beneficios de este ejercicio abdominal son cuatro. El primero es que, cuando está relajada la zona del Dan Tian inferior, el Qi puede entrar y salir de ella con facilidad. El Dan Tian inferior es el principal lugar de residencia del Qi Original. El Qi del Dan Tian inferior se puede mover fácilmente sólo cuando el abdomen está suelto y relajado. El segundo es que, cuando está relajada la zona abdominal, la circulación por los intestinos grueso y delgado es suave y estos absorben los nutrientes y eliminan los desperdicios de un modo más eficiente. Si el cuerpo no elimina bien, se dificulta la absorción de nutrientes y se puede enfermar. El tercero es que, cuando está relajada la zona abdominal, el Qi de los riñones circula suavemente y la Esencia Original almacenada en ellos se puede convertir el Qi de una forma más eficaz. Además, cuando está relajada la zona de los riñones, se puede bajar y subir el

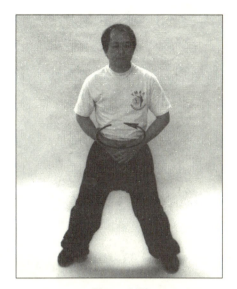

Figura 6-75

Qi que hay en ellos para alimentar todo el cuerpo. El cuarto es que estos ejercicios eliminan el estancamiento de Qi en la parte baja de la espalda, curando y evitando los dolores de dicha zona.

Para practicar estos ejercicios, póngase en pie, con los pies separados a una distancia que le resulte cómoda y las rodillas ligeramente dobladas. Según se vaya acostumbrando a este ejercicio y tenga más fuerza en las piernas, doble las rodillas un poco más. Sin mover los muslos ni la parte superior del cuerpo, mueva el abdomen con los músculos de la cintura, haciendo un círculo horizontal (Fig. 6-75). Haga los círculos diez veces en un sentido y otras diez, en el contrario. Si pone una mano encima del Dan Tian inferior y la otra, en el sacro, podrá concentrar mejor su atención en la zona que quiere controlar.

Al principio es posible que encuentre dificultad para hacer que su cuerpo se mueva como usted quiere; pero, si sigue practicando, muy pronto aprenderá a hacerlo. Cuando logre realizar este movimiento cómodamente, haga círculos cada vez mayores. Naturalmente, esto hará que los músculos se tensen un poco y se dificulte el flujo de Qi; pero, cuanto más practique, antes podrá relajarse de nuevo. Después de practicar durante un rato y cuando pueda controlar fácilmente los músculos de la cintura, comience a hacer los círculos menores y también a utilizar su Yi para hacer que el Qi que hay en el Dan Tian se mueva en estos círculos. La meta final es hacer un movimiento físico ligero para conseguir un fuerte movimiento de Qi.

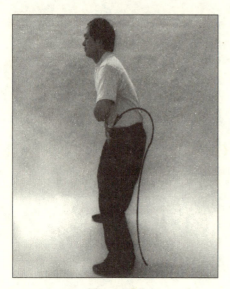 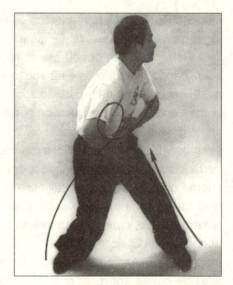

Figura 6-76 *Figura 6-77*

Cuando haga los ejercicios, concentre su mente en el abdomen e inspire y espire profunda y suavemente. Recuerde que una respiración profunda no es una respiración pesada. Cuando haga una respiración profunda, mantenga relajados los músculos que controlan los pulmones y el diafragma. Inspire para pasar el Qi al centro del cuerpo y espire para que salga de la piel.

B. Masaje del estómago, el hígado, el bazo, la vesícula biliar y los riñones

Debajo del diafragma está el estómago, a la derecha se encuentran el hígado y la vesícula biliar, a la izquierda, el bazo y, en la parte de atrás, los riñones. Cuando pueda hacer cómodamente el movimiento de la parte inferior del abdomen, cambie del sentido horizontal al vertical y súbalo al diafragma. La forma más fácil de relajar la zona que hay alrededor del diafragma es hacer un movimiento ondulatorio entre el perineo y el diafragma (Fig. 6-76). Puede ser muy útil poner una mano en el Dan Tian inferior y la otra, encima, con el pulgar en el plexo solar. Haga un movimiento ondulatorio hacia delante y hacia atrás, que vaya desde el diafragma hasta el perineo y viceversa mientras inspira profundamente cuando empiece el movimiento en el perineo, y espira cuando llegue al diafragma. Repítalo diez veces.

Después, siga haciendo este movimiento mientras gira el cuerpo lentamente a un lado y, después, al otro (Fig. 6-77). De este modo, se tensan ligeramente los músculos de un lado y se sueltan los del otro, con lo que se masajean los órganos internos. Repítalo diez veces.

CAP. 6 - AUTOMASAJE GENERAL

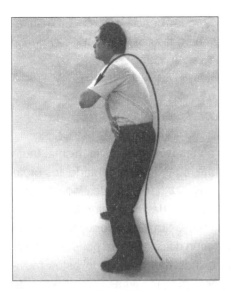

Figura 6-78

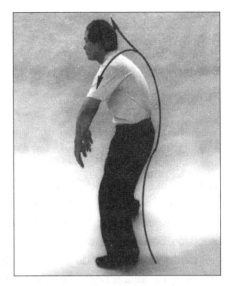

Figura 6-79

Este ejercicio relaja los músculos que hay alrededor del estómago, el hígado, la vesícula biliar, el bazo y los riñones y, por consiguiente, mejora la circulación del Qi por esa zona. También le entrena en el uso de la mente para hacer que el Qi suba desde el Dan Tian inferior hasta la zona del plexo solar.

C. Masaje de los pulmones y el corazón

Este ejercicio relaja el pecho y ayuda a regular y mejorar la circulación del Qi por los pulmones. Según la teoría de las Cinco Fases los pulmones pertenecen al elemento Metal, mientras que el corazón pertenece al elemento Fuego. El Metal puede enfriar el Fuego y los pulmones pueden regular el Qi del corazón. El corazón es el órgano más vital y su estado está íntimamente relacionado con la vida y con la muerte. Si hay demasiado Qi en el corazón (cuando es demasiado Yang), se acelera su degeneración y le hace propenso a ataques cardíacos. Por ello, el Qigong da mucha importancia al uso de los pulmones para regular el Qi del corazón. Si sabemos relajar los pulmones y hacer que el Qi circule en ellos con suavidad, podrán regular el corazón de un modo más eficaz.

Después de relajar la parte central del cuerpo, suba el movimiento al pecho. El movimiento ondulatorio comienza en el abdomen, sube al estómago y, desde allí, al pecho. Puede resultarle más fácil sentir el movimiento si pone una mano en el abdomen y la otra tocando ligeramente el pecho (Fig. 6-78). Cuando haya hecho este movimiento diez veces, comience a hacerlo con los hombros (Fig. 6-79). Inspire cuando mueva los hombros hacia atrás y espire cuando los mueva hacia delante. La inspiración y la espiración deben ser lo más profundas y cómodas posibles y todo el pecho debe estar muy relajado. Repita el movimiento diez veces.

Masaje de los órganos internos, sentado

La teoría del masaje de los órganos internos con movimiento, es la misma, tanto de pie como sentado. La única diferencia está en que, cuando está sentado, los órganos internos de la parte baja del cuerpo, como la vejiga urinaria, el intestino grueso y el delgado, no pueden recibir el masaje con la misma facilidad que estando en pie.

El automasaje de los órganos con movimiento no es tan fácil o conveniente darlo sentado, pero puede justificarse en personas que tienen dificultad para ponerse en pie. Lo cierto es que, desde la antigüedad, muchos chinos han practicado estos movimientos inmediatamente después de levantarse por la mañana. «Las Ocho Piezas de Brocado sentado» es una serie muy popular de ejercicios creada con esta finalidad.

Yo creo que, hoy día, muchas personas encontrarán el automasaje de órganos sentado más útil que los ejercicios hechos de pie. Existen muchos trabajos para los que hay que estar muchas horas sentado delante de un ordenador o en un coche y las personas que los realizan están habituadas a que los órganos internos se sientan incómodos. Estos ejercicios sedentes son muy buenos para relajar la tensión de los órganos internos, mejorar la circulación de Qi y de sangre y mantener los órganos sanos.

Relajación de los músculos de la espina dorsal y del tronco

Antes de dar masaje a los órganos internos con movimiento, debe relajar los músculos de la espina dorsal y del tronco. En primer lugar, empezando por el sacro, mueva la espina dorsal con un movimiento ondulatorio, desde abajo hasta el cuello (Fig. 6-80). Mantenga el cuerpo todo lo relajado posible, en especial los músculos del tronco. Repítalo diez veces. Después, continúe el mismo movimiento, girando lentamente el cuerpo hacia los lados (Fig. 6-81). Para terminar, gire el cuerpo lentamente a un lado y después al otro, todo lo que pueda, para estirar los músculos del tronco (Fig. 6-82). Hágalo unas cinco veces de cada lado.

A. Masaje del intestino grueso y el delgado y de la vejiga urinaria

En primer lugar, tiene que aprender a mover los músculos del bajo vientre. Inspire profunda y lentamente, expandiendo el abdomen y empujando ligeramente el ano y la

CAP. 6 - AUTOMASAJE GENERAL

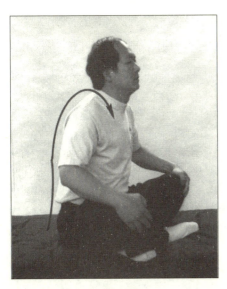

Figura 6-80

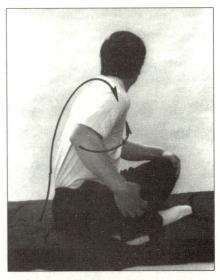

Figura 6-81

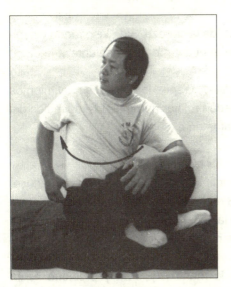

Figura 6-82

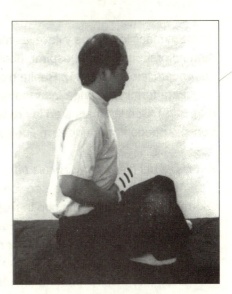

Figura 6-83

cavidad Huiyin (Fig. 6-83). Después, espire profunda y lentamente mientras recoge el abdomen y tira ligeramente de la cavidad Huiyin. Mantenga la mente tranquila y natural y el cuerpo, centrado y relajado. Repítalo entre diez y veinte veces. Este movimiento hacia arriba y hacia abajo masajea los órganos internos del bajo vientre.

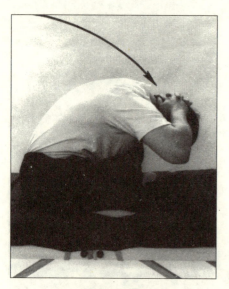 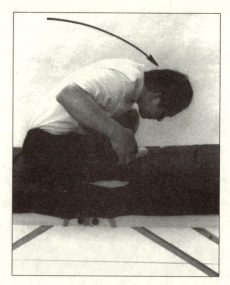

Figura 6-84   *Figura 6-85*

Entrelace los dedos y lleve las manos detrás de la cabeza. Siga inspirando y espirando profundamente. Al espirar, doble lentamente el cuerpo hacia delante y, al inspirar, enderécelo. (Fig. 6-84). Repita diez veces.

Para terminar, ponga las manos en las rodillas y repita los mismos movimientos (Fig. 6-85). Con las manos en las rodillas se pueden relajar aún más los músculos del tronco y pueden profundizar mejor los movimientos en el cuerpo.

B. Masaje del hígado, la vesícula biliar, el bazo y los riñones

Al igual que hizo en la sección anterior, inclínese hacia delante y enderécese, coordinando el movimiento con la respiración. Sin embargo, ahora mantenga su atención en la parte media del cuerpo, a la altura de las costillas inferiores, y no en el estómago. Con esto concentra el movimiento allí y da masaje al hígado y a los demás órganos de la zona.

Después, inspire profundamente, levante la mano izquierda y presione hacia abajo con la derecha, mientras espira (Fig. 6-86). Al inspirar, baje el brazo izquierdo. Después, levante la mano derecha y apriete hacia abajo con la izquierda mientras espira. Bájela, al inspirar.

Recuerde que una respiración profunda y relajada es la clave para masajear los órganos internos de la parte central del cuerpo. Al respirar correctamente, el diafragma sube y baja, aplicando y relajando alternativamente presión en los órganos internos. Levante y baje cada brazo por lo menos cinco veces.

CAP. 6 - AUTOMASAJE GENERAL

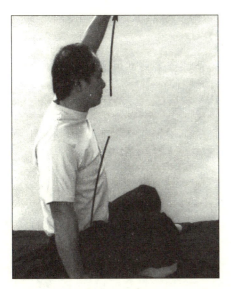

Figura 6-86

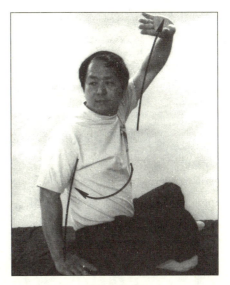

Figura 6-87

Seguidamente, continúe levantando y bajando los brazos en coordinación con la respiración, pero ahora empezando a girar el cuerpo de un lado a otro (Fig. 6-87). Según levanta la mano derecha, gire el cuerpo hacia la izquierda y, al levantar la mano izquierda, gírelo hacia la derecha. Repita diez veces.

Cuando haya terminado, relaja la mente y respire profundamente durante unos minutos.

C. Masaje a los pulmones y el corazón

Siga haciendo una respiración abdominal normal. Al inspirar, haga círculos con los hombros hacia atrás y, al espirar, hacia delante (Fig. 6-88). Repita este movimientos diez veces y después, otras diez haciendo los círculos en sentido contrario. Para terminar,

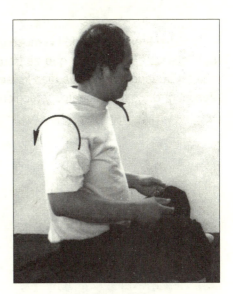

Figura 6-88

levante las manos por delante del pecho mientras inspira (Fig. 6-89) y haga círculos con ellas hacia delante, hacia los lados y hacia la cintura, mientras espira (Fig. 6-90). Repítalo diez veces.

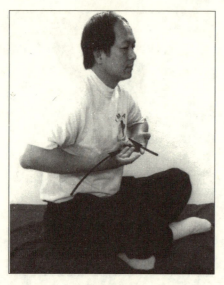

Figura 6-89

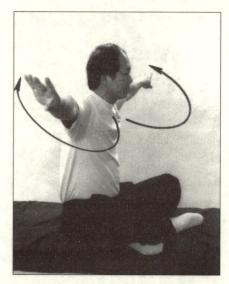

Figura 6-90

Estos son algunas de las muchas técnicas existentes para dar masaje a los órganos internos. Esperamos que sea suficiente y le sirvan como una introducción adecuada. Cuando comprenda bien la teoría y haya acumulado alguna experiencia, podrá descubrir otros movimientos y técnicas que son también beneficiosos.

CAPÍTULO 7

Conclusión

Tras haber leído este libro, el paso siguiente es poner en práctica el automasaje consigo mismo y encontrar un compañero con quien pueda practicar el masaje general. Tenga en cuenta siempre que el conocimiento es sólo el aspecto Yin del estudio. Para ser un experto, necesita adquirir el aspecto Yang con la acción.

En el transcurso de su estudio, puede recurrir a otros muchos libros que hablan del masaje. Cuanto más lea y estudie, más aumentará su conocimiento. Si puede recopilar las opiniones de muchos autores y aprender de ellos el camino correcto, será sin duda un practicante sabio.

También debe comprender que este libro es sólo la primera parte de toda una serie de masaje Qigong chino. El masaje que se da en este libro sólo sirve para mantener la salud. Si, una vez terminado este libro, quiere entrar en el campo del masaje Qigong curativo, debe leer el próximo volumen de esta serie.

APÉNDICE A

Glosario de términos chinos

An: 按
   Presión. Una técnica importante del masaje chino.

An Mo: 按摩
   Literalmente, Presionar-Frotar. Junto, significa masaje.

Bai He: 白鶴
   Grulla Blanca. Un estilo de artes marciales chinas.

Baihui: 百會
   Literalmente, Cien Encuentros. Una importante cavidad de acupuntura situada en lo alto de la cabeza. La cavidad Baihui pertenece al Vaso Gobernador. En las artes marciales chinas se llama «Tianlingai» y, en los círculos taoístas, «Niwangong».

Bagua: 八卦

Literalmente, Ocho Adivinaciones. También se llama ocho trigramas. En la filosofía china, las ocho variaciones básicas, expuestas en el Yi Jing como grupos de líneas continuas o partidas.

Bian Shi: 砭石

Sonda de piedra. Se utilizaba para estimular cavidades de acupuntura en el tratamiento de enfermedades, en la era del Emperador Amarillo (2690-2590 a. C.), antes de que se utilizasen las agujas metálicas.

Cao Jie: 操接

Cao significa «actuar» y Jie, «conectar». Es un nombre común que se aplica al empalme de huesos en Fujian y Taiwan. El Cao Jie lo hacen habitualmente los artistas marciales.

Changquan (Chang Chuan): 長拳

Chang significa «largo» y Quan «puño», estilo o secuencia. Es un estilo del Gongfu chino del norte, especializado en la lucha con patadas y de larga resistencia. La palabra Changquan se ha utilizado también refiriéndose al Taijiquan.

Chong Mai: 衝脉

Vaso Impulsor. Uno de los ocho vasos extraordinarios.

Dai Mai: 帶脉

Vaso Cinturón. Uno de los ocho vasos extraordinarios.

Dan Tian: 丹田

Literalmente, Campo de Elixir. Emplazamientos del cuerpo en los que se puede almacenar y producir el Qi (Elixir) en el cuerpo. Los Dan Tian Superior, Medio e Inferior están situados respectivamente en el entrecejo, en el plexo solar y a unas pulgadas por debajo del ombligo.

Dao (Tao): 道

El camino. El camino «natural» de todas las cosas.

APÉNDICE A - GLOSARIO DE TÉRMINOS CHINOS

Di: 地

La Tierra. La Tierra, el Cielo (Tian) y el Hombre (Ren) son las «Tres Fuerzas Naturales» (San Cai).

Di Li Shi: 地理師

Di Li significa geomancia y Shi, maestro. Por tanto, Di Li Shi significa maestro que analiza las situaciones geográficas, según las fórmulas que figuran en el Yi Jing (*Libro del cambio*) y las distribuciones de energía de la Tierra.

Dian Qi: 電氣

Dian significa electricidad y, por tanto, Dian Qi significa «energía eléctrica». En China, se pone muchas veces una palabra delante de Qi para identificar los distintos tipos de energía.

Dian Xue: 點穴

Dian significa «señalar y ejercer presión» y Xue, «cavidades». Dian Xue son las técnicas de Qin Na que se especializan en atacar las cavidades de acupuntura para inmovilizar o matar a un contrario.

Die Da: 跌打

Die significa «caído» y Da, «golpeado». Die Da es uno de los diversos métodos que se utilizan en artes marciales para tratar lesiones.

Du Mai: 督脈

Normalmente se traduce como Vaso Gobernador. Uno de los ocho vasos extraordinarios.

Feng Shui Shi: 風水師

Literalmente, viento agua maestro. Maestro de geomancia. La geomancia es el arte o ciencia de analizar las relaciones de la energía natural en un punto, en especial las relaciones entre el «viento» y el «agua», de donde le viene el nombre. También se llama Di Li Shi.

Feng Yang Men: 鳳陽門

Estilo Solar del Fénix. Un arte marcial taoísta y un sistema de meditación que se especializa también en el masaje Qigong.

Fu: 腑
>Las entrañas. Los órganos Yang: la vesícula biliar, el intestino delgado, el intestino grueso, el estómago, la vejiga y el triple calentador.

Fujian: 福建
>Una provincia de China situada en el extremo del sureste.

Hukou: 虎口
>Boca de tigre. Una cavidad de acupuntura que está entre las bases del dedo pulgar y el índice. A la boca de tigre se le llama «Hegu» en la medicina china.

Gongfu (Kung Fu): 功夫
>Literalmente, energía-tiempo. Cualquier estudio, enseñanza o práctica que requiere para su dominio muchísima paciencia, energía y tiempo. Como la práctica de las artes marciales chinas exige muchísimo tiempo y energía, se les llama normalmente Gongfu.

Gu Zhen: 骨針
>Aguja de hueso. Una aguja de acupuntura hecha de hueso de animal. Se utilizaban para la acupuntura antes de que apareciesen las metálicas.

Gui Qi: 鬼氣
>El Qi residual de una persona fallecida. Muchos budistas y taoístas chinos creen que este Qi residual es lo que se conoce como fantasmas.

Goushu: 國術
>Literalmente, técnicas nacionales. Es otro nombre que se da a las artes marciales chinas. El primero que lo utilizó fue el presidente Chiang Kai-Shek, en 1926, en la fundación del Instituto Central Goushu de Nanking.

Hegu: 合谷
>Una cavidad de acupuntura situada entre las bases del pulgar y el índice. También se le llama «Hukou».

Hsing Yi Chuan (Xingyiquan): 形意拳
>Literalmente, puño de la mente. Un estilo interno de Gong Fu, en el que la mente o el pensamiento determinan la forma o movimiento del cuerpo. La creación de este estilo se atribuye al mariscal Yue Fei.

APÉNDICE A - GLOSARIO DE TÉRMINOS CHINOS

Huo Qi: 活氣

Qi vital. El Qi de las cosas vivas.

Jia Gu Wen: 甲骨文

Escritura del Hueso de Oráculo. Primera prueba del uso de la palabra escrita en China. Se encontró en piezas de concha de tortuga y huesos de animales que se remontan a la dinastía Shang (1766-1154 a. C.) La mayor parte de la información era de naturaleza religiosa.

Jie: 結

Nudos. Normalmente están situados en las uniones de los vasos de sangre o de Qi.

Jing: 經

Canal. Se traduce algunas veces como meridiano. Se refiere a los doce «ríos» relacionados con los órganos, que hacen que circule el Qi por todo el cuerpo.

Jing: 精

Esencia. La parte más perfeccionada de cualquier cosa.

Jing: 勁

Una fuerza de las artes marciales chinas, que se saca de los músculos que se han energizado con el Qi a su máximo potencial.

Jing Qi: 精氣

Qi de esencia. El Qi que se ha convertido de la esencia original.

Jueyin: 厥陰

Yin absoluto. Una de las seis clasificaciones de la acupuntura china del estado del Qi de los canales primarios.

Kan: 坎

Una fase de los ocho trigramas, que representa el agua.

Kan-Li: 坎離

Agua-fuego. Los métodos de ajustar el estado Yin y Yang en el cuerpo.

Lao Zi: 老子
El creador del Taoísmo, llamado también Li Er.

Li: 離
Una fase del Bagua. Li representa al fuego.

Luo: 絡
Canales pequeños de Qi que salen de los primarios y se conectan con la piel y la médula ósea.

Mi Zong: 密宗
Estilo secreto. Una sociedad budista tibetana que está especializada en la meditación y artes marciales.

Mo: 摩
Frotar. Una técnica importante del masaje Qigong chino.

Na: 拿
Agarrar. Una técnica importante del masaje Qigong Tui Na chino.

Nan Jing: 難經
Tratado de la dificultad. El nombre de un antiguo libro de medicina china escrito por Qin Yue-Ren durante la dinastía Zhou (1122-255 a. C.)

Nei Dan: 内丹
Literalmente, elixir interno. Una forma de Qigong en la que se forma Qi (elixir) en el cuerpo y se extiende por las extremidades.

Nei Jing: 内經
Tratado interno. El nombre del libro más antiguo de medicina china. Se divide en dos partes principales: Su Wen y Ling Shu.

Niwangong: 泥丸宮
El nombre taoísta que se le da a la cavidad que hay en lo alto de la cabeza. También se le llama «Tinlingai», en las artes marciales chinas, y «Baihui», en la medicina china.

APÉNDICE A - GLOSARIO DE TÉRMINOS CHINOS

Pu Tong An Mo: 普通按摩
    Masaje general. Una categoría del masaje Qigong chino.

Qi: 氣
    La definición general del Qi es: energía universal, en la que figuran el calor, la luz y la energía electromagnética. Otra definición más concreta de Qi lo considera como la energía que circula por el cuerpo del hombre y de los animales.

Qi Hua Lun: 氣化論
    Tesis de variación del Qi. Un antiguo tratado que analiza las variaciones de Qi en el universo.

Qi Jing Ba Mai: 奇經八脈
    Literalmente, extraños canales impares vasos. Normalmente se les llama ocho vasos extraordinarios o simplemente vasos. Se conocen como impares o extraordinarios porque no se entienden bien y no existen en parejas.

Qi Mai: 氣脈
    Vasos de Qi. Los ocho vasos encargados de transportar, almacenar y regular el Qi.

Qi Shi: 氣勢
    Shi significa el modo de ver o sentir algo. Por tanto, es el modo de sentir el Qi, tal como se manifiesta.

Qi Xue: 氣血
    Literalmente, sangre de Qi. Según la medicina china, el Qi y la sangre no se pueden separar en el cuerpo y, por consiguiente, se suelen utilizar las dos palabras juntas.

Qian Long Men: 乾龍門
    El nombre de una sociedad taoísta.

Qiao: 蹺
    El talón. Qiao es el nombre que se le da también a una técnica de masaje chino que utiliza los pies.

Qiao Men: 窍門

    El secreto de la puerta oculta. Se utiliza normalmente para denominar los puntos clave que se necesita conocer cuando uno entra en un nuevo campo de conocimiento o práctica.

Qigong (Chi Kung): 氣功

    Gong significa Gongfu (literalmente, energía-tiempo). Por consiguiente, Qigong significa estudio, investigación o prácticas que tienen relación con el Qi.

Qi Na (Chin Na): 摘拿

    Literalmente, agarrar-controlar. Es un tipo de Gongfu chino que da importancia a las técnicas de agarrar para controlar las articulaciones del oponente, al mismo tiempo que se atacan algunas cavidades de acupuntura.

Re Qi: 热氣

    Re significa caliente o calor. Generalmente, se usa la palabra Re Qi para denominar al calor. También se utiliza algunas veces para indicar que una persona o un animal está todavía vivo, ya que su cuerpo está caliente.

Ren: 人

    Hombre o Humanidad.

Ren Mai: 任脉

    Se traduce normalmente como Vaso de la Concepción. Uno de los ocho vasos extraordinarios.

Ren Qi: 人氣

    Qi Humano.

Ren Shi: 人事

    Literalmente, relaciones humanas. Acontecimientos, actividades y relaciones humanas.

San Cai: 三才

    Tres fuerzas. Cielo, Tierra y Hombre.

Shang Dan Tian: 上丹田

Dan Tian Superior. Situado en el tercer ojo, es el lugar de residencia del Shen (espíritu).

Shaolin: 少林

Un templo budista de la provincia de Henan, famoso por sus artes marciales.

Shaoyang: 少陽

Yang Menor. Una de las seis clasificaciones de los canales primarios de Qi que se hacen en la acupuntura china.

Shaoyin: 少陰

Significa «Yin Menor». Una de las seis clasificaciones de los canales primarios de Qi que se hacen en la acupuntura china.

Shen: 神

Espíritu. Según el Qigong chino, el Shen reside en el Dan Tian Superior o «Tercer ojo».

Shen Long: 神龍

Dragón espiritual, una sociedad taoísta.

Shi Zeng: 石針

Aguja de piedra. Las agujas de piedra se utilizaban para la acupuntura antes de que se inventasen las de metal.

Si Qi: 死氣

Qi muerto. El Qi que queda en un cuerpo muerto. Algunas veces se le llama Qi fantasma (Gui Qi).

Su Wen: 素問

La primera parte del tratado médico Nei Jing. La segunda parte es Ling Shu.

Suan Ming Shi: 算命師

Literalmente, calcular vida maestro. Persona que predice la suerte y es capaz de calcular el futuro y el destino.

Taijiquan (Tai Chi Chuan): 太极拳
Gran puño final. Un estilo de artes marciales chinas que destaca la importancia del cultivo del Qi interno. La creación del Taijiquan, durante la dinastía Song (960-1206), se atribuye a Zhang San-Feng.

Taiyang: 太陽
Yang Mayor. Una de las seis clasificaciones de los canales primarios de Qi que se hacen en la acupuntura china.

Taiyin: 太陰
Yin Mayor. Una de las seis clasificaciones de los canales primarios de Qi que se hacen en la acupuntura china.

Taizuquan: 太祖拳
Un estilo de las artes marciales chinas del que se dice que fue creado por Song Taizu, fundador de la dinastía Song.

Tian: 天
Cielo o firmamento. En la China antigua, la gente creía que el cielo era la energía natural más poderosa de este universo.

Tian Qi: 天氣
Qi Celeste. Se utiliza normalmente para denominar el tiempo atmosférico, ya que el estado del tiempo está regido por el Qi del cielo.

Tian Shi: 天時
Temporización celeste. La repetición de los ciclos naturales producida por los cielos, como las estaciones, los meses, los días y las horas.

Tianlingai: 天靈蓋
Cobertura espiritual celestial. Un término usado en las artes marciales chinas para designar la cavidad que hay en lo alto de la cabeza. También se le llama «Niwangong» en el taoísmo, y «Baihui» en la medicina china.

Tui: 推
Empujar. Una técnica importante del masaje Qigong Tui Na chino.

APÉNDICE A - GLOSARIO DE TÉRMINOS CHINOS

Tui Na: 推拿

Literalmente, empujar-agarrar. Es uno de los estilos de masaje chino tradicional, especializado en empujar y agarrar para ajustar una circulación anormal de Qi y curar las enfermedades.

Wai Dan: 外丹

Elixir externo. Ejercicios de Qigong externos, en los que el que los realiza produce Qi con las extremidades y lo manda al centro del cuerpo para que lo nutra.

Wai Qi Liao Fa: 外氣療法

Wai Qi significa «Qi externo» y Liao Fa, «técnicas de curación». Es un método curativo del Qigong que utiliza el Qi emitido por el sanador.

Wei Qi: 衛氣

Qi Protector o Qi Guardián. El Qi de la superficie del cuerpo que forma un escudo para protegerlo de influencias negativas externas, como los resfriados.

Wu Xing: 五行

Cinco fases. También se llama Cinco Elementos: el metal, la madera, el agua, el fuego y la tierra representan las cinco fases de cualquier proceso.

Wudang, Monte: 武當山

Situado en China, en la provincia de Fubei.

Wushu: 武術

Literalmente, técnicas marciales. Un nombre muy común que se da a las artes marciales chinas. Se utilizan otros muchos términos como: Wuyi (artes marciales), Wugong (Gongfu marcial), Guoshu (técnicas nacionales) y Gongfu (energía-tiempo). Como el Wushu en los últimos cuarenta años ha sido modificado para convertirlo en una gimnasia oficial, muchos artistas marciales han dejado de utilizar este término a fin de evitar confusiones entre el moderno Wushu y el tradicional. No obstante, en los últimos tiempos China ha tratado de llevar al moderno Wushu de nuevo hacia sus raíces.

Xi Sui Jing: 洗髓經

Literalmente, lavado médula tratado. Suele traducirse como tratado de lavado de médula. Un entrenamiento de Qigong especializado en llevar el Qi a la médula para limpiarla. Se cree que este entrenamiento es la clave de la longevidad y de la iluminación espiritual.

Xia Dan Tian: 下丹田
Dan Tian Inferior. Situado en la parte baja del abdomen, está considerado como la residencia del Qi de agua (Qi Original).

Xin: 心
Literalmente, corazón. Se refiere al estado emocional de la mente.

Xingyiquan (Hsing Yi Chuan): 形意拳
Literalmente, puño de la mente. Un estilo interno de Gong Fu, en el que la mente o el pensamiento determinan la forma o movimiento del cuerpo. La creación de este estilo se atribuye al mariscal Yue Fei.

Xue: 穴
Literalmente, cueva o agujero. Una cavidad de acupuntura.

Yang: 陽
En la filosofía china, la polaridad masculina positiva y activa. En la medicina china, Yang significa excesivo, demasiado activo o demasiado caliente. Los órganos Yang (o de fuera) son la vesícula biliar, el intestino delgado, el intestino grueso, el estómago, la vejiga y el triple calentador.

Yangming: 陽明
Brillo Yang. Una de las seis clasificaciones de los canales primarios, que se hacen en la acupuntura china.

Yangqiao Mai: 陽蹻脉
Vaso del Talón Yang. Uno de los ocho vasos extraordinarios.

Yangwei Mai: 陽維脉
Vaso de conexión Yang. Uno de los ocho vasos extraordinarios.

Yi: 意
Mente. Concretamente la mente generada por un pensamiento y un juicio claros que es capaz de hacer al hombre tranquilo, pacífico y sabio.

APÉNDICE A - GLOSARIO DE TÉRMINOS CHINOS

Yi Jin Jing: 易筋經
Literalmente, cambio músculo/tendón tratado. Se le llama normalmente tratado del cambio músculo/tendón. Atribuido a Da Mo, hacia el 550 a. C., esta obra estudia el entrenamiento del Qigong Wai Dan para fortalecer el cuerpo físico.

Yi Jing: 易經
Libro de los cambios. Un libro de adivinación escrito durante la dinastía Zhou (1122-255 a. C.).

Yin: 陰
En la filosofía china, la polaridad femenina, negativa y pasiva. En la medicina china, Yin significa deficiencia. Los órganos Yin (internos) son: el corazón, los pulmones, el hígado, los riñones, el bazo y el pericardio.

Yin Qi: 陰氣
El estado de Qi más débil de lo normal.

Yin Xu: 殷墟
Un enterramiento que se encuentra en An Yang, provincia de Henan, que se utilizó durante la dinastía Shang (1766-1154 a. C.).

Ying Qi: 營氣
Qi rector. El Qi que dirige el funcionamiento de los órganos del cuerpo.

Ying Zhua Men: 鷹爪門
Estilo de garra de águila. Un estilo de artes marciales chinas.

Yinqiao Mai: 陰蹻脈
Vaso del Talón Yin. Uno de los ocho vasos extraordinarios.

Yinwei Mai: 陰維脈
Vaso de conexión Yin. Uno de los ocho vasos extraordinarios.

Yuan Jing: 元精
Esencia original. La sustancia original, fundamental, heredada de nuestros padres, que se convierte en Qi Original.

Zang: 臟

Vísceras. Los seis órganos Yin. Cinco de ellos están considerados como el núcleo de todo el sistema humano: el hígado, el corazón, el bazo, los pulmones y los riñones. Normalmente, cuando se analizan los canales y todos los órganos, se añade también el pericardio. En las demás ocasiones se trata junto con el corazón.

Zhen Shi: 鍉石

Aguja de piedra. Es igual que Shi Zhen.

Zheng Gu Ke: 正骨科

Alineación de huesos. Un tipo de entrenamiento médico de la dinastía Yuan (1206-1368).

Zheng Qi: 正氣

Qi correcto. Cuando una persona está bien se dice que tiene Qi correcto y que el malo no puede superarlo.

Zhong Dan Tian: 中丹田

Dan Tian Medio. Situado en la zona del plexo solar, es la residencia del Qi de fuego.

Zhong Jiao: 中焦

Triple Calentador medio. Es la parte del triple calentador que está situada entre el diafragma y el ombligo.

Zhua Long: 抓龍

Zhua significa «agarrar» y Long, «dragón» y se refiere a los tendones y músculos. Zhua Long es un nombre que se aplica normalmente al masaje general en Taiwán.

APÉNDICE B

Traducción de términos chinos

Mei-Ling Yang 楊美玲
Qigong 氣功
An Mo 按摩
Tui Na 推拿
Dian Xue 點穴
Wai Qi Liao Fa 外氣療法
Pu Tong An Mo 普通按摩
Wen-Ching Wu 吳文慶
Yang Jwing-Ming 楊俊敏
Xinzhu Xian 新竹縣
Taiwán 臺灣
Wushu 武術
Gongfu (Kung Fu) 功夫
Shaolín 少林
Bai He 白鶴
Cheng Gin-Gsao 曾金灶

Taizuquan 太祖拳
Taizu 太祖
Jin Shao-Feng 金紹峰
Qin Na (Chin Na) 擒拿
Taijiquan (Tai Chi Chuan) 太极拳
Kao Tao 高濤
Li Mao-Ching 李茂清
Wilson Chen 陳威伸
Han Ching-Tan 韓慶堂
Chang Xiang-San 張詳三
Tamkang, colegio 淡江學院
Changquan (Chang Chuan) 長拳
Guoshu 國術
Jing 劲
Hsing Yi Chuan (Xingyiquan) 形意拳
Lien Bu Chuan 連步拳

Masaje Qigong Chino

Gung Li Chuan 功力拳
Wu Chengde 吳誠德
Dao (Tao) 道
Pinyin 拼音
Qi 氣

Capítulo 1

Yin 陰
Yang 陽
Chi Kung (Qigong) 氣功
Kong Qi 空氣
San Cai 三才
Tian 天
Di 地
Ren 人
Tian Qi 天氣
Dian Qi 電氣
Re Qi 熱氣
Ren Qi 人氣
Huo Qi 活氣
Si Qi 死氣
Gui Qi 鬼氣
Zheng Qi 正氣
Qi Shi 氣勢
Gong 功
Yi Jing 易經
Bagua 八卦
Qi Hua Lun 氣化論
Tian Shi 天時
Di Li Shi 地理師
Feng Shui Shi 風水師
Ren Shi 人事
Suan Ming Shi 算命師
Zhua Long 抓龍
Die Da 跌打
Zheng Gu Ke 正骨科
Ming, dinastía 明朝
Jie Gu Ke 接骨科

Fujian 福建
Cao Jie 操接
Daoísta 道士
Yi Jin Jing 易筋經
Xi Sui Jing 洗髓經
Wudang 武當
Xia, dinastía 夏朝
Shi Zhen 石針
Bian Shi 砭石
Gu Zhen 骨針
Shan Hai Jing 山海經
Dong Shan Jing 東山經
Gao 高
Zhen Shi 箴石
Shi Guo-Pu 世郭璞
Xu Shen 許慎
Shuo Wen Jie Zi 説文解字
Han, dinastía 漢朝
Bian 砭
Shang, dinastía 商朝
Yin Xu 殷墟
Jia Gu Wen 甲骨文
Zhou, dinastía 周朝
Li Ji 禮記
Yue Ling Meng Qiu 月令孟秋
Nei Jing 內經
Qing, dinastía 清朝
Bian Que 扁鵲
Zi You 子游
Hua Tuo 華陀
Zhang Ji-Zuo 張機作
Shang Han Ran Bing Lun 傷寒染病論
Han Shu Yi Wen Zhi 漢書藝文志
Qi Bo 歧伯
Zhang Zhong-Jing 張仲景
Jin Kui Yao Lue 金匱要略
Huang Di Nei Jing 黃帝內經
Su Wen 素問

APÉNDICE B - TRADUCCIÓN DE TÉRMINOS CHINOS

Xue Qi Xing Zhi Pian 血氣形志篇
Jing 經
Luo 絡
Yi Fa Fang Yi Lun 異法方宜論
Qiao 蹻
Ge Hong 葛洪
Shi Hou Jiu Zu Fang 時后救卒方
Renzhong 人中
Bao Pu Zi 抱朴子
Sui, dinastía 隋朝
Sui Shu Bai Guan Zhi 隋書百官志
Chao Yuan-Fang 巢元方
Zhu Bing Yuan Hou Lun 諸病源後論
Tang, dinastía 唐朝
Tang Shu Zhi Guan Zhi 唐書職官志
Tang Liu Dian 唐六典
Wang Tao 王燾
Wai Tai Mi Yao 外臺秘要
Qian Jin Fang 千金方
Lao Zi 老子
Lan Dao-Ren 藺道人
Xian Shou Li Shang, Xu Duan Mi Fang
仙授理傷續斷秘方
Tang Tian Bao 唐天寶
Jing Ji Zong Lun 經濟總論
Ru Men Shi Shi 儒門視事
Wei Yi-Lin 危亦林
Shi Yi De Xiao Fang 世醫得效方
Yuan, dinastía 元朝
Li Zhong-Nan 李仲南
Yong Lei Qian Fang 永類鈐方
Ming, dinastía 明朝
Zhu Su 朱橚
Pu Ji Fang, Ze Shang Men
普濟方，折傷門
Wang Ken-Tang 王肯堂
Yang Yi Zhun Sheng 瘍醫準繩
Xiao Er An Mo Jing 小兒按摩經

Xiao Er Tui Na Mi Jue 小兒推拿秘訣
Yang Ji-Zhou 楊繼洲
Zhen Jiu Da Cheng 針灸大成
Bao Ying Shen Shu, An Mo Jing
保嬰神術按摩經
Hu Lian-Bi 胡璉壁
Xiao Er Tui Na Fang 小兒推拿方脉活嬰
Mai Huo Ying Mi Zhi, Quan Shu
秘旨全書
Zhou Yu-Fu 周嶽甫
Cheng Qian 呈謙
Yi Zong Jin Jian 醫宗金鑒
Zheng Gu Xin Fa Yao Zhi 正骨心法要旨
Mo 摸
Jie 接
Duan 端
Ti 提
Tui 推
Na 拿
An 按
Mo 摩
Qian Xiu-Chang 錢秀昌
Shang Ke Bu Yao 傷科補要
Gu Shi-Cheng 顧世澄
Yang Yi Da Quan 瘍醫大全
Hu Ting-Guang 胡廷光
Shang Ke Hui Cuan 傷科匯篡
Yue Zhu-Quan 越竹泉
Shang Ke Da Cheng 傷科大成
Xiong Ying-Xiong 熊應雄
Tui Na Guang Yi 推拿廣義
Xia Yu-Zhu 夏禹鑄
You Ke Tie Jing 幼科鐵鏡
Luo Qian-An 駱潜庵
You Ke Tui Na Mi Shu 幼科推拿秘術
Ying Zhua Men 鷹爪門
Qian Long Men 乾龍門
Feng Yang Men 鳳陽門

Mi Zong 山海經
Shen Long 神龍
Yun Zhan 雲斬
Ding Ji-Hua 丁繼華
Xiao Wen-Zhong 蕭文忠
Li Mao-Lin 李茂林

Capítulo 2

Shanzhong 膻中
Zang 臟
Fu 腑
Wu Xing 五行
Qi Mai 氣脉
Xue 血
Taiyang 太陽
Shaoyang 少陽
Yangming 陽明
Taiyin 太陰
Shaoyin 少陰
Jueyin 厥陰
Zhong Jiao 中焦
Yuan Jing 元精
Nan Jing 難經
Wai Dan 外丹
Nei Dan 內丹
Qi Jing Ba Mai 奇經八脉
Du Mai 督脉
Ren Mai 任脉
Chong Mai 衝脉
Dai Mai 帶脉
Yangqiao Mai 陽蹻脉
Yinqiao Mai 陰蹻脉
Yangwei Mai 陽維脉
Yinwei Mai 陰維脉
Ying Qi 營氣
Wei Qi 衛氣
Jing Qi 精氣
Kan-Li 坎離

Xin 心
Yi 意
Jie 結
Qi Xue 氣血
Qiao Men 竅門
Hegu 合谷
Hukou 虎口
Baihui 百會
Tianlingai 天靈蓋
Niwangong 泥丸宮

Capítulo 3

Rou 揉
Mo 摸
Dian Da 點打
Qiao 敲
Zhen Zhan 震顫
Duan 端
Ti 提
Nie 捏
Ding 頂
Yao 搖
Pai 拍
Tan 彈
Shuai 摔
Cuo 搓
Fen 分
He 合
Die 迭
Gun 㨰
Dou 抖
Pi 劈
Bei 背
Qia 掐
Dian 點
Yun 運
Che 扯
Shen 伸

APÉNDICE B - TRADUCCIÓN DE TÉRMINOS CHINOS

Qu 曲
Da 打
Nuo 挪
Le 勒
Ba 拔
Ji 擠
Dao 搗
Zhuo 啄
Huang 晃
Xuan 旋
Shu 梳
Sao 搔
Chan 纏
Gua 刮
Lu 戮
Guan 貫
Qie 切
Cha 擦
Tao 掏
Kou 叩

Capítulo 5
Shang Dan Tian 上丹田
Biliang 鼻樑
Baihui 百會
Taiyang 太陽
Yifeng 翳風
Ermen 耳門
Qubin 曲鬢
Xiaguan 下關
Tianzhu 天柱
Naohu 腦戶
Jianjing 肩井
Gaohuang 膏肓
Tang Yan 燙眼
Feishu 肺俞
Xinshu 心俞
Ganshu 肝俞

Danshu 胆俞
Pishu 脾俞
Weishu 胃俞
Sanjiaoshu 三焦俞
Shenshu 腎俞
Dachangshu 大腸俞
Shu 俞
Tianzong 天宗
Gaohuang 膏肓
Bin Ru Gaohuang 病入膏肓
Lingtai 靈臺
Mingmen 命門
Jia Dan Tian 假丹田
Zhen Dan Tian 真丹田
Xian Gu 仙骨
Changqiang 長強
Weilu 尾閭
Jianliao 肩髎
Zhongkong 中空
Zhibian 秩邊
Baihuanshu 白環俞
Weizhong 委中
Yinmen 殷門
Chengshan 承山
Jiankua 健胯
Huantiao 環跳
Fengshi 風市
Huiyin 會陰
Xuehai 血海
Jiexi 解溪
Sanyinjiao 三陰交
Tiaokou 條口
Yangquan 涌泉
Jianyu 肩髃
Naohui 臑會
Binao 臂臑
Quchi 曲池
Chize 尺澤

Kongzui 孔最
Sidu 四渎
Tiantu 天突
Shufu 俞府
Qifu 氣户
Zhongfu 中府
Jiuwei 鳩尾
Yinchuang 膺窗
Ruzhong 乳中
Rugen 乳根
Riyue 日月
Shuxi 鼠蹊
Jimai 急脉
Futu 伏兔
Jubi 舉臂
Jianneiling 肩内陵
Quze 曲澤

Capítulo 6
Nei Zang An Mo 内臟按摩

Apéndice A
Chiang Kai-Shek 蔣介石
Nanking, central. Guoshu, instituto
南京中央國術館
Yue Fei 岳飛
Li Er 李耳
Qin Yue-Ren 秦越人
Ling Shu 靈樞
Zhang San-Feng 張三豐
Song Taizu 宋太祖
Wuyi 武藝
Wugong 武功

Índice onomástico

Cinco Fases (Cinco Elementos) (Wu Xing) 80.
Puertas y conexiones
　Dentro del cuerpo
　　Las puertas de los nervios principales 135.
　　Las uniones de las articulaciones 133, 134.
　　Las uniones de las arterias y los nervios 134.
　　Las conexiones de Qi 136.
　En la superficie del cuerpo 129.
　　El ano y la uretra 130.
　　Las cavidades 22, 30, 37-39, 44, 47-49, 51, 52, 58, 81, 83, 86, 88, 89, 91, 95, 97, 98, 101, 103, 107, 108, 112, 115, 116, 119, 124, 126, 128, 129, 132, 136, 137, 145, 147, 151, 153, 159, 160, 172, 205, 225-227, 229, 231, 235, 245, 246, 250, 252-254, 256, 261, 266-272, 274, 276, 286, 287, 289, 299, 301-303, 313, 323, 336-338, 342, 343, 346, 350, 366, 367, 372.
　　Los ojos, la boca, los oídos y la nariz 130.
　　Los poros 131.
　　Las puntas de los dedos de las manos y de los pies 131.
Conceptos generales 27-61
Masaje general 44-46, 52, 53, 65, 66,

68, 69, 75, 127, 129, 132, 135, 137, 144, 153, 159, 160, 162, 163, 186, 189-198, 201-206, 208, 211, 212, 218, 230, 285, 306, 348, 363, 371, 378.
- Brazos 315.
    - Puertas 315, 317.
- Espalda 242.
    - Estructura anatómica 243.
    - Puertas 246.
    - Teoría 244.
- Parte posterior de los brazos 290.
    - Puertas 286.
    - Teoría 285.
- Parte posterior de las piernas 262.
    - Estructura anatómica 262.
    - Puertas 266.
    - Técnicas 311.
    - Teoría 263.
- Pecho y abdomen 294.
    - Estructura anatómica 294.
    - Puertas 297.
    - Teoría 294.
- Parte delantera del muslo 310.
    - Puertas 310.
    - Técnicas 311.
- Cabeza 218.
    - Estructura anatómica 218.
    - Teoría 221.
    - Puertas 222.
    - Masaje de la cabeza con el compañero sentado 231.
    - Masaje de la cabeza con el compañero acostado 237.
- Objetivos 321.
- Reglas 201.
    - Procedimientos 202.
    - Recorridos 204.
    - La fuerza 208.
- Teoría
    - Dar masaje al cuerpo mental 194.
    - Dar masaje al cuerpo físico 195.
    - El masaje de las terminaciones nerviosas 195.
    - El masaje de los órganos de los sentidos 196.
    - El masaje de los músculos y la fascia 196.
    - El masaje de la espina dorsal 197.
    - El masaje de las articulaciones 197.
    - El masaje de los órganos internos 197.
    - El masaje de la médula ósea 198.
    - Dar masaje al cuerpo de Qi 200.
    - Masaje de las terminaciones de Qi 200.
    - Masaje de las puertas de Qi 201.
    - Masaje de las glándulas endocrinas 201.

Qi
- Qi Ancestral 78.
- Canal de Qi 41, 82, 272.
- Qi Guardián 65, 77, 113, 115-117, 182, 191, 192, 375.
- Una definición general 31.
- Qi humano y ejercicios 36, 37, 95.
- Qi humano y energía natural 42, 216.
- Qi humano y pensamiento 43.
- Qi humano y esencia prenatal 43.
- Qi humano, alimento y aire 43.
- Una definición moderna 37.
- Una definición más restringida 32.
- Qi Nutritivo 77, 78.
- Qi de los órganos 77, 103, 130, 131, 262, 295, 347.
- Canales de Qi
    - El Canal de la Vesícula Biliar en el

Pie - Yang Menor 105, 106.
El Canal del Corazón en la Mano - Yin Menor 91, 92.
El Canal del Riñón en el Pie - Yin Menor 98, 99.
El Canal del Intestino Grueso en la Mano - Brillo Yang 85.
El Canal del Hígado en el pie - Yin Absoluto 108, 109.
El Canal del Pulmón en la Mano - Yin Mayor 82, 83.
El Canal del Pericardio en la Mano - Yin Absoluto 101, 102.
El Canal del Intestino Delgado en la Mano - Yan Mayor 94.
El Canal del Bazo en el Pie - Yin Mayor 89, 90.
El Canal del Estómago en el Pie - Brillo Yang 86, 87.
El Canal del Triple Calentador en la Mano - Yang Menor 103, 104.
El Canal de la vejiga Urinaria en el Pie - Yang Mayor 95, 96.
Vasos de Qi 80.
Funciones generales 112.
El Vaso de la Concepción (Ren Mai) 116, 117.
El Vaso Cinturón (Dai Mai) 112, 120, 121.
El Vaso Gobernador (Du Mai) 112-114.
El Vaso Impulsor (Du Mai) 112, 118, 119.
El Vaso del Talón Yang (Yangqiao Mai) 112, 121, 122.
El Vaso de Enlace Yang (Yangwei Mai) 124, 125.
El Vaso del Talón Yin (Yinqiao Mai) 122, 123.
El Vaso de Enlace Yin (Yinwei Mai) 125.

Qigong
Una definición general 34, 36.
Una definición moderna 40-43.
Una definición más restringida 36, 37.
Masaje Qigong
Categorías 44.
Dian Xue An Mo (Masaje de Presión de las Cavidades) 47, 48.
Pu Tong An Mo (Masaje general) 44-46.
Qi An Mo (Masaje de Qi) 49, 50.
Tui Na An Mo (Masaje de empujar y agarrar) 46, 47.
Definición 44.
Historia 50.
Los sacerdotes 52.
Los seglares 53.
Los artistas marciales 51.
Los médicos 50.
Puntos importantes 137.
Técnicas
Doblar (Qu) 174.
Acariciar (Mo) 160.
Llevar cargado a la espalda (Bei) 171.
La cascada (Qie) 182.
Cortar (Pi) 171.
Peinar (Shu) 179.
La combinación (He) 168.
Golpear con las manos huecas (Kou) 183.
La separación (Fen) 168.
Dragar (Tao) 182.
Estirar (Shen) 174.
Restregar (Cuo) 167.
Dar golpecitos rápidos (Tan) 166.
Plegar (Die) 169.
Agarrar (Na) 159.

Masaje Qigong Chino

La sujeción (Duan) 162.
El pinchazo (Lu) 181.
Amasar (Nie) 164.
El picotazo (Zhuo) 178.
Perforación (Qia) 172.
Dar golpecitos en un punto (Dian Na, Qiao) 160.
Señalar (Dian) 172.
Machacar (Guan) 181.
Presionar (An) 157.
Tirar (La) 163.
Empujar (Tui) 158.
El tirón (Che) 173.
Levantar o elevar (Ti) 163.
El carrete (Chan) 180.
Tirar de las riendas (Le) 175.
El rodillo (Gun) 169.
La rotación (Xuan) 179.
Frotar (Rou o Mo) 153.
Raspar (Gua) 180.
Arañar (Sao) 179.
Sacudir (Yao) 165.
Cambio y deslizamiento (Nuo) 175.
Dar palmadas (Pai) 166.
Apretar (Ji) 176.
Golpear (Da) 174.
Apoyar (Ding) 164.
El vaivén (Huang) 178.
El balanceo ((Shuai) 167.
Aplastar (Dao) 177.
El transporte (Yun) 173.
Girar (Ban) 177.
Arrancar (Ba) 176.
La vibración (Zhen Zhan) 160.
La ondulación (Dou) 170.
Limpiar (Cha) 182.
Las herramientas del masaje
   La base de la palma 149.
   El centro de la palma 151.
   Las puntas de los dedos 142.
   El antebrazo y el codo 151.
   La rodilla y la planta del pie 153.
   Los nudillos 147.
   La última falange de los dedos 144.
   Las dos últimas falanges de los dedos 146.
   El canto de la mano 149.
Automasaje
   Ventajas 323.
   Inconvenientes 323.
   Objetivos 321.
   Masaje de los órganos internos con las manos 347.
      Corazón 351.
      Riñones 349.
      Intestino grueso y delgado 348.
      Hígado, estómago, bazo y vesícula biliar 348.
      Pulmones 350.
   Masaje de los órganos internos con movimiento (sentado) 358.
      Intestino grueso y delgado y vejiga urinaria 358.
      Hígado, vesícula biliar, bazo, estómago y riñones 360.
      Relajación de los músculos del tronco 358.
      Pulmones y corazón 361.
   Masaje de los órganos internos con movimiento (en pie) 354.
      Intestino grueso y delgado, vejiga urinaria y riñones 354.
      Relajación de los músculos del tronco 352.
      Pulmones y corazón 357.

ÍNDICE ONOMÁSTICO

    Estómago, hígado, bazo, vesícula biliar y riñones 356.
  Técnicas
    Los brazos 342.
    El pecho 330.
    Los pies 338.
    Las manos 343.
    La cabeza y el cuello 326.
    Las piernas 335.
    El estómago, el abdomen y la parte inferior de la espalda 333.
Comprensión del cuerpo mental 126.
Conocimiento del cuerpo físico 65.

  Sistema sanguíneo 68.
  Sistema linfático 69.
  Sistema nervioso 70.
Conocimiento del cuerpo del Qi 75.
  Qi 75.
    Qi Ancestral 78.
    Canal de Qi 77.
    Qi Guardián 77.
    Qi Nutritivo 77.
    Qi de los órganos 77.
  El Qi y la sangre 78.
Yin y Yang 80.

Índice

Agradecimientos	9
Acerca del autor	11
Prólogo (Dr. Wu Chengde)	15
Prólogo (Dr. Yang Jwing Ming)	19
Prefacio	21
CAP. 1 - CONCEPTOS GENERALES	27
1-1 Introducción	27
1-2 El Qi, el Qigong y el hombre	31
Una definición general del Qi	31
Una definición más restringida del Qi	32
Una definición general del Qigong	34
Una definición más restringida del Qigong	36
Una definición moderna del Qi	37
Una definición moderna del Qigong	40
1-3 Definición y categorías del masaje Qigong	44

             1.- Masaje General (*Pu Tong An Mo*) 44
             2. Masaje de Empujar y Agarrar (*Tui Na An Mo*) 46
             3. Masaje de Presión de Cavidades (*Dian Xue An Mo*) 47
             4. Masaje del Qi (*Qi An Mo*) 49
        1-4 Historia del masaje Qigong 50
             1. Los médicos 50
             2. Los artistas marciales 51
             3. Los sacerdotes 52
             4. Los seglares 53
        1-5 Acerca de este libro 58

CAP. 2 - FUNDAMENTOS GENERALES 63
    2-1 Introducción 63
    2-2 Conocimiento del Cuerpo Físico 65
        1. El sistema sanguíneo 68
        2. El sistema Linfático 69
        3. El sistema nervioso 70
    2-3 Conocimiento del Cuerpo de Qi 75
        El Qi 75
        La sangre 78
        El Qi y la sangre 78
        Los órganos (vísceras) 78
        Yin y Yang 80
        Las cinco Fases (Cinco Elementos) (*Wu Xing*) 80
        Los canales y los vasos de Qi 80
        Los doce canales primarios de Qi 82
        Los Ocho Vasos Extraordinarios de Qi 111
    2.4 Comprensión del Cuerpo Mental 126
    2.5 Puertas y conexiones existentes en el cuerpo humano 128
        Puertas de la superficie del cuerpo 130
        Puertas y conexiones dentro del cuerpo 133
    2.6 Puntos importantes en el masaje Qigong 137

CAP. 3 - TÉCNICAS DE MASAJE 141
    3.1 Introducción 141
    3.2 Las herramientas del masaje 142
        1. Las puntas de los dedos 142
        2. La última falange de los dedos 144

3. Las dos últimas falanges	146
4. Los nudillos	147
5. El canto de la mano	149
6. La base de la palma	149
7. El centro de la palma	151
8. El antebrazo y el codo	151
9. La rodilla y la planta del pie	153
3.3 Técnicas de masaje y entrenamiento	153
1. Frotar (*Rou o Mo*)	153
2. Presionar (*An*)	157
3. Empujar (*Tui*)	158
4. Agarrar (*Na*)	159
5. Acariciar (*Mo*)	160
6. Dar golpecitos en un punto (*Dian Da, Qiao*)	160
7. La vibración (*Zhen Zhan*)	160
8. La sujeción (*Duan*)	162
9. Levantar o elevar (*Ti*)	163
10. Tirar (*La*)	163
11. Amasar (*Nie*)	164
12. Apoyar (*Ding*)	164
13. Sacudir (*Yao*)	165
14. Dar palmadas (*Pai*)	166
15. Dar golpecitos rápidos (*Tan*)	166
16. El balanceo (*Shuai*)	167
17. Restregar (*Cuo*)	167
18. La separación (*Fen*)	168
19. La combinación (*He*)	168
20. Plegar (*Die*)	169
21. El rodillo (*Gun*)	169
22. La ondulación (*Dou*)	170
23. Cortar (*Pi*)	171
24. Llevar cargado (*Bei*)	171
25. Perforación (*Qia*)	172
26. Señalar (*Dian*)	172
27. El transporte (*Yun*)	173
28. El tirón (*Che*)	173
29. Estirar (*Shen*)	174
30. Doblar (*Qu*)	174

31. Golpear (*Da*)	174
32. Cambio y deslizamiento (*Nuo*)	175
33. Tirar de las riendas (*Le*)	175
34. Arrancar (*Ba*)	176
35. Apretar (*Ji*)	176
36. Girar (*Ban*)	177
37. Aplastar (*Dao*)	177
38. El picotazo (*Zhuo*)	178
39. El vaivén (*Huang*)	178
40. La rotación (*Xuan*)	179
41. Peinar (*Shu*)	179
42. Arañar (*Sao*)	179
43. El carrete (*Chan*)	180
44. Raspar (*Gua*)	180
45. El pinchazo (*Lu*)	181
46. Machacar (*Guan*)	181
47. La cascada (*Qie*)	182
48. Limpiar (*Cha*)	182
49. Dragar (*Tao*)	182
50. Golpear con las manos huecas (*Kou*)	183
3.4 Las claves del éxito en el masaje	183
1. La regulación del cuerpo	184
2. La regulación de la respiración	184
3. La regulación de la mente	185
4. La regulación del Qi	185
5. La regulación del Shen (espíritu)	185
Cap. 4 - Conceptos generales	189
4.1 Introducción	189
4.2 Objetivos del masaje general	191
A. Liberar la tensión mental	191
B. Eliminar el estancamiento de Qi y de sangre	192
C. Mantener un sistema nervioso sano	193
D. Aumentar la producción de hormonas y fortalecer el sistema inmunológico	193
E. Por placer	193
4.3 Teoría del masaje general	194
1. Dar masaje al cuerpo mental	194

2. Dar masaje al cuerpo físico 195
    3. Dar masaje al cuerpo de Qi 200
4.4 Reglas del masaje general 201
    1. Procedimientos 202
    2. Recorrido 204
    3. La fuerza 208

CAP. 5 - MASAJE GENERAL 211
5.1 Introducción 211
5-2 Dar masaje al cuerpo mental 214
5-3 Dar masaje a la Cabeza 218
    Estructura anatómica de la cabeza y su sistema circulatorio 218
    Teoría 221
    Puertas 222
    Técnica 230
5-4 Masaje de la espalda 242
    Estructura anatómica de la espalda y sus sistemas circulatorios 243
    Teoría 244
    Puertas de la espalda 246
    Masaje de la espalda 252
5-5 Masaje de la parte de atrás de las extremidades 260
    1. Masaje de la parte posterior de los muslos, las pantorrillas y los pies: estructura anatómica de las piernas y sus sistemas circulatorios 262
    Teoría 263
    Las puertas 266
    Dar masaje a la parte posterior de los muslos y las piernas 275
    2. Masaje de la parte posterior de los brazos, los antebrazos y las manos 283
    Teoría 285
    Puertas 286
    Masaje de la parte posterior de los brazos, antebrazos y manos 290
5-6 Masaje del pecho y el abdomen 294
    Estructura anatómica de la parte delantera del cuerpo y sus sistemas circulatorios 294
    Teoría 294
    Puertas 297
    Masaje del pecho y el abdomen 303

5-7 Masaje de la parte delantera de las extremidades 309
- Las piernas 310
- Puertas de la parte delantera del muslo: 310
- Técnicas para las piernas 311
- Los brazos 315
- Puertas de la parte delantera del brazo 315
- Masaje de los brazos, antebrazos y manos 317

CAP. 6 - AUTOMASAJE GENERAL 319
6-1 Conceptos generales 319
- Objetivos del automasaje 321
- Ventajas e inconvenientes del automasaje 323

6-2 Automasaje 325
1. La cabeza y el cuello 326
2. El pecho 330
3. Estómago, abdomen y parte inferior de la espalda 333
4. Las piernas 335
5. Los pies 338
6. Los testículos 341
7. Los brazos 342
8. Las manos 343

6-3 Automasaje de los órganos internos 346
- Masaje de los órganos internos con las manos 347
- Masaje de los órganos internos con movimiento 351
- Relajación de los músculos del tronco 352
- Masaje de los órganos internos en pie 354
- Masaje de los órganos internos, sentado 358
- Relajación de los músculos de la espina dorsal y del tronco 358

Conclusión 363
Glosario de términos chinos 365
Traducción de términos chinos 379
Índice onomástico 385